Kohlhammer

Neurologische Fallbesprechungen

Der Patient im Fokus

Eine Übersicht aller lieferbaren und im Buchhandel angekündigten Bände der Reihe finden Sie unter:

   https://shop.kohlhammer.de/neuro-fall-reihe

Die Herausgeber

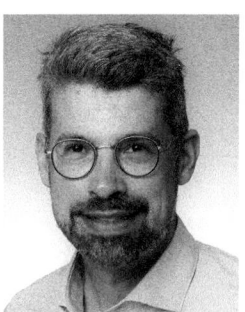

Prof. Dr. med. Helmar C. Lehmann ist Professor für Neurologie mit Schwerpunkt neuromuskuläre Erkrankungen an der Neurologischen Klinik, Universitätsklinik Köln.

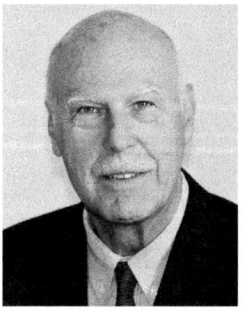

Univ.-Prof. Prof. Dr. med. Wolfgang Grisold, FAAN, ist Neurologe mit den Schwerpunkten neuromuskuläre und neuroonkologische Erkrankungen im Ludwig Boltzmann Institut für Experimentelle und Klinische Traumatologie, Wien.

Helmar C. Lehmann
Wolfgang Grisold (Hrsg.)

Polyneuropathie

Diagnostik und Therapie

Verlag W. Kohlhammer

Dieses Werk einschließlich aller seiner Teile ist urheberrechtlich geschützt. Jede Verwendung außerhalb der engen Grenzen des Urheberrechts ist ohne Zustimmung des Verlags unzulässig und strafbar. Das gilt insbesondere für Vervielfältigungen, Übersetzungen, Mikroverfilmungen und für die Einspeicherung und Verarbeitung in elektronischen Systemen.

Pharmakologische Daten, d. h. u. a. Angaben von Medikamenten, ihren Dosierungen und Applikationen, verändern sich fortlaufend durch klinische Erfahrung, pharmakologische Forschung und Änderung von Produktionsverfahren. Verlag und Autoren haben große Sorgfalt darauf gelegt, dass alle in diesem Buch gemachten Angaben dem derzeitigen Wissensstand entsprechen. Da jedoch die Medizin als Wissenschaft ständig im Fluss ist, da menschliche Irrtümer und Druckfehler nie völlig auszuschließen sind, können Verlag und Autoren hierfür jedoch keine Gewähr und Haftung übernehmen. Jeder Benutzer ist daher dringend angehalten, die gemachten Angaben, insbesondere in Hinsicht auf Arzneimittelnamen, enthaltene Wirkstoffe, spezifische Anwendungsbereiche und Dosierungen anhand des Medikamentenbeipackzettels und der entsprechenden Fachinformationen zu überprüfen und in eigener Verantwortung im Bereich der Patientenversorgung zu handeln. Aufgrund der Auswahl häufig angewendeter Arzneimittel besteht kein Anspruch auf Vollständigkeit.

Die Wiedergabe von Warenbezeichnungen, Handelsnamen und sonstigen Kennzeichen in diesem Buch berechtigt nicht zu der Annahme, dass diese von jedermann frei benutzt werden dürfen. Vielmehr kann es sich auch dann um eingetragene Warenzeichen oder sonstige geschützte Kennzeichen handeln, wenn sie nicht eigens als solche gekennzeichnet sind.

Es konnten nicht alle Rechtsinhaber von Abbildungen ermittelt werden. Sollte dem Verlag gegenüber der Nachweis der Rechtsinhaberschaft geführt werden, wird das branchenübliche Honorar nachträglich gezahlt.

Dieses Werk enthält Hinweise/Links zu externen Websites Dritter, auf deren Inhalt der Verlag keinen Einfluss hat und die der Haftung der jeweiligen Seitenanbieter oder -betreiber unterliegen. Zum Zeitpunkt der Verlinkung wurden die externen Websites auf mögliche Rechtsverstöße überprüft und dabei keine Rechtsverletzung festgestellt. Ohne konkrete Hinweise auf eine solche Rechtsverletzung ist eine permanente inhaltliche Kontrolle der verlinkten Seiten nicht zumutbar. Sollten jedoch Rechtsverletzungen bekannt werden, werden die betroffenen externen Links soweit möglich unverzüglich entfernt.

1. Auflage 2022

Alle Rechte vorbehalten
© W. Kohlhammer GmbH, Stuttgart
Gesamtherstellung: W. Kohlhammer GmbH, Stuttgart

Print:
ISBN 978-3-17-039170-3

E-Book-Formate:
pdf: ISBN 978-3-17-039171-0
epub: ISBN 978-3-17-039172-7

Verzeichnis der Autorinnen und Autoren

Priv.-Doz. Dr. Petra Baum
Geschäftsführende Oberärztin
Klinik für Neurologie, Universitätsklinikum Leipzig
Liebigstr. 20, 04103 Leipzig, Deutschland
petra.baum@medizin.uni-leipzig.de

Priv.-Doz. Dr. Wolfgang Böhmerle
Oberarzt
Charité – Universitätsmedizin Berlin, corporate member of Freie Universität Berlin and Humboldt Universität zu Berlin, Klinik und Hochschulambulanz für Neurologie
Chariteplatz 1, 10117 Berlin, Deutschland
wolfgang.boehmerle@charite.de

Dr. Jan Bürmann
Facharzt für Neurologie
MVZ Pfalzklinikum GmbH
Lehnstraße 16, 66869 Kusel, Deutschland
jan.buermann@mvz.pfalzklinikum.de

Dr. Maike F. Dohrn
Assistenzärztin für Neurologie
Klinik für Neurologie, Universitätsklinikum der RWTH Aachen, Aachen, Deutschland und
Dr. John T. Macdonald Foundation, Department of Human Genetics and John P. Hussman Institute for Human Genomics, University of Miami, Miller School of Medicine, Miami, Florida, USA
mdohrn@ukaachen.de

Priv.-Doz. Dr. Kathrin Doppler
Fachärztin für Neurologie, Oberärztin
Universitätsklinikum Würzburg, Neurologische Klinik und Poliklinik
Josef-Schneider-Str. 11, 97080 Würzburg, Deutschland
Doppler_K@ukw.de

Josef Finsterer, MD, PhD
Messerli Institute
Postfach 20, 1180 Wien, Österreich
fifigs1@yahoo.de

Dr. Maren Fitzner
Fachärztin für Neurologie
Klinik für Neurologie, Universitätsmedizin Göttingen
Robert-Koch-Str. 40, 37075 Göttingen, Deutschland
maren.fitzner@med.uni-goettingen.de

Dr. Elke Frombach
Oberärztin
Augusta-Kranken-Anstalt gGmbH
Betriebsstelle EVK Hattingen
Bredenscheider Str. 54, 45525 Hattingen, Deutschland
elke@frombach.de

Priv.-Doz. Dr. Christian Geber
Ltd. Oberarzt
DRK-Schmerz-Zentrum Mainz
Auf der Steig 14-16, 55131 Mainz, Deutschland
christian.geber@drk-schmerz-zentrum.de

Prof. Dr. Dr. Hans-Hilmar Goebel
Konsiliarius
Charité Berlin
Institut für Neuropathologie
Charitéplatz 1, 10117 Berlin, Deutschland
hans-hilmar.goebel@charite.de

Dr. Nicolai B. Grether
Assistenzarzt für Neurologie
Klinik für Neurologie, Universitätsklinik Köln
Kerpener Str. 62, 50937 Köln, Deutschland
nicolai.grether@uk-koeln.de

Prof. Dr. Alexander Grimm
Stellv. Ärztlicher Direktor
Klinik und Poliklinik für Neurologie, Schwerpunkt Epileptologie
Universitätsklinikum Tübingen
Hoppe-Seyler-Str. 3, 72076 Tübingen, Deutschland
Alexander.grimm@med.uni-tuebingen.de

Dr. Anna Grisold,
Neurologische Universitätsklinik, MUW, Wien
Spitalgasse 23, 1090 Wien, Österreich
Anna.grisold@meduniwien.ac.at

Prof. Dr. Wolfgang Grisold, FAAN
Ludwig Boltzmann Institut für Experimentelle und Klinische Traumatologie
Donaueschingenstraße 13, 1200 Wien, Österreich
Wolfgang.grisold@meduniwien.ac.at

Dr. Anu Gupta
Assistant Professor
Department of Neurology
All India Institute of Medical Sciences
Ansari Nagar, New Delhi – 110029, India
doctoranugupta1@gmail.com

Priv.-Doz. Dr. Petra Hühnchen
Oberärztin
Charité Universitätsmedizin Berlin, Klinik für Neurologie mit Experimenteller Neurologie
Charitéplatz 1, 10117 Berlin, Deutschland
petra.huehnchen@charite.de

Priv.-Doz. Dr. Juliane Klehmet
Färztin für Neurologie
Oberärztin Klinik für Neurologie, Jüdisches Krankenhaus
Heinz-Galinski-Straße 1, 13347 Berlin
und
NeuroCure Clinical Research Center Berlin
Charité Universitätsmedizin Berlin
Charitéplatz 1, 10117 Berlin, Deutschland
juliane.klehmet@charite.de

Dr. Heike Kölbel
Oberärztin
Universitätsmedizin Essen, Kinderklinik, Neuropädiatrie/SPZ
Hufelandstr. 55, 45147 Essen, Deutschland
heike.koelbel@uk-essen.de

Dr. Martin Krenn, PhD
Universitätsklinik für Neurologie
Medizinische Universität Wien
Währinger Gürtel 18-20, 1090 Wien, Österreich
martin.krenn@meduniwien.ac.at

Prof. Dr. Helmar C. Lehmann
Oberarzt
Klinik für Neurologie Universitätsklinik Köln
Kerpener Str. 62, 50937 Köln, Deutschland
helmar.lehmann@uk-koeln.de

Prof. Dr. Clara Lehmann
Oberärztin
Leiterin Infektionsschutzzentrum (ISZ) & Infektionsambulanz
Innere Medizin I
Universitätsklinik Köln
Kerpener Str.62, 50937 Köln
clara.lehmann@uk-koeln.de

Dr. Elisabeth Lindeck-Pozza
Fachärztin für Neurologie
Neurologische Abteilung, Klinik Favoriten
Kundratstrasse 3, 1100 Wien, Österreich
Elisabeth.Lindeck-Pozza@gesundheitsverbund.at

Dr. Georg Mansmann
Praxis für Endokrinologie
MVZ PAN Institut GmbH
Zeppelinstraße 1, 50667 Köln, Deutschland
g.mansmann@pan-klinik.de

Priv.-Doz. Dr. Stefan Meng
Oberarzt
Radiologie, Hanusch Krankenhaus
Heinrich-Collin-Strasse 30, 1140 Wien, Österreich und
Anatomie, Medizinische Universität Wien
Währinger Strasse 13, 1090 Wien, Österreich
stefan.meng@ultraschall-meng.at

Priv.-Doz. Dr. Kalliopi Pitarokoili
Oberärztin
St Josef-Hospital, Ruhr-Universität Bochum
Gudrunstrasse 56, 44791 Bochum, Deutschland
Kalliopi.Pitarokoili@rub.de

Prof. Dr. Jens Schmidt, FEAN, FAAN
Direktor für Neurologie, Abteilung für Neurologie und Schmerztherapie,
Immanuel Klinik Rüdersdorf, Universitätsklinik der Medizinischen Hochschule Brandenburg
Seebad 82/83, 15562 Rüdersdorf bei Berlin, Deutschland
Jens.Schmidt@mhb-fontane.de

Dr. Christian Schneider
Facharzt für Neurologie
Klinik für Neurologie Universitätsklinik Köln
Kerpener Str. 62, 50937 Köln, Deutschland
christian.schneider_@uk-koeln.de

Dr. Frauke Stascheit
Assistenzärztin für Neurologie
Charité- Universitätsmedizin Berlin
NeuroCure Clinical Research Center NCRC
Charitéplatz 1, D-10117 Berlin, Deutschland
frauke.stascheit@charite.de

Prof. Dr. Werner Stenzel
Oberarzt
Charité Berlin
Institut für Neuropathologie
Charitéplatz 1, 10117 Berlin, Deutschland
werner.stenzel@charite.de

Dr. Fiona Streckmann
Wiss. Mitarbeiterin
Departement für Sport, Bewegung und Gesundheit (DSBG)
Universität Basel
Grosse Alle 6, 4052 Basel, Schweiz
Fiona.streckmann@unibas.ch

Prof. Dr. Peter Schwenkreis
Oberarzt
Neurologische Klinik und Poliklinik
Berufsgenossenschaftliches Universitätsklinikum Bergmannsheil gGmbH
Bürkle-de-la-Camp-Platz 1, 44789 Bochum, Deutschland
peter.schwenkreis@ruhr-uni-bochum.de

Priv.-Doz. Dr. Gilbert Wunderlich
Oberarzt
Klinik und Poliklinik für Neurologie, Universitätsklinikum Köln
Kerpener Str. 62, 50937 Köln, Deutschland
gilbert.wunderlich@uk-koeln.de

Prof. Dr. Min-Suk Yoon
Ärztlicher Direktor und Chefarzt Neurologie
Augusta-Kranken-Anstalt gGmbH
Betriebsstelle EVK Hattingen
Bredenscheider Str. 54, 45525 Hattingen, Deutschland
Min-Suk.Yoon@uni-due.de

Inhalt

Verzeichnis der Autorinnen und Autoren 5

Abkürzungen und Einheiten 14

Vorwort 17

A   Diagnostische Aspekte

1   Patient mit neu diagnostizierter Polyneuropathie 21
     Helmar C. Lehmann

2   Der Polyneuropathiepatient im EMG-Labor 31
     Alexander Grimm

3   Wann ist eine genetische Abklärung sinnvoll? 41
     Josef Finsterer

4   Wann ist eine invasive Diagnostik sinnvoll? 50
     Werner Stenzel und Hans-Hilmar Goebel

5   Der Patient mit vergrößerten Nervenquerschnitten 60
     Stefan Meng

6   Ist es überhaupt eine Polyneuropathie? 67
     Maren Fitzner und Jens Schmidt

B   Entzündliche Polyneuropathien

7   Patient mit der Diagnose CIDP 75
     Elke Frombach und Min-Suk Yoon

8   Patientin mit Guillain-Barré-Syndrom 85
     Helmar C. Lehmann

9   Polyneuropathie und Plasmazelldyskrasien –
     monoklonale Gammopathie 97
     Kalliopi Pitarokoili

| 10 | Vaskulitische Neuropathien .... | 107 |

Christian Schneider

| 11 | Patient mit Multifokaler motorischer Neuropathie (MMN) .... | 116 |

Elisabeth Lindeck-Pozza

| C | **Toxische Polyneuropathie** |

| 12 | Ethyltoxische Polyneuropathie .... | 127 |

Nicolai B. Grether

| 13 | Andere toxische Ursachen bei peripheren Polyneuropathien .... | 135 |

Wolfgang Grisold und Anna Grisold

| 14 | Polyneuropathie als Ursache von Medikamenten .... | 145 |

Juliane Klehmet und Frauke Stascheit

| D | **Metabolisch-Endrokrinologische Ursachen von Polyneuropathien** |

| 15 | Diabetiker mit Polyneuropathie .... | 155 |

Kathrin Doppler

| 16 | Patientin mit Hypothyreose und Polyneuropathie ...... | 164 |

Helmar C. Lehmann und Georg Mansmann

| 17 | Vitaminmangel als Ursache einer Polyneuropathie ...... | 171 |

Gilbert Wunderlich

| E | **Hereditäre Polyneuropathien** |

| 18 | Patient mit hereditärer Transthyretin-Amyloidose ...... | 179 |

Maike F. Dohrn

| 19 | MFN2-assoziierte hereditäre Polyneuropathie .... | 188 |

Martin Krenn

| F | **Polyneuropathie bei Krebspatienten** |

| 20 | Paraneoplastische Polyneuropathien .... | 199 |

Petra Hühnchen

| 21 | Patient mit Immuncheckpoint-Inhibitor induzierter Polyneuropathie .... | 211 |

Wolfgang Böhmerle

22	Patienten mit Chemotherapie induzierter Polyneuropathie (CIPN)	220
	Wolfgang Grisold und Anna Grisold	

G Verschiedenes

23	Keine Ursache gefunden – die idiopathische axonale Polyneuropathie	233
	Petra Baum	
24	Small-Fiber-Neuropathie	241
	Jan Bürmann	
25	Der Intensivpatient mit Polyneuropathie	248
	Helmar C. Lehman und Wolfgang Grisold	
26	Patient mit HIV-Infektion und Polyneuropathie	257
	Clara Lehmann	
27	Schmerzlose Nervenvergrößerung eines indischen Patienten	265
	Anu Gupta	
28	Bewegungstherapie bei Polyneuropathie	274
	Fiona Streckmann	
29	Hilfsmittelversorgung und sozialmedizinische Aspekte bei Polyneuropathie	283
	Gilbert Wunderlich	
30	Der Polyneuropathiepatient mit neuropathischen Schmerzen	287
	Christian Geber	
31	Der pädiatrische Patient mit Polyneuropathie	297
	Heike Kölbel	
32	Der Polyneuropathiepatient im Gutachten	305
	Peter Schwenkreis	

Stichwortverzeichnis 313

Abkürzungen und Einheiten

AD	Autosomal dominant
AL	Amyloidose Leicht-Ketten Amyloidose
Amp. P-P	Amplitude peak-to-peak (Messung vom Umkehrpunkt zu Umkehrpunkt)
ASR	Achillessehnenreflex
ATTRv	Hereditäre Transthyretin-Amyloidose
Bds.	Beidseits
BK	Berufskrankheit
BSG	Blutsenkungsgeschwindigkeit
BWK	Brustwirbelkörper
CCM	Korneale konfokale Mikroskopie
CIAP	Chronische idiopathische axonale Polyneuropathie
CIDP	Chronische inflammatorische demyelinisierende Polyradikuloneuropathie
CK	Kreatinkinase
CLL	Chronisch-lymphatische Leukämie
CMT	Charcot-Marie-Tooth Erkrankung
CRP	C-reaktives Protein
DADS	Distal acquired demyelinating symmetric neuropathy (distale erworbene demyelinisierende symmetrische Polyneuropathie)
dHMN	Distal hereditary motor neuropathy (distale hereditäre motorische Neuropathie)
DML	Distale motorische Latenz
EDB	Extensor digitorum brevis
EMG	Elektromyografie
ENG	Elektroneurografie
FLC-Ratio	Free light chain ratio (Quotient der freien Leichtketten)
g/kgKG	Gramm pro Kilogramm Körpergewicht
GAN	Giant axonal neuropathy (Neuropathie mit Riesenaxonen)
GBS	Guillain-Barré-Syndrom
HbA1c	Hämoglobin A1c
HSAN	Hereditary sensory and autonomic neuropathy (Hereditäre sensible und autonome Neuropathie)
HSMN	Hereditary sensory and motor neuropathy (Hereditäre sensomotorische Neuropathie)

HSPs	Hereditary spastic paraplegia (Hereditäre spastische Paraparese)
i. v.	Intravenös
ICI	Immuncheckpoint Inhibitoren
IENFD	Dichte der intraepidermalen Hautnervenfasern
irAE-N	Immune-related adverse events (Immunvermittelte Nebenwirkung)
IVIG	Intravenöse Immunglobuline
KG	Kraftgrad
kgKG	Kilogramm pro Körpergewicht
KM	Kontrastmittel
Lat.	Latenz
LSDs	Lysosomal storage diseases (Lysosomale Speicherkrankung)
M.	Musculus
MAG	Myelin-assoziiertes Glykoprotein
MdE	Minderung der Erwerbsfähigkeit
MGUS	Monoklonale Gammopathie unklarer Signifikanz
MIDs	Mitochondrial disorders (mitochondriale Erkrankungen)
MMN	Multifokale motorische Neuropathie
mNLG	Motorische Nervengleitgeschwindigkeit
MRT	Magnetresonanztomografie
N.	Nervus
NHL	Non-Hodgkin Lymphom
NLG	Nervenleitgeschwindigkeit
PGT-A	Präimplantations-genetischer Testung auf Aneuploidie
PSR	Patellarsehnenreflex
QSART	Quantitative sudomotorische Axonreflextest
QST	Quantitativ Sensorische Testung
SAE	Serious adverse event (schwerwiegendes unerwünschtes Ereignis)
SCAs	Spinozerebelläre Ataxie
SCIG	Subkutane Immunglobuline
SCLC	Small cell lung cancer (kleinzelliges Bronchialkarzinom)
SFN	Small fiber neuropathy (Small-Fiber-Neuropathie)
TTR	Transthyretin
TTR-PNP	Polyneuropathie bei Transthyretin-Amyloidose
VUS	Variante unklarer Signifikanz
VZV	Varizella-Zoster-Virus
WES	Whole exome sequencing (Vollstänige Exom-Sequenzierung
WGS	Whole genome sequencing (Vollständige Genom-Sequenzierung)

Vorwort

Erkrankungen der peripheren Nerven stellen aufgrund ihrer enormen Prävalenz eine äußerst relevante Krankheitsgruppe in der Neurologie dar. Sie sind zudem häufige neurologische Manifestationen von Systemerkrankungen wie Diabetes mellitus, HIV, aber auch Folge von Therapien beispielsweise nach Chemotherapie. Viele Polyneuropathien sind mittlerweile kausal behandelbar und auch bei der Diagnostik hat es in den letzten Jahren enorme Fortschritte gegeben. Die Diagnostik und Therapie von Patienten[1] mit einer Polyneuropathie wird dadurch nicht nur effizienter, sondern auch komplexer. Dieses Buch behandelt anhand von konkreten Fallbeispielen relevante klinische Fragestellungen. Es war uns ein besonderes Anliegen, dass unsere Autorinnen und Autoren bei der Abhandlung einerseits reale klinische Konstellationen beschreiben und andererseits neben Leitlinien und SOP vor allem auch ihre eigenen klinischen Erfahrungen und Vorgehensweisen mitteilen. Wir sind sehr froh, dass wir für dieses Projekt Experten verschiedener Fachrichtungen aus Österreich, Deutschland und sogar Indien gewinnen konnten. Unser Dank gilt daher allen Mitautorinnen und -autoren. Bedanken möchten wir uns auch für die Unterstützung seitens des Kohlhammer Verlags, insbesondere Frau Anita Brutler, Frau Carmen Rapp und Herrn Jannik Schwarz.

Helmar Lehmann und Wolfgang Grisold
Köln und Wien, im Juni 2022

---

1 Zugunsten einer lesefreundlichen Darstellung wird im Buch in der Regel die neutrale bzw. männliche Form verwendet. Diese gilt für alle Geschlechtsformen (weiblich, männlich, divers).

A Diagnostische Aspekte

1 Patient mit neu diagnostizierter Polyneuropathie

Helmar C. Lehmann

1.1 Einleitung

Mit einer Inzidenz von 77/100.000 Einwohnern pro Jahr und einer Prävalenz von 1–12 % in allen Altersgruppen (bis zu 30 % bei älteren Menschen!) gehört eine neu diagnostizierte Polyneuropathie zu häufigen klinischen Szenarien, mit der man in der Neurologie konfrontiert wird (Visser et al. 2015). Eine Ursachenabklärung ist meist sinnvoll, um kausale Ursachen zu identifizieren und Patienten möglichst viel Informationen hinsichtlich Verlaufs, eventuellen Langzeitfolgen und symptomatischen Therapiemaßnahmen zukommen lassen zu können. Die Mehrzahl aller Polyneuropathien ist – zumindest prinzipiell – kausal behandelbar und dieser Anteil dürfte zukünftig noch zunehmen. Insbesondere die Entwicklung im Bereich der Genetik mit verbesserten Diagnosemöglichkeiten (▶ Kap. 3) und die Weiterentwicklung RNA-basierter Therapeutika im Bereich der hereditären Neuropathien wird den Anteil der behandelbaren Polyneuropathien noch erweitern.

Im Gegensatz zum leider noch weit verbreiteten therapeutischen Nihilismus bei Patienten mit Polyneuropathien ist die Mehrzahl der Polyneuropathien kausal behandelbar.

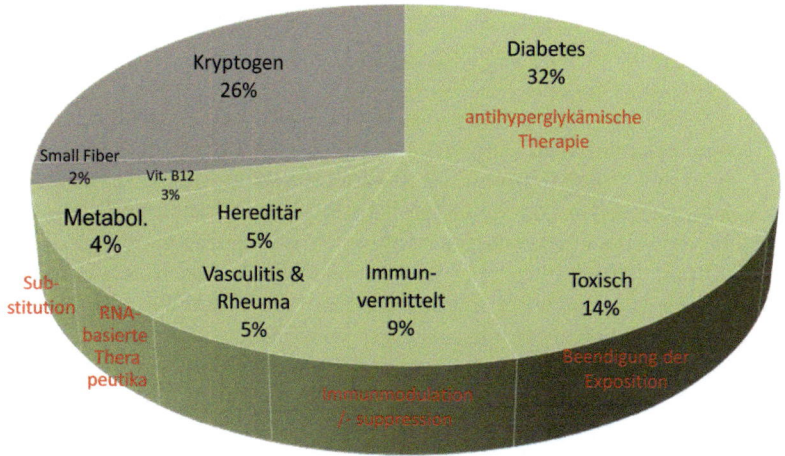

Abb. 1.1: Relative Häufigkeit verschiedener Polyneuropathien. In Grün sind behandelbare Typen markiert (nach Visser et al. 2015). In Rot sind die Therapiemöglichkeiten angegeben.

1.2 Fallbeispiel

Ein 42-jähriger Patient berichtet, dass er seit etwa sechs Wochen zunehmend Sensibilitätsstörungen in den Füßen und Unterschenkeln bemerkt habe. Zudem seien ihm auch Schwierigkeiten beim Gehen aufgefallen, er sei schon mehrfach gestolpert. Klinisch zeigen sich schwache Patellar- (PSR) und Achillessehnenreflexe (ASR). Es findet sich zudem Paresen der Fuß- und Zehenheber sowie eine Hypästhesie mit strumpfförmigem Verteilungsmuster. Auswärts wird eine Elektroneurografie (▶ Tab. 1.1) durchgeführt, die als gemischt axonal-demyelinisierende Polyneuropathie interpretiert wird. Laborchemische Untersuchungen umfassen ein Routinelabor sowie eine Vielzahl an Spezialuntersuchungen wie zum Beispiel paraneoplastische Antikörper, anti-Gangliosid-Antikörper und Bestimmung von Schwermetallen, alle ohne wegweisenden Befund.

Tab. 1.1: Werte der Elektroneurografie: Pathologische Befunde sind fett markiert.

Motorische Neurografie

Nerv	DML	Amplitude	NLG	F-Wellenlatenz
	ms	mV	m/s	ms
N. ulnaris	3,2	4,9	35	36
N. tibialis	**6,9**	**3,2**	**31**	**75**

Sensible Neurografie

Nerv	Amplitude	NLG
	µV	m/s
N. ulnaris	7	46
N. suralis	**Keine Reizantwort**	

Dem Patienten wird eine weitere Abklärung nahegelegt, sodass kurz darauf eine Lumbalpunktion und eine Nervenbiopsie erfolgt. Die Nervenbiopsie zeigte eine deutliche Schädigung der Axone und des Myelins, teilweise werden Regeneratgruppen nachgewiesen, entzündliche Infiltrate fehlen hingegen. Im anschließenden Aufklärungsgespräch wird dem Patienten mit Verweis auf die nicht spezifische Nervenbiopsie die abschließende Diagnose einer kryptogenen axonal-demyelinisierende Polyneuropathie mitgeteilt und Physiotherapie angeraten.

Cave:

Das Fallbeispiel zeigt exemplarisch, dass bei der Diagnose einer Polyneuropathie sehr häufig, sehr rasch und sehr viel Zusatzdiagnostik erfolgt, die dann nicht im Kontext mit der klinischen Präsentation interpretiert wird. Die Folge sind Fehldiagnosen und verzögerte Diagnosen kausal behandelbarer Ursachen!

1.3 Diagnose eine Polyneuropathie

Polyneuropathien können sich klinisch unterschiedlich präsentieren. Die Kenntnis solcher »Polyneuropathiesyndrome« erleichtert die Zuordnung zu möglichen Ursachen und deren Diagnose (Lehmann et al. 2020) (▶ Tab. 1.2):

Der Schlüssel für die korrekte Diagnose liegt im Erkennen spezifischer klinischer Muster, die eine Stratifizierung der Diagnostik erlaubt.

Tab. 1.2:
Klinische Polyneuropathietypen (nach Lehmann et al. 2020): Sensible Defizite sind blau, motorische Defizite rot und sensomotorische magentafarben eingezeichnet. Schmerzhafte und/oder autonome Dysfunktion ist mit gelben Linien eingefärbt.

	1	2	3	4	5
Symptomatik	distal symmetrisch, i. d. R. sensible Neuropathie	Muskelatrophien und Fußanomalien	(sub)akuter Beginn und/oder proximale Beteiligung	subakut oder schnell progredient, multifokal, neuropathische Schmerzen autonome Dysfunktion	Verlust der Propriozeption und des Vibrationsempfindens
Elektrophysiologie	axonal	axonal > demyelinisierend	häufig demyelinisierend	axonal oder demyelinisierend	Verlust der SNAP
Labor			Vor allem Antikörper: anti-GM1-, GD1a- (bei V. a. MMN), NF155-, NF186-, Contactin-1-, Caspr-1- (bei V. a. CIDP) und anti-MAG-Antikörper (bei Paraprotein)	ACE, ANAs, Rheumafaktoren, anti-Ro/SSA, -La/SSB, -ANCAs, Gangliosid-, Caspr1/2, LGi1, Antigangionäre AChR-Ak, Infektions-serologie (Hepatitis B & C, HIV, Borreliose	Anti-GD1b, -GD2, -GD3, -GQ1b, -GT1a, -GT1b, -Ro/SSA, -La/SSB, -FGFR3, Vitamin B6 Intoxikation), HIV, Anti-Hu, Anti-CV2-Antikörper. POLG1-Mutation

Typ 1: Langsam fortschreitende, distal symmetrische, vorwiegend sensible Neuropathie: Dieser häufigste Typ einer Polyneuropathie hat oft metabolische Störungen (z. B. Diabetes), chronischen Alkoholkonsum oder neurotoxische Medikamente (Chemotherapie) als Ursache. Bei diesen Patienten ist häufig nur wenige Diagnostik erforderlich, es sei denn, es liegen (weitere) atypische Merkmale vor. Der Ausschluss dieser Ursachen kann zur Diagnose einer chronischen idiopathischen axonalen Neuropathie (CIAP, ▶ Kap. 23) führen, die in der Regel einen gutartigen Verlauf hat.

Typ 2: Langsam fortschreitende, seit langem bestehende Neuropathie mit Muskelatrophien und Fußanomalien: Diese Form einer Neuropathie ist weniger häufig im Vergleich zu den anderen Subtypen. Das diagnostische *workup* sollte vorrangig auf genetische Tests ausgerichtet sein.

Typ 3: Neuropathie mit subakutem Beginn und/oder proximaler Beteiligung: Diese Patienten weisen klinische Merkmale auf, die auf eine erworbene immunvermittelte Erkrankung hindeuten.

Typ 4: Neuropathie mit subakutem oder schnell progredientem Krankheitsverlauf, multifokalen Symptomen, neuropathischem Schmerz und autonomer Dysfunktion: Mögliche Ursachen könnten eine Vaskulitis (▶ Kap. 10), andere autoimmun entzündliche Neuropathien oder eine ATTRv-Amyloidose sein. Dies verläuft zwar in der Regel langsamer, kann aber gelegentlich im fortgeschrittenen Stadium einen subakuten, der chronisch inflammatorische demyelinisierende Polyradikuloneuropathie (CIDP) ähnlichen Verlauf aufweisen. Sie ist dieser Gruppe zugeordnet, da bei ihr vor allem autonome Störungen auftreten (▶ Kap 18). Eine diagnostische Abklärung führt bei diesem Typ häufig zu einer Diagnose.

Typ 5: Sensibel-ataktische Neuropathie (Denny-Brown-Syndrom): Die Patienten zeigen einen Verlust der Propriozeption und des Vibrationsempfindens und können eine Pseudoathetose aufweisen, wobei die Muskelkraft relativ erhalten bleibt. Zu den zugrunde liegenden Ursachen gehören Autoimmunerkrankungen (z. B. Sjögren-Syndrom), paraneoplastische Syndrome und mitochondriale Erkrankungen (z. B. DNA-Polymerase gamma-Mutationen).

Überschneidungen dieser Muster sind natürlich möglich und sie sollten daher nicht als absolut angesehen werden.

> Anamnese und klinische Untersuchung können wertvolle diagnostische Hinweise auf eine zugrunde liegende Ursache einer peripheren Neuropathie liefern.

Anamnese: Die meisten peripheren Neuropathien sind langsam fortschreitende chronische Erkrankungen (Typ 1). Neuropathien, die sich über Jahrzehnte entwickeln, weisen auf eine hereditäre Neuropathie hin, insbesondere wenn sie mit ausgeprägtem Skelett- oder Fußdeformitäten einhergehen (Typ 2). Ein (sub)akuter Beginn und Verlauf sind charakteristisch für Typ 3–5 (▶ Kap. 1.2) und weist auf eine entzündliche Ursache hin (z. B. eine CIDP oder eine Vaskulitis).

Klinische Untersuchung: Besonderes Augenmerk sollte hier auf die Beteiligung der verschiedenen Fasermodalitäten (motorische, sensible, autonome Nervenfasern) und die Verteilung der Symptome liegen (▶ Tab. 1.2). Die meisten Polyneuropathien sind sensible oder sensomotorische Neuropathien. Reine oder vorherrschende motorische Neuropathien treten bei bestimmten hereditären Neuropathien oder der multifokalen motorischen

Neuropathie (MMN, ▶ Kap. 11) auf. Auch nicht-neuropathische Erkrankungen sollten in Betracht gezogen werden, z. B. distale Myopathien, amyotrophe Lateralsklerose oder spinale Muskelatrophie (▶ Kap. 6). Selten sind eine Ataxie und der asymmetrische Verlust der Propriozeption klinische führende Symptome. Beides zusammen ist ein charakteristisches Merkmal der sensiblen Ganglionopathie/Neuronopathie (Typ 5). Eine autonome Dysfunktion kann bei allen Formen auftreten, häufig jedoch bei Typ 4 und kann auf diabetische Neuropathie, Wildtyp- oder ATTRv-Amyloidose, Vincristin-induzierte Neuropathie oder GBS hinweisen.

> **Cave:**
>
> Es kann sein, dass der Patient Symptome einer autonomen Dysfunktion nicht angibt (und manchmal sogar nicht erkennt). Dementsprechend sollten Symptome wie z. B. orthostatische Intoleranz, Anhidrose, trockene Augen, trockener Mund, Verstopfung oder Durchfall, Impotenz, Tachykardie nach Sitzen oder Stehen und Haarausfall in den distalen Beinen aktiv abgefragt werden.

Die meisten Neuropathien sind längenabhängig mit einer distal-symmetrischen Verteilung der sensiblen und motorischen Defizite (Typ 1 und 2). Achillessehnenreflexe sind in der Regel erloschen. Sensible Symptome zeigen ein strumpf- und handschuhförmiges Verteilungsmuster und können im Verlauf der Erkrankung nach proximal aufsteigen. Paresen und Muskelatrophien sind am ausgeprägtesten in der Fuß- und Zehenhebermuskulatur. Eine ausgeprägte proximale Schwäche deutet auf eine Beteiligung von Nervenwurzeln oder eine längenunabhängige Pathogenese hin, die bei immunvermittelten Neuropathien oder diabetischer lumbosakraler Radikuloplexus-Neuropathie gefunden werden kann. Asymmetrische Neuropathien (Mononeuritis multiplex) präsentieren sich typischerweise mit multifokalen Symptomen und können bei Vaskulitiden und CIDP-Varianten gefunden werden (Lehmann et al. 2019).

> **Merke:**
>
> Eine Hirnnervenbeteiligung ist selten bei Polyneuropathien und kann daher diagnostisch hilfreich sein. Zu den Neuropathien mit Hirnnervenbeteiligung gehören Diabetes mellitus (oft monofokal), GBS, Borreliose, Sarkoidose, Diphtherie oder Botulismus. Letzteres kann sogar klinisch ausgeschlossen werden, wenn keine Hirnnervenbeteiligung vorhanden ist. Eine Beteiligung des N. trigeminus wird gelegentlich bei der paraneoplastischen Ganglionopathie gesehen.

A Diagnostische Aspekte

Elektrophysiologische Diagnostik:
Elektroneurografie und Nadelelektromyografie (EMG) werden durchgeführt, um

- die klinische Diagnose einer peripheren Neuropathie zu bestätigen
- relevante Differenzialdiagnosen (z. B. Radikulopathie, distale Myopathie) auszuschließen
- eine subklinische Beteiligung klinisch nicht betroffener Nerven und Fasermodalitäten aufzudecken
- den primären Mechanismus der Schädigung zu beurteilen (axonal vs. demyelinisierend), und
- den Schweregrad der Erkrankung zu bestimmen.

Insbesondere wichtig für die Differenzialdiagnose ist eine möglichst eindeutige Zuordnung einer axonalen versus demyelinisierenden Nervenschädigung.

Demyelinisierende Polyneuropathien sind seltener als axonale und zeichnen sich durch erhöhte distale motorische Latenzen, eine signifikante Verlangsamung der Nervenleitgeschwindigkeiten, Leitungsblöcken, temporal dispersen Potenzialen und fehlende oder verzögerte F-Wellen aus (▶ Kap. 2).

Die Elektroneurografie im Fallbeispiel erfüllt klar die Kriterien einer demyelinisierenden Polyneuropathie (mit evtl. sekundärer axonaler Degeneration). Die Reduktion der MSAP verleiten irrtümlich zur Annahme eines primär »gemischt« axonal-demyelinisierenden Schädigungsmusters. Zusammen mit der subakuten Evolution der Symptome wäre die erste Differenzialdiagnose unseres Patienten eine CIDP.

Patienten mit dem klinischen Subtyp 4 können entweder eine axonale oder demyelinisierende Schädigung aufweisen. Eine axonale Schädigung kann auf eine Vaskulitis oder ATTRv-Amyloidose hindeuten. Die meisten Patienten mit Typ 5 zeigen reduzierte (oft fehlende SNAPs) mit normalen motorischen MSAPs.

Laboruntersuchungen: Sinnvolle Laboruntersuchungen (insbesondere bei Typ 1 und 2) sind

- Blutbild
- BSG
- Nüchternblutzucker und oraler Glukosetoleranztest
- Nierenwerte
- Leberwerte
- Schilddrüsenhormone
- Methylmalonsäure und Homocystein
- Vitamin B12
- Elektrophorese
- Immunfixation.

Die meisten Polyneuropathien sind axonal, erkennbar an reduzierten Muskelsummenaktionspotenzialen (MSAP), reduzierten sensiblen Nervenaktionspotenzialen (SNAP) und normalen oder leicht reduzierten Nervenleitgeschwindigkeiten in der Neurografie.

> **Merke:**
>
> Die höchste diagnostische Ausbeute findet man beim Screening für Blutglukose (einschließlich oralem Glukosetoleranztest) und Immunfixation (ca. jeder 10. Patient positiv) (England et al. 2009).

Methylmalonsäure und Homocystein sind bei bis zu 10 % aller Patienten erhöht, deren Serum-Vitamin-B12-Spiegel im unteren Normbereich liegen (England et al. 2009).

Umfangreichere Labortests sollten vor allem bei Polyneuropathiesyndrom Typ 3 erfolgen, einschließlich anti-Gangliosid-Antikörper GM1, GD1a, Neurofascin (NF155, NF186), Contactin-1, Caspr-1 und Anti-Myelin-assoziierte Glykoprotein (MAG)-Antikörper.

Bei Patienten mit Typ 4 sind serologische Tests auf Vaskulitis (ACE, antinukleäres Antigenprofil, Rheumafaktor, Anti-Ro/SSA, Anti-La/SSB, Antineutrophiles-zytoplasmatisches-Antigen (ANCA)-Profil, Kryoglobuline), für immunvermittelte Neuropathien (Anti-Gangliosid-Antikörper, Anti-Caspr1/2, Anti-LGi1, Antikörper gegen ganglionäre Acetylcholinrezeptoren) und Infektionsserologie (Hepatitis B und C, HIV, Borreliose) angezeigt.

Bei Typ 5 sollte eine Testung auf Anti-Gangliosid-Antikörper (vor allem GD1b, GD2, GD3, GQ1b, GT1a, GT1b), Anti-Ro/SSA, Anti-La/SSB, Anti-FGFR3, Vitamin B6 (Intoxikation), HIV, Anti-Hu, Anti-CV2-Antikörper erfolgen. Hier sollte auch eine genetische Untersuchung auf POLG1 (DNA-Polymerase-Untereinheit gamma) Mutationen in Betracht gezogen werden.

> **Merke:**
>
> Zusätzliche Laboruntersuchungen sind in der Regel nicht erforderlich (insbesondere bei Typ 1). Sie sind nur dann sinnvoll, wenn zusätzliche Allgemeinsymptome vorliegen, d. h. gastrointestinale Erkrankungen (Anti-Gliadin-, Anti-Transglutaminase-Antikörper, Vitamin-B-Spiegel), Anamnese für Intoxikationen Blut-, Urin-, Haar- und Nagelanalyse auf Schwermetalle (Arsen, Blei, Quecksilber, Thallium, typischerweise bei Krankheitsbild #1) oder Porphyrin-Analyse in Blut, Urin und Stuhl). Die Ausbeute dieser zusätzlichen Tests ist jedoch sehr gering.

Untersuchung des Liquors: Die Untersuchung des Liquors (CSF) ist gerechtfertigt, wenn eine entzündliche, vaskulitische, paraneoplastische oder infektiöse Ursache vermutet wird (Typ 3–5). Bei immunvermittelten Neuropathien findet sich häufig eine zytoalbuminäre Dissoziation, während infektiöse Ursachen zu einer Liquorpleozytose führen. Oligoklonale Banden können bei paraneoplastischer Neuropathie, Borreliose, Sarkoidose, M. Behçet und anderen entzündlichen Erkrankungen gefunden werden.

Genetik (▶ Kap. 3): Ist indiziert, wenn klinische Anamnese oder Untersuchung eine hereditäre Genese der Polyeuropathie nahelegt (d. h. klinischer Typ 2, 4, gelegentlich 5). Eine positive Familienanamnese ist der offensichtlichste Hinweis, kann aber bei De-novo-Mutationen, adoptierten Personen oder kleinen Familien fehlen (Rossor et al. 2015). Symptome, die sich über Jahrzehnte entwickeln, und Skelett- oder Fußdeformitäten sind klinische Hinweise auf eine hereditäre Neuropathie. Ein junges Alter bei Krankheitsbeginn ist ein weiteres diagnostisches Indiz. Es gibt jedoch viele Beispiele für spät einsetzende hereditäre Neuropathie, z. B. axonale CMT oder ATTRv-Amyloidose.

Nervenbiopsie (▶ Kap. 4): Sollte bei Patienten mit Symptomen und Anzeichen, die auf eine entzündliche Neuropathie hinweisen, in Betracht gezogen werden. Vor allem bei Verdacht auf eine nicht-systemische vaskulitische Neuropathie ist eine Nervenbiopsie zwingend erforderlich, um die Diagnose zu bestätigen.

Bildgebung des peripheren Nervs: siehe Kapitel 5.

Andere Untersuchungen: Abhängig vom Krankheitsbild (z. B. bei Typ 4 oder 5), den Laborergebnissen und der vermuteten Ursache kann es manchmal notwendig werden, zusätzliche Untersuchungen durchzuführen, z. B. zum Ausschluss eines Malignoms durch Computertomografie von Thorax und Abdomen oder Positronen-Emissions-Tomografie.

1.4 Therapie

Die Therapie richtet sich nach der zugrunde liegenden Ursache der Polyneuropathie. Bei vermeintlich therapierefräktären Fällen sollte die Diagnose kritisch hinterfragt werden.

1.5 Prognose

Die Prognose ist abhängig von der zugrunde liegenden Ursache. Grundsätzlich ist sie sehr variabel, aber keineswegs immer chronisch mit gleichbleibenden neurologischen Defiziten. Beispiele für Polyneuropathien, die sich komplett zurückbilden sind z. B. das Guillain-Barré Syndrom (▶ Kap. 8). Auch Chemotherapie induzierte Polyneuropathien können sich nach Abschluss der Chemotherapie deutlich bessern.

1.6 Diskussion

Die frühzeitige Identifizierung zugrunde liegender Ursachen einer peripheren Neuropathie ist von entscheidender Bedeutung, um eine rechtzeitige Behandlung einzuleiten, neurologische Folgeerscheinungen zu verhindern und das Selbstmanagement der betroffenen Patienten zu unterstützen. Allerdings ist diese Aufgabe zunehmend schwieriger vor dem Hintergrund einer vermeintlichen Effizienzsteigerungen durch Verkürzung von Verweildauern bei stationären Krankenhausaufenthalten, einseitige Fokussierung auf Faktoren wie Fallzahl/Vollkraft, Ambulantisierung und unzureichende Ausbildung im Bereich der Elektrophysiologie. Versorgungsstudien haben gezeigt, dass die Diagnostik bei Polyneuropathie häufig ineffizient ist. So wird bei fast 25 % aller Patienten mit Polyneuropathie eine MRT des Kopfes durchgeführt, während ein Glukosetoleranztest nur selten durchgeführt werden (in 1 % der Fälle) (Callaghan et. al. 2012).

1.7 Zusammenfassung

Das Erkennen spezifischer klinischer Polyneuropathiesubtypen ist die Voraussetzung, um effektiv und effizient Zusatzdiagnostik zu initiieren und kausale Ursachen zu identifizieren.

> **Merke:**
>
> Durch die Kombination von Anamnese, klinischer Untersuchung, Elektrophysiologie und zielgerichteter Labortests kann die Ätiologie der Polyneuropathie bei bis zu vier von fünf Patienten aufgedeckt werden (Callaghan et al. 2015).

- Die meisten Polyneuropathien sind kausal behandelbar.
- Polyneuropathien präsentieren sich klinisch unterschiedlich.
- Betroffene Fasermodalitäten, Zeitverlauf und Verteilungsmuster der neurologischen Defizite sind wichtige Charakteristika zur Unterscheidung von Polyneuropathien.

Literatur

Callaghan BC, Price RS, Feldman EL (2015) Distal Symmetric Polyneuropathy: A Review. JAMA 314: 2172–2181. (https://doi.org/10.1001/jama.2015.13611).

Callaghan B, McCammon R, Kerber K, Xu X, Langa KM, Feldman E (2012) Tests and expenditures in the initial evaluation of peripheral neuropathy. Arch Intern Med. 172(2): 127–32. (doi: 10.1001/archinternmed.2011.1032. PMID: 22271119; PMCID: PMC3694340).

England JD, Gronseth GS, Franklin G, Carter GT, Kinsella LJ, Cohen JA, Asbury AK, Szigeti K, Lupski JR, Latov N, Lewis RA, Low PA, Fisher MA, Herrmann DN, Howard JF, Lauria G, Miller RG, Polydefkis M, Sumner AJ, American Academy of Neurology, American Association of Neuromuscular and Electrodiagnostic Medicine, American Academy of Physical Medicine and Rehabilitation (2009) Practice parameter: the evaluation of distal symmetric polyneuropathy: the role of laboratory and genetic testing (an evidence-based review). Report of the American Academy of Neurology, the American Association of Neuromuscular and Electrodiagnostic Medicine, and the American Academy of Physical Medicine and Rehabilitation. PM R 1: 5–13. (https://doi.org/10.1016/j.pmrj.2008.11.010).

Lehmann HC, Burke D, Kuwabara S (2019) Chronic inflammatory demyelinating polyneuropathy: update on diagnosis, immunopathogenesis and treatment. J Neurol Neurosurg Psychiatry 90: 981–987. (https://doi.org/10.1136/jnnp-2019-320314).

Lehmann HC, Wunderlich G, Fink GR, Sommer C (2020) Diagnosis of peripheral neuropathy. Neurol Res Pract 2: 20. (https://doi.org/10.1186/s42466-020-00064-2).

Rossor AM, Evans MR, Reilly MM (2015) A practical approach to the genetic neuropathies. Practical Neurology, 15(3): 187–198.

Visser NA, Notermans NC, Linssen RSN, van den Berg LH, Vrancken AFJE (2015) Incidence of polyneuropathy in Utrecht, the Netherlands. Neurology 84: 259–264. (https://doi.org/10.1212/WNL.0000000000001160).

2 Der Polyneuropathiepatient im EMG-Labor

Alexander Grimm

2.1 Einleitung

Polyneuropathien sind sehr häufig, präsentieren sich sehr mannigfaltig und auch die zugrunde liegenden Ätiologien sind mannigfaltig. Längst vergangen sind Zeiten, in denen man eine Polyneuropathie als nicht behandelbar ansehen durfte. Zwar ist weiterhin die häufigste Ursache in Industrienationen der Diabetes mellitus, gefolgt von toxischen Neuropathien (u. a. alkoholinduziert), aber schon bei den erblichen Neuropathien verzeichnen wir wachsende Prävalenzen (Russell et al. 2017). Dies ist bedingt durch die breitere Anwendung von Exom-Sequenzierungen sowie die erweiterte Kenntnis zugrunde liegender Mutationen. Ein besonderes Augenmerk richtet sich auf »behandelbare« Ursachen und hier vor allem die entzündlichen (erregerbedingt und autoimmun) Ursachen. Der gezielten Elektrophysiologie, die in keinem Fall »nur« aus einem motorischen N. peroneus und einem sensiblen N. suralis bestehen sollte, kommt hierbei eine Königsmacherrolle zuteil, da hierdurch mit hoher Treffsicherheit zwischen demyelinisierend oder axonal, homogen oder heterogen, Multiplex-Variante oder distal-symmetrischer Verlaufsform unterschieden werden kann (Buchner und Kiefer 2018). In zweifelhaften Fällen ist eine ergänzte Elektromyografie essenziell. Obendrein komplettieren bildgebende Maßnahmen (Ultraschall und MRT) unser diagnostisches Potpourri und ermöglichen somit eine noch bessere Sensitivität und Spezifität (Herraets et al. 2020).

2.2 Fallbeispiel

Ein 71-jähriger sehr rüstiger Mann präsentiert sich mit seit zwölf Monaten unangenehmen, zunehmenden Dysästhesien beider Vorfüße mit tendenzieller Ausbreitung auf die Unterschenkel, zirkulär. Er beklagt unsicheres Gehen mit Stolperneigung, v. a. im Dunklen, beim Treppensteigen und auf glatten Boden. Schmerzen der Füße und des Rückens werden verneint. Ab und an würden die Fingerspitzen von einem Ameisenlaufen geplagt. In der körperlichen Untersuchung imponiert eine deutliche Pallhypästhesie von 2/8 an den Großzehengrundgelenken mit distalem Gradienten. Die Thermästhesie und das Schmerzempfinden sind regelrecht, der Lagesinn zeigt eine erhöhte Schwellenlabilität. Die Motorik ist inklusive der Muskeleigenreflexe *nicht* auffällig.

Das auswärtige Laborscreening ergab als einzig pathologischen Befund eine IgM-Gammopathie ohne Nachweis eines Morbus Waldenström.

Unter der Verdachtsdiagnose einer paraproteinämischen Neuropathie erfolgte eine neurografische Untersuchung der in Abbildung 2.1 genannten Nerven mit folgender Kurvenpräsentation:

Werte der Elektroneurografie: Pathologische Befunde sind fett markiert. Motorische Neurografie

Nerv	DML	Amplitude	NLG	F-Wellenlatenz
	ms	mV	m/s	Ms
N. ulnaris	3,8	14,5	49	38
N. medianus	**7,6**	7,4	**32**	nicht gemessen
N. tibialis	**13,8**	**0,8**	**22**	–
N. peroneus	**15,9**	**0,8**	**22**	nicht gemessen

Sensible Neurografie

Nerv	Amplitude	NLG
	µV	m/s
N. ulnaris	–	–
N. suralis	–	–

Aufgrund der elektrophysiologischen Messungen wurde eine demyelinisierende Neuropathie diagnostiziert und aufgrund der sehr auffälligen Verlängerungen der distal motorischen Latenzen die Verdachtsdiagnose auf eine DADS-Variante einer paraproteinämischen Neuropathie geäußert (distal acquired demyelinating and sensory Neuropathie). Diese Variante ist bei IgM-Gammopathien häufig mit dem Vorkommen von Anti-MAG-IgM (Myelin associated glycoprotein) assoziiert. Ein EMG zur Suche nach möglichen axonalen Schäden wurde vom Patienten abgelehnt. Die Antikörper-Bestimmung ergab einen Titer von 1 : 280. Passend zur inflammatorischen Genese fand sich ergänzend ein erhöhter Nervenultraschall-Punktwert hinweisend auf multilokuläre Nervenverdickungen (▶ Abb. 2.2). Dieser Punktwert ergibt sich aus der Summe geschwollener Nervensegmente (insg. 22 Messpunkte an Armen, Beinen, zervikalen Wurzeln und N. vagus) und wird vor allem bei demyelinisierenden Neuropathien erhöht gefunden. Dabei zeigen entzündliche Neuropathien fokale Nervenschwellungen, erbliche demyelinisierende Varianten eher generalisierte und homogene Verdickungen (Ultrasound pattern sum score, UPSS Grimm et al. 2018). Es wurde daher eine Therapie mit einem Anti-

Rechts Medianus Motor			
	Lat ms	Amp mV	NLG m/s
Hdgl. - APB	**7.61**	7.4	
Ellbg.-Hdgl.	14.4	6.6	**32.4**

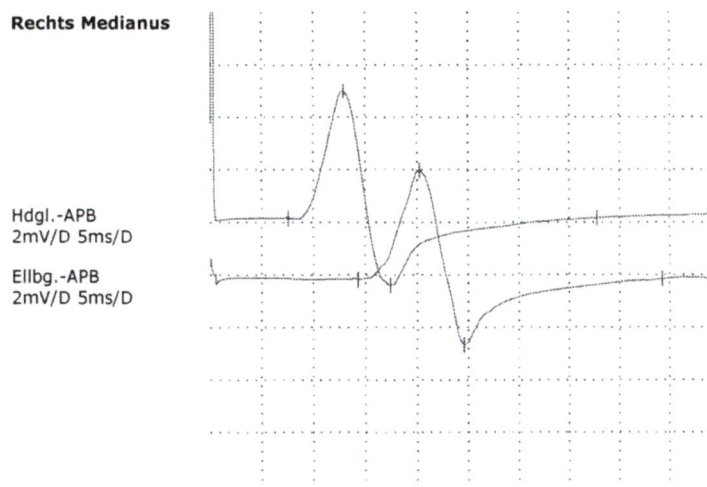

Rechts Medianus

Hdgl.-APB
2mV/D 5ms/D

Ellbg.-APB
2mV/D 5ms/D

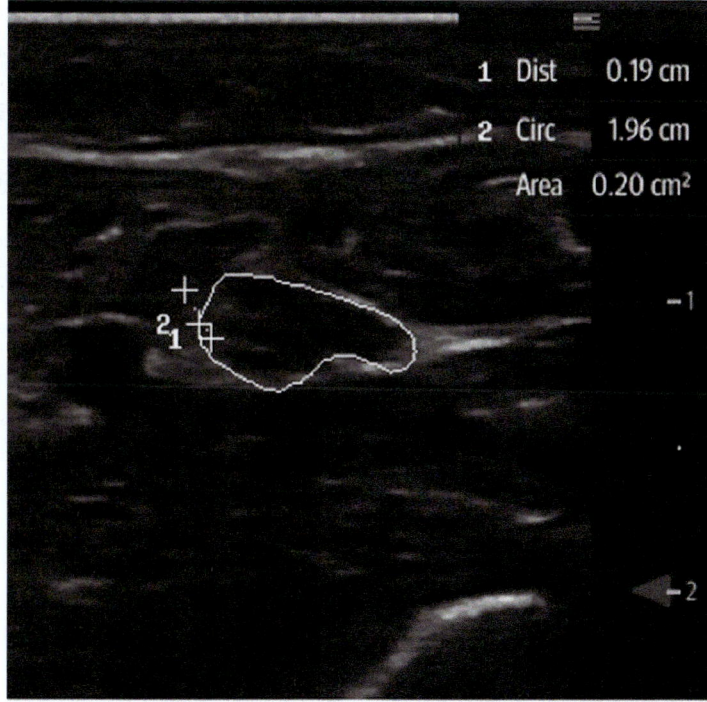

1 Dist 0.19 cm
2 Circ 1.96 cm
Area 0.20 cm²

Abb. 2.1:
Elektroneurografie: Untersucht wurden motorisch der N. tibialis, N. peroneus, N. medianus und der N. ulnaris rechts, sensibel der N. suralis und der N. ulnaris rechts. Pathologische Werte sind fett gekennzeichnet. Alle motorischen Nerven zeigten z. T. deutliche Verlängerungen der distal motorischen Latenz (dmL), darüber hinaus fanden sich weitere Hinweise für eine demyelinisierende Neuropathie (Reduktion der Nervenleitgeschwindigkeit (NLG) und Verlängerung der F-Wellen-Latenz) trotz ebenso deutlicher Amplitudenreduktion an den motorischen Beinnerven (DD distaler Leitungsblock). Die sensiblen Potenziale waren ausgefallen. Die Abbildung zeigt die exemplarische Neurografie des N. medianus. Trotz prolongierter dmL ist ein alleiniges Karpaltunnelsyndrom bei einer NLG von 32 m/s am Unterarm als Ursache der Pathologien ausgeschlossen (passend war die Nervenquerschnittsfläche am Handgelenk mit 11 mm² und einer Handgelenk-Unterarm-Ratio < 1,0 normwertig).

Abb. 2.2:
Die hochauflösende Sonografie (16 MHz Breitbandlinearsonde) zeigt die Nervenquerschnittsfläche des N. ulnaris mit 20 mm² (0,20 cm²) am Unter-

arm deutlich vergrößert (Normwert < 9 mm²) unter dem M. flexor carpi ulnaris und neben der A. ulnaris (Pfeilspitze).

CD-20 Antikörper initiiert, da diese Neuropathien sehr häufig nur unzureichend auf Steroide oder Immunglobuline respondieren (EFNS-Leitlinien). Im Verlauf mehrerer Monate (> 6) bildeten sich die Symptome sowie die Nervenschwellungen weitestgehend zurück (UPSS von 8 auf 1). Auch die sensiblen Ulnarispotenziale waren wieder messbar (3,8 µV, NLG 46 m/s), die distal motorische Latenz im N. ulnaris normalisierte sich (3,1 ms), die im N. medianus besserte sich signifikant (5,2 ms, NLG 40 m/s). An den Beinnerven zeigte sich der Befund leicht gebessert.

2.3 Elektrophysiologische Messungen

Grundlagen

Neurografische Messungen beinhalten in der Regel Messungen der motorischen sowie der sensiblen Reizantworten. Zur technischen Ausstattung eines EMG-Labors verweise ich auf anerkannte und exzellente Standardwerke (Bischoff und Dengler 2018; Preston und Shapiro 2012).

Während die sensible Neurografie mittels Ringelektroden orthodrom oder Klebeelektroden antidrom an einem Messpunkt abgeleitet wird und hierbei Amplitude (in µV), sensible Nervenleitgeschwindigkeit (NLG) und ggfs. auch sensible Latenz bestimmt werden, ist bei der motorischen Ableitung von einem Kennmuskel die Stimulation von zwei Messpunkten zur Berechnung der NLG nötig (Grund ist die motorische Endplatte). Die distal motorische Latenz wird an der ersten Ableitung bestimmt. Hierfür ist der Abstand zwischen Muskel und erstem Messpunkt zur besseren Vergleichbarkeit normiert, i. d. R: 7 cm am Arm, bzw. 8 cm am Bein. (Preston und Shapiro 2012). Des Weiteren werden Muskelsummenaktionspotenzial und Konfiguration beurteilt. Durch repetitive Stimulation kann außerdem als Korrelat der proximalen Nervenanteile die F-Wellen-Latenz bestimmt werden.

Ein Beispiel einer unauffälligen motorischen und sensiblen Neurografie zeigt Abbildung 2.3.

Sensorische Neurografie

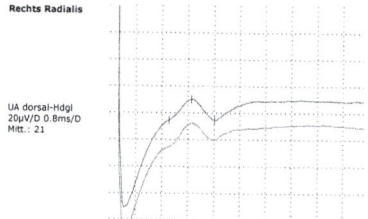

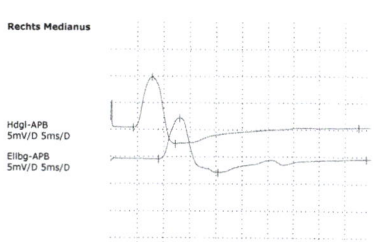

Abb. 2.3:
Sowohl der N. radialis sensibel als auch der N. medianus motorisch zeigen regelrecht konfigurierte Nervenpotenziale mit regelrechter Amplitude und NLG.

> **Merke:**
>
> Mithilfe des sensiblen Nervenaktionspotenzials (SNAP) ist eine Unterscheidung von präganglionären (z. B. Radikulopathien, Hinterstrangläsionen) und postganglionären Läsionen (Nervenläsion) möglich. Bei ersteren bleibt das SNAP regelhaft erhalten.

Die Anwendung der Elektromyografie ist bei erniedrigten Amplituden (aber auch bei unauffälligen Neurografien) zur Detektion axonaler Schädigungszeichen oft hilfreich, allerdings sollten chronisch neurogene Veränderungen nicht überinterpretiert werden (z. B. begleitendes chronisches L5-Syndrom). Floride Denervierungszeichen hingegen sind immer ein Hinweis auf akute Axonopathie und sind v. a. bei asymmetrischem Verteilungstyp sinnvoll, um zwischen fokaler Demyelinisierung (z. B. MMN oder MADSAM) und fokaler Axonopathie (Vaskulitis, Sarkoidose) zu unterscheiden.

Auswertung

Je nach Befunden kann eine Neurografie dann primär als axonal oder demyelinisierend bewertet werden. Anerkannte Kriterien sind hier von der amerikanischen und europäischen Gesellschaft für klinische Neurophysiologie. Bei axonalen Läsionen dominiert die Amplitudenreduktion bei relativ gering reduzierter Nervenleitgeschwindigkeit und allenfalls gering verbreiterter Potenzialkonfiguration, wohingegen bei demyelinisierenden Schädigungsmechanismen Reduktionen der NLG, Verlängerungen von Latenzen, Potenzialverbreiterung und proximaler Amplitudenrückgang mit Dispersion oder Leitungsblockierung dominieren. Je fortgeschrittener eine Pathologie, desto mehr Überlappungen zeigen sich und desto schwieriger ist eine Differenzierung. Bei nicht mehr ableitbaren Potenzialen ist eine Unterscheidung nicht mehr möglich. Manchmal bietet sich bei motorischen Ableitungen die Messung eines Nervs zu einem proxi-

Je fortgeschrittener eine Nervenschädigung ist, desto mehr Überlappungen zeigen sich zwischen axonaler und demyelinsierender Schädigung in der Neurografie.

malen weniger atrophen Muskel an (z. B. N. peroneus zum M. tibialis anterior statt zum EDB). Hier sind fehlende Normwerte oft für die Interpretation limitierend. Im Folgenden seien die EFNS-Leitlinien für Demyelinisierung stichpunktartig aufgeführt (Joint task force of the European Federation of Neurological Societies and the Peripheral Nerve Society 2010a, 2010b)

1. NLG-Reduktion > 30 % der Norm (d. h. N. medianus < 35 m/s, N. tibialis < 28 m/s)
2. Distal motorische Latenz > 50 % verlängert
3. MSAP-Dauer (»breites« distales MSAP-Potenzial, Grenzwerte sie EFNS-Guidelines)
4. Temporale Dispersion (MSAP-Dauer proximal > 30 % versus distal)
5. Leitungsblock (MSAP-Amplitudenreduktion proximal versus distal > 50 %, MSAP-Dauer proximal < 30 % länger als distal) bei Amplitude > 20 % der Norm (meistens 1 mV)
6. F-Wellen-Pathologie mit Latenzverlängerung > 30 % oder F-Wellen-Verlust

> **Merke:**
>
> Erworbene demyelinisierende Polyneuropathien zeigen oft eine fleckige Verteilung der Demyelinisierung mit unterschiedlich langsamen Nervenleitgeschwindigkeiten. Im Gegensatz dazu deutet eine uniforme Reduktion der Nervenleitgeschwindigkeit eher auf eine vererbte Neuropathie hin, d. h. Charcot-Marie-Tooth (CMT) Typ 1(A)

Beispiele für Pathologien

1. Axonale Läsion (▶ Abb. 2.4)

Rechts Ulnaris Motor	Lat ms	Amp mV	NLG m/s
Hdgl - ADM	3.49	2.6	
un Ellbg-Hdgl	7.97	1.62	53.6

Rechts Ulnaris

Hdgl-ADM
1mV/D 5ms/D

un Ellbg-ADM
1mV/D 5ms/D

Abb. 2.4: Amplitudenreduzierter N. ulnaris bei regelrechter NLG und dmL passend zu einer axonalen Schädigung.

2. Demyelinisierende Läsion (▶ Abb. 2.5)

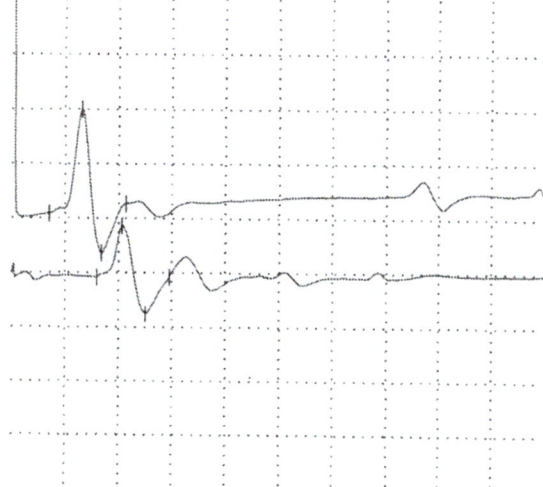

Links Ulnaris Motor	Lat ms	Amp mV	NLG m/s
Hdgl - ADM	3.89	11.6	
un Ellbg-Hdgl	8.64	9.6	33.7

Rechts Medianus Motor	Lat ms	Amp mV	NLG m/s
Hdgl - APB	6.74	4.8	
Ellbg-Hdgl	17.5	1.66	15.8

Links Ulnaris

Hdgl-ADM
2mV/D 5ms/D

un Ellbg-ADM
2mV/D 5ms/D

Rechts Medianus

Hdgl-APB
2mV/D 5ms/D

Ellbg-APB
2mV/D 5ms/D

Abb. 2.5: Links zeigt einen N. ulnaris mit regelrechter Amplitude, aber sehr reduzierter NLG und verlängerter DML (bei diesem Patienten waren alle Nerven ähnlich, die Kurven waren nicht deformiert). Rechts: Bei einem anderen Patienten zeigte sich der N. medianus deutlich NLG-reduziert, die proximale Nervenreizantwort war zusätzlich dispers und amplitudengemindert (kein Leitungsblock, da MSAP-Dauer 30% verlängert). Der N. ulnaris sah fast unauffällig aus. Der Patient links hatte eine CMT1A, der Patient rechts eine multifokale erworbene sensible und motorische Neuropathie (MADSAM).

Zur besseren Objektivierbarkeit und Vergleichbarkeit von Befunden sollte jedes EMG-Labor ein standardisiertes Vorgehen implementieren. Hier bei liefern Leitlinien und Standardwerke Hilfestellungen.

Messprogramme

Die meisten Autoren empfehlen die Messung folgender Nerven bei einer »klassischen« distal symmetrischen (sensomotorischen) Polyneuropathie:

1. Sensibles Nervenaktionspotenzial (SNAP) des N. suralis (ggfs. beidseits) und sensibler N. ulnaris rechts (alternativ. N. radialis sensibel bei V. a. zusätzliches Kubitaltunnelsyndrom)
2. Muskelsummenaktionspotenzial (MSAP) des N. tibialis, N. peroneus (wechselseitig) und des N. ulnaris rechts inkl. F-Wellen
3. Elektromyografie des M. tibialis anterior oder des M. interosseus digitorum 1 bei MSAP Amplituden Minderung
4. Ggfs. Ergänzung weiterer Nerven bei nicht aussagekräftigen Messungen 1 und 2 (z. B. N. medianus motorisch und sensibel, N. ulnaris Gegenseite etc.)
5. Sensibel evozierte Potenziale (SEP) zur Differenzierung bei proximalem klinischem Muster und/oder zur Höhenlokalisation

Bei asymmetrischer Verteilung und Mononeuropathia multiplex sollten die Messungen die klinischen Manifestationspunkte inkludieren (z. B. N. axillaris bei Deltoideusparese, N. ulnaris bei Fingerspreizerparese) und dann im Vergleich zur Gegenseite. Dennoch müssen auch hier nicht betroffene Areale inkludiert werden, um subklinische Manifestationen zu detektieren.

Bei sensibler PNP und elektrophysiologisch unauffälliger Neurografie muss an eine Small-Fiber-Neuropathie gedacht werden. Als Screening kann hier eine sympathische Hautantwort der Hände und Füße nötig werden, wenngleich deren Sensitivität eher gering ist. Eine ausführliche QST-Messung ist in den meisten Labors nicht möglich. Deswegen bietet sich dann die Durchführung einer Hautbiopsie an Außenknöchel und Oberschenkelinnenseite mit spezieller neuropathologischer Auswertung an.

Fallstricke und Besonderheiten

1. Bei niedrigen CMAP Amplituden < 1 mV ist eine Differenzierung von axonal und demyelinisierend meist nur unzureichend möglich. Ebenso können hier Leitungsblocks nicht mehr diagnostiziert werden. Eine F-Wellen-Latenz-Bestimmung ist hier ebenso nicht möglich.
2. Leitungsblocks müssen von temporalen Dispersionen klar unterschieden werden
3. Nervenleitgeschwindigkeiten sollten möglichst auf mehreren Höhen bestimmt werden. Dies gelingt gut am N. medianus, N. ulnaris und N. peroneus. Hierdurch können homogene Verzögerungen von multifokalen Demyelinisierungen unterschieden werden. Erstere werden oft bei hereditären Neuropathien (z. B. CMT1A), aber auch beim sehr seltenen POEMS-Syndrom beobachtet, letztere bei erworbenen entzündlichen Neuropathien (v. a. CIDP, MADSAM).

4. Das Vorkommen temporaler Dispersionen spricht für erworbene Neuropathien (oft immunvermittelt), wohingegen »nicht aufgesplitterte Kurven« bei signifikanter Verlangsamung der NLG eher für angeborene Myelinisierungsstörungen sprechen
5. Störungen der Hautdurchblutung und erniedrigte Hauttemperaturen spiegeln sich in falsch niedrigen Nervenleitgeschwindigkeiten u. v. m. wider. Daher sollte die Haut stets bei Auffälligkeiten erwärmt werden (Infrarotlicht, wohltemperiertes Wasserbad).

> **Merke:**
>
> Eine artefaktfreie Kurvenableitung ist essenziell.

2.4 Diskussion

Die meisten Patienten mit Polyneuropathie fallen durch klinische Präsentationsmuster auf. Allerdings erlebt man manchmal Überraschungen, wie das Fallbeispiel zeigt. Prinzipiell stehen vor einer ausgewählten Elektrophysiologie daher die dezidierte klinische Untersuchung und Anamnese. In der Regel ist dann als Screening tatsächlich das Standardprogramm anwendbar, wobei dieses eben auch impliziert, nicht nur 1–2 Nerven zu messen. Bei fokalen Mustern, besonderer Betonung einzelner Nerven oder proximalen Phänotypen (z. B. Plexusaffektion) ist eine fundierte Diagnostik inkl. Messung im Seitenvergleich, Elektromyografie und evozierter Potenziale erforderlich. Erst dadurch kann man Folgediagnostik vernünftig operationalisieren.

Die elektrophysiologische Untersuchung des PNP-Patienten ist aufwändig und bietet einige Fallstricke. Richtig angewandt ist sie jedoch der Goldstandard und kann ein Türöffner zur fokussierten Suche nach Genese und Therapie sein.

2.5 Zusammenfassung

- Vor der Auswahl der Elektrophysiologie steht die klinische Untersuchung
- Die Unterscheidung axonaler und demyelinisierender Schädigungsmuster ist essenziell
- Fallstricke der Diagnostik müssen in die Interpretation der Befunde miteinfließen

Literatur

Bischoff C, Dengler R (2018) NLG EMG. 4. Auf. Stuttgart: Thieme.

Buchner H, Kiefer R (2018) Polyneuropathie In: Bischoff C und Buchner H (2018) SOPs Neurophysiologische Diagnostik. Stuttgart: Thieme. S. 37–45.

Grimm A, Axer H, Heiling B, Winter N (2018) Nerve ultrasound normal values – Readjustment of the ultrasound pattern sum score UPSS. Clin Neurophysiol 129(7): 1403–1409.

Herraets IJT, Goedee HS, Telleman JA, van Eijk RPA, Verhamme C, Saris CGJ, Eftimov F, van Alfen N, van Asseldonk JT, Visser LH, van den Berg LH, van der Pol WL (2020) Nerve ultrasound for diagnosing chronic inflammatory neuropathy: a multicenter validation study. Neurology 95(12): e1745–e1753.

Joint task force of the European Federation of Neurological Societies and the Peripheral Nerve Society (2010a) European Federation of Neurological Societies/Peripheral Nerve Society Guideline on management of chronic inflammatory demyelinating polyradiculoneuropathy– first revision. J Peripher Nerv Syst 15: 1–9.

Joint Task Force of the European Federation of Neurological Societies and the Peripheral Nerve Society (2010b) European Federation of Neurological Societies/Peripheral Nerve Society Guideline on management of paraproteinemic demyelinating neuropathies – first revision. J Peripher Nerv Syst 15: 185–95.

Preston D, Shapiro B (2012) Electromyography and Neuromuscular Disorders: Clinical-Electrophysiologic Correlations (Expert Consult – Online and Print) (Englisch). London: Elsevier.

Russell JA (2017) General Approach to Peripheral Nerve Disorders. Continuum (Minneap Minn) 23(5, Peripheral Nerve and Motor Neuron Disorders): 1241–1262.

3 Wann ist eine genetische Abklärung sinnvoll?

Josef Finsterer

3.1 Einleitung

Seit Einführung neuer genetischer Verfahren (»advanced genetic testing« (AGT)), zu denen Verfahren wie das »single rare gene testing«, »array genotyping including chromosomal micro-array«, »next generation gene panel«, »whole exome sequencing (WES)« und das »whole genome sequencing« (WGS) zählen, hat der Wunsch nach genetischer Abklärung von hereditären Neuropathien deutlich zugenommen. Dies gilt sowohl für die einfachen hereditären Neuropathien (die Neuropathie dominiert den Phänotyps (»hereditary sensori-motor neuropathy« (HSMN), »hereditary sensori-autonomic neuropathy« (HSAN), »distal hereditary motor neuropathy« (dHMN), »giant axonal neuropathy« (GAN), hereditäre Plexopathie, hereditäre »small fiber neuropathy« (SFN)) als auch für die komplexen Neuropathien (Sommer et al. 2018), bei denen die Neuropathie lediglich ein kollaterales Merkmal des Phänotyps ist. Z. B.: »hereditary spastic paraplegias« (HSPs), »spino-cerebellar ataxias« (SCAs), »mitochondrial disorders« (MIDs), »lysosomal storage diseases« (LSDs), Porphyrien, Neurofibromatose (Finsterer et al. 2020).

Bei den meisten hereditären Neuropathien handelt es sich um monogene Erkrankungen. Der Wunsch nach Abklärung kommt vonseiten betroffener Patienten, seitens asymptomatischer Überträger, der behandelnden Ärzte, der Gesundheitsbehörden und Versicherungen, aber auch seitens der Wissenschaft. Empfehlungen, warum und wie eine genetische Abklärung bei Patienten mit Verdacht auf hereditäre Neuropathie zu erfolgen hat, basieren auf Expertenmeinung (Evidenzlevel C), da meist nur Kasuistiken bzw. retrospektive Analysen von Registerdaten für Empfehlungen zur genetischen Abklärung zur Verfügung stehen (Trenkwalder et al. 2019). Obwohl die genetische Abklärung von Neuropathien generell an spezialisierten Zentren erfolgen sollte, ist ein basales Verständnis der Grundlagen und Abläufe für die Indikation und Zuweisung zur genetischen Testung für alle Zuweiser hilfreich. Jede genetische Testung erfordert eine vorangehende Beratung.

3.2 Fallbeispiel

Eine 55-jährige Patientin mit einer langsam progredienten Muskelschwäche und milden sensiblen Defiziten seit dem 40. Lebensjahr wird wegen Verdacht auf Neuropathie vorstellig. Im Status finden sich neben milden kognitiven Defiziten ein intermittierender Haltetremor an der rechten oberen Extremität, distale Paresen, abgeschwächte Reflexe, eine Hypästhesie, ein Hohlfuß und eine schwere Gangataxie. Die Nervenleitgeschwindigkeit ist typisch für eine HSMN. Der jüngste Sohn der Patientin entwickelte ähnliche Manifestationen bereits ab dem 20. Lebensjahr. Auch beim Vater und älteren Bruder der Indexpatientin wurden eine Neuropathie, ein Hohlfuß und kognitive Defizite diagnostiziert. Es wurde eine Charcot-Marie-Tooth (CMT)-1 (sensibel-motorisch, demyelinisierend, autosomal dominant (AD)) diagnostiziert. Obwohl 60–70 % der CMT1 Neuropathien durch eine Duplikation im *PMP22* Gen bedingt sind, wurde gleich primär ein Multi-Gen Panel (Genetischer Test unter Verwendung von »next generation sequencing« um mehrere Gene gleichzeitig zu testen.) angefordert, dass die Variante c.1406T>C im *SEPT9* Gen detektierte (▶ Abb. 3.1). AGT wurde gewählt, um andere mögliche Ursachen dieses Phänotyps zu erfassen.

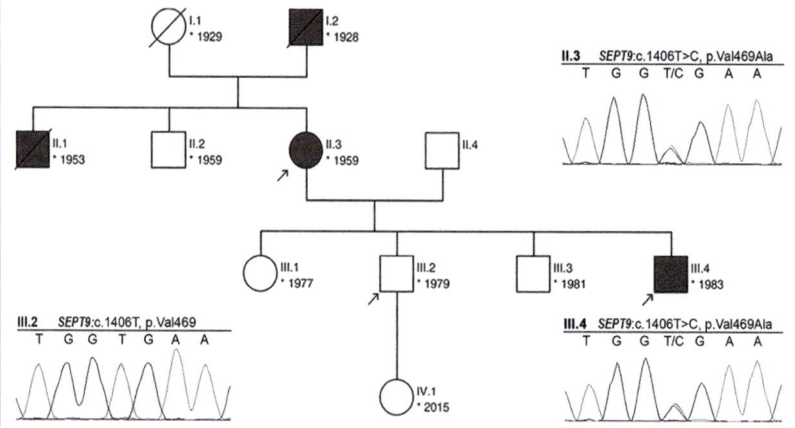

Abb. 3.1: Stammbaum einer Familie über vier Generationen mit einer CMT1 (sensibel/motorisch, demyelinisierend, autosomal dominant). Mittels eines multi-Gen Panels und nachfolgender Sanger Sequenzierung wurde in der Indexpatientin und ihrem Sohn die Variante c.1406TC im *SEPT9* Gen detektiert (aus Grosse et al. 2020).

3.3 Indikation zur genetischen Testung

Generell ist die genetische Abklärung bei zwei Indikationen zu empfehlen, nämlich bei symptomatischen Patienten (diagnostische Testung) und bei präsymptomatischen Patienten, inklusive Embryos/Feten (prädiktive Testung) (Schneider et al. 2011).

3.3.1 Symptomatische Patienten

Die Indikation für eine genetische Testung bei symptomatischen Patienten besteht prinzipiell dann, wenn individuelle oder familiäre Anamnese über mindestens drei Generationen, der Neurostatus, autonome Testung, Nervenleitgeschwindigkeit, Bildgebung bzw. andere Untersuchungen den Verdacht auf eine hereditäre Neuropathie nahelegen (▶ Kap. 1). Bei der diagnostischen Testung werden prinzipiell zwei Szenarien unterschieden. Der Defekt ist bereits bekannt oder er ist nicht bekannt.

Unbekannter Defekt

AGT kommt dann zur Anwendung, wenn zuvor eine diagnostische Hypothese für eine hereditäre Neuropathie generiert wurde, wenn die Familienanamnese eine genetische Erkrankung nahelegt, oder bei sporadischen Patienten mit hoher Wahrscheinlichkeit für eine genetische Ursache der Neuropathie (junges Alter, Affektion mehrerer neurologischer Systeme, Affektion von neurologischen und nicht-neurologischen Systemen) (Berciano et al. 2012). Bei bestimmten Phänotypen, vor allem komplexen hereditären Neuropathien (z. B. »neuropathy, ataxia, retinitis pigmentosa« (NARP)) legt allein der Phänotyp einen bestimmten Genotyp nahe. Dennoch ist auch bei solchen Verdachtsdiagnosen die genetische Abklärung sinnvoll, um eine gezielte genetische Beratung zu ermöglichen und das Outcome abzuschätzen (Stojkovic 2016). Eine möglichst präzise phenotypische Typisierung ist Voraussetzung für die Wahl des AGT. Die phänotypische Präzisierung trägt dazu bei, Kosten zu minimieren und den diagnostischen Prozess zu beschleunigen.

Die Sicherung der Diagnose durch Nachweis der zugrunde liegenden Mutation sollte so rasch wie möglich erfolgen, da für einzelne hereditäre Neuropathien effektive Therapien zur Verfügung stehen (z. B. »transthyretin-related polyneuropathy« (TTR-PNP) (▶ Kap. 18)). Lediglich bei klinischem Verdacht auf CMT1, dHMN-V oder CMT2 ist eine Einzelgenanalyse von *PMP22*, *BSCL2*, bzw. von *HINT1*, empfehlenswert. In allen anderen Fällen wird gleich ein Multi-Gen Panel bzw. eine WES empfohlen.

> Sind in einer Familie mehrere Mitglieder klinisch betroffen, sollte der am stärksten Betroffene zuerst untersucht werden (Ingles et al. 2013).

Bekannter Defekt

Bei bekanntem Defekt wird bei symptomatischen Verwandten des Indexpatienten eine Einzelgen-Analyse des bekannten mutierten Gens durchgeführt.

3.3.2 Präsymptomatische Testung

Bei der präsymptomatischen Testung wird nach gesunden Genträgern gesucht, die selbst nicht klinisch erkrankt sind (z. B. »Carrier«). Die präsymptomatische Testung wird bei verschiedenen Indikationen durchgeführt.

Testung asymptomatischer Angehöriger

Die häufigste Indikation für eine präsymptomatische Testung besteht, wenn asymptomatische, erstgradige Angehörige eines Indexpatienten mit bekanntem genetischem Defekt über ihr Risiko, auch zu erkranken bzw. den Gendefekt zu vererben, Bescheid wissen möchten. Die Mutationsträgerschaft von Familienangehörigen kann auch durch systematisches Screening aller Familienmitglieder untersucht werden. Finden sich dabei asymptomatische Mutationsträger, weist dies auf eine unterschiedliche Expressivität unter Familienangehörigen oder auf verminderte Penetranz der Mutation hin. Ein Familienscreening mittels molekulargenetischer Testung ist sinnvoll, da die Kenntnis einer Mutation die gezielte Suche nach Mutationsträgern und gegebenenfalls eine frühzeitige Therapie ermöglicht (z. B. ATTRv-Amyloidose). Familienscreening erfolgt als Kaskadenscreening, sprich, zuerst werden erstgradige Verwandte und in einem zweiten Schritt zweitgradige Verwandte untersucht (Trenkwalder et al. 2019). Asymptomatische Mutationsträger besitzen ein erhöhtes Risiko zu erkranken bzw. den Defekt weiter zu geben und sollten daher eine spezifische genetische Beratung erhalten (Trenkwalder et al. 2019).

Pränatales Screening

Eine spezielle Situation liegt vor, wenn bei einer Schwangeren geklärt werden soll, ob der Embryo/Fetus den Gendefekt eines symptomatischen, erstgradigen Verwandten in sich trägt. Um diese Frage zu beantworten, wird DNA mittels Amniozentese aus Zellen im Fruchtwasser bzw. durch Chorionbiopsie aus Choriongewebe gewonnen und entsprechend untersucht. Beim pränatalen Screening ist der gesuchte Gendefekt des Verwandten meist bekannt.

Präimplantationsdiagnostik

Eine spezielle Form der asymptomatischen Testung ist die Präimplantationsdiagnostik. Dabei geht es darum, Eizellen mit einem bestimmten genetischen Defekt von einer extra-korporalen Befruchtung auszuschließen. Da auch gesunde Frauen einen geringen Prozentsatz aneuploider Embryos (Embryos mit abnormalem Chromosomenzahl) produzieren, ist vor dem Test ein Screening mittels präimplantations-genetischer Testung auf Aneuploidie (PGT-A) sinnvoll, um die Effizienz der Donor-egg (DE) Zyklen zu steigern.

Epidemiologische Testung

Aus epidemiologischer Sicht besteht eine Indikation zur präsymptomatischen Testung, wenn es darum geht, die Häufigkeit von hereditären Neuropathien (Mutationsfrequenz) in einer bestimmten Population oder Region zu untersuchen.

3.4 Wer stellt die Indikation?

Die diagnostische Testung kann von den behandelnden Ärzten, die eine Diagnose sichern möchten, beauftragt werden. Die Indikationsstellung zur präsymptomatischen Testung bzw. die genetische Beratung ist aber Humangenetikern oder Ärzten mit Zusatzfach »Medizinische Genetik« oder »fachgebundene genetische Beratung« in Deutschland und Österreich vorbehalten.

3.5 Voraussetzungen

Um eine genetische Abklärung durchzuführen, müssen bestimmte Voraussetzungen erfüllt sein.

3.5.1 Genetisches Labor

Es sollte eine dem österreichischen bzw. deutschen Gentechnikgesetz entsprechende Einrichtung für die genetische Testung zur Verfügung stehen, die auch die vorgegebenen Standards hinsichtlich Ausstattung und Qualitätskotrolle (Zertifizierung) erfüllt.

3.5.2 Grund für die Testung

Für eine genetische Testung sollte ein plausibler Grund bestehen. Hauptgründe sind die symptomatische oder asymptomatische Testung. Es sollte eine umfassende klinische Untersuchung und eine Verdachtsdiagnose vorliegen. Bei einem klassischen Phänotyp kann das für die rasche genetische Abklärung hilfreich sein. Bei phänotypischer Heterogenität ist die genetische Abklärung entsprechend auszuweiten. Die Expressivität (phänotypische Variabilität) einer Mutation ist von Mutation zu Mutation unterschiedlich. Ist die Expressivität gering (unterschiedliche Mutationen verursachen denselben Phänotyp (z. B. M. Huntington)), ist meist bereits klinisch zu erkennen, um welche Erkrankung es sich handelt. Ist die Expressivität hoch (z. B. SCAs), ist mittels klinischer Untersuchung eine Zuordnung zu einem bestimmten Genotype oft nicht möglich und eine genetische Abklärung unabdingbar. Vor der Testung ist zu klären, ob eine einfache oder komplexe hereditäre Neuropathie vorliegt. Anhand von Klinik, Elektrophysiologie und wahrscheinlichem Erbgang sollte der Subtyp (HSMN, HSAN, dHMN, bzw. HSP; SCA, MID, LSD, Porphyrie) bestimmt werden.

3.5.3 Beratung und Aufklärung vor Testung

Die Testperson muss im Rahmen einer genetischen Beratung über Bedingungen, Einschränkungen und Aussagekraft der genetischen Untersuchung sowie über mögliche Konsequenzen des Befundergebnisses aufgeklärt werden. Wichtig ist dabei darauf hinzuweisen, dass die genetische Abklärung nur in einem bestimmten Prozentsatz die Ursache einer offensichtlich genetischen Neuropathie klären kann, dass also der Test negativ ausfallen kann (limitierter »diagnostic yield«). Das ist dem Patienten vorab zu vermitteln. Die genetische Beratung sollte durch geschultes, kompetentes und erfahrenes Fachpersonal erfolgen.

3.5.4 Beratung und Aufklärung nach Testung

Nach Einlangen des Testergebnisses ist der Patient entsprechend dem österreichischen bzw. deutschen Gentechnikgesetz über die Konsequenzen des Befundes aufzuklären. Gegebenenfalls ist diese Aufklärung mit einer psychologischen Beratung zu kombinieren. Ein negatives Testergebnis schließt eine genetische Erkrankung nicht aus, sondern sagt lediglich, dass in den Untersuchten Abschnitten keine Mutation vorliegt. Asymptomatische Carrier müssen regelmäßig monitorisiert werden, da erste klinische Manifestationen so rasch wie möglich bei bestimmten hereditären Neuropathien erkannt werden sollten, da eine kausale Therapie zur Verfügung steht und diese umso effektiver ist, je früher sie angewandt wird (z. B. TTR-PNP).

3.5.5 Eignung, Einverständniserklärung, Dokumentation, Datenschutz

Geeignet für eine molekulargenetische Untersuchung ist prinzipiell jeder der sein Einverständnis geben kann und an einer genetischen Beratung vor und nach der Testung teilnimmt. Die schriftliche Einverständniserklärung der Testperson ist zwingend. Nur mit schriftlicher Zustimmung der Testperson oder deren gesetzlichen Vertreter kann eine genetische Testung und die dafür notwendigen Schritte durchgeführt werden. Sämtliche Schritte der genetischen Testung und Aufklärungsgespräche müssen genau dokumentiert werden.

3.6 »Direct-to-consumer testing«

Beim »direct-to-consumer testing« wird die genetische Testung der Testperson direkt über TV, gedruckte oder elektronische Werbung oder über das Internet angeboten. Die gewünschten Tests können dann »online« oder in einem Geschäft gekauft werden. Die Testperson selbst sendet die Proben-DNA direkt an den Anbieter und erhält die Ergebnisse über eine »sichere« Website oder als schriftlichen Befund. Das »direct-to-consumer testing« ermöglicht den Testpersonen einen direkten Zugang zu genetischer Information, ohne die notwendige Einbeziehung von Gesundheitsanbietern oder Versicherungen. Diese Form der genetischen Testung birgt nicht nur die Gefahr falscher Befunde, sondern es fehlt meist auch eine professionelle Beratung.

3.7 Wann ist genetische Testung nicht indiziert

Eine Abklärung mittels AGTs ist nicht sinnvoll, wenn die Voraussetzungen für eine genetische Abklärung nicht erfüllt sind oder wenn ein eine starke Genotyp/Phenotyp Korrelation vorliegt.

3.8 Auswahl der Untersuchung

Die Auswahl eines bestimmten AGT Tests sollte mit großer Sorgfalt erfolgen und auf den Phänotyp bzw. mögliche Differenzialdiagnosen abgestimmt sein. Hierbei sind möglichst detaillierte klinische Angaben über den Phänotyp und den wahrscheinlichen Erbgang für das genetische Labor von Relevanz. Bei begründetem Verdacht auf eine hereditäre Neuropathie aber negativem Befundergebnis empfiehlt sich eine direkte Kontaktaufnahme mit dem jeweiligen Labor, um eine eventuelle Schwäche des gewählten Tests zu diskutieren. »Candidate gene testing« ist nur bei starker Genotyp-Phenotyp Korrelation sinnvoll. Liegt keine starke Genotyp/Phenotyp Korrelation vor, ist ein WES zu empfehlen. Bei Verdacht auf intronische Mutationen ist ein WGS erforderlich.

3.9 Schwächen des AGT

Seit Einführung des AGTs hat die Rate der nachgewiesenen Varianten unklarer Signifikanz (VUS) deutlich zugenommen (Bos et al. 2014; Bagnall et al. 2014). Die Bedeutung von VUS bleibt oft unklar und ihre Interpretation daher schwierig. VUS sind seltene genetische Varianten, die aufgrund unzureichender Evidenz nicht eindeutig als kausal oder benign klassifiziert werden können. Dies kann durch niedrige Allelfrequenz in der Bevölkerung oder widersprüchliche Ergebnisse in der Literatur bedingt sein (Trenkwalder et al. 2019). Eine VUS sollte auf Plausibilität und mögliche Pathogenität weiter untersucht werden. Wird eine bestimmte VUS eines Indexpatienten auch in anderen erkrankten Familienmitgliedern nachgewiesen, spricht das für einen kausalen Zusammenhang. Wenn eine VUS in einem Erkrankten fehlt, spricht das gegen Kausalität. Die Bedeutung der VUS muss ständig entsprechend der Literatur aktualisiert werden.

3.10 Zusammenfassung

Genetische Testung dient in erster Linie der Sicherung der Diagnose einer hereditären Neuropathie bzw. dem Nachweis eines asymptomatischen Überträgerstatus. Die Testung asymptomatischer Mutationsträger kommt darüber hinaus beim pränatalen Screening, der Präimplantationsdiagnostik, der epidemiologischen Testung, der pharmakogenetischen

Testung, und der molekularen Autopsie zur Anwendung. Voraussetzungen für eine genetische Testung sind ein zertifiziertes Labor, eine klare Indikation, genetische Beratung vor und nach der Testung, Geschäftsfähigkeit der Testperson, sowie schriftliches Einverständnis der Testperson oder des gesetzlichen Vertreters. Der Nachweis einer genetischen Ursache von hereditären Neuropathien ist sinnvoll, da es die diagnostische Unsicherheit beim Patienten und behandelnden Ärzten beseitigt, eine Perspektive für die Prognose und das Outcome eröffnet und letztlich auch die Kosten für das diagnostische und therapeutische Management erheblich reduziert.

Literatur

Bagnall RD, Das KJ, Duflou J, Semsarian C (2014) Exome analysis-based molecular autopsy in cases of sudden unexplained death in the young. Heart Rhythm 11: 655–662.

Berciano J, Sevilla T, Casasnovas C, Sivera R, Vílchez JJ, Infante J, Ramón C, Pelayo-Negro AL, Illa I; Programa 3 (Enfermedades Neuromusculares) del Centro de Investigación Biomédica en Red de Enfermedades Neurodegenerativas (CIBERNED) del Instituto de Salud Carlos III (2012) Guidelines for molecular diagnosis of Charcot-Marie-Tooth disease. Neurologia 27: 169–78.

Bos JM, Will ML, Gersh BJ (2014) Characterization of a phenotype-based genetic test prediction score for unrelated patients with hypertrophic cardiomyopathy. Mayo Clin Proc 89: 727–737.

Finsterer J, Löscher WN, Wanschitz J, Iglseder S (2021) Orphan Peripheral Neuropathies. J Neuromuscul Dis 8: 1–23.

Grosse GM, Bauer C, Kopp B, Schrader C, Osmanovic A (2020) Identification of a rare SEPT9 variant in a family with autosomal dominant Charcot-Marie-Tooth disease. BMC Med Genet 21: 45.

Ingles J, Sarina T, Yeates Letal (2013) Clinical predictors of genetic testing outcomes in hypertrophic cardiomyopathy. Genet Med 15: 972–977.

Schneider SA, Schneider UH, Klein C (2011) Genetic testing for neurologic disorders. Semin Neurol 31: 542–52.

Sommer C, Geber C, Young P, Forst R, Birklein F, Schoser B (2018) Polyneuropathies. Dtsch Arztebl Int 115: 83–90.

Stojkovic T (2016). Hereditary neuropathies: An update. Rev Neurol (Paris) 172: 775–778.

Trenkwalder T, Schunkert H, Reinhard W (2019) Kardiale Speichererkrankungen: Stellenwert der genetischen Diagnostik Cardiac involvement in storage diseases: Role of genetic diagnostics. Herz 44: 461–474.

4 Wann ist eine invasive Diagnostik sinnvoll?

Werner Stenzel und Hans-Hilmar Goebel

4.1 Allgemeines

Die morphologische Untersuchung des peripheren Nervensystems bei lebenden Menschen mit einem unklaren Neuropathiesyndrom erfolgt in aller Regel über die Entnahme eines Teils des Nervus suralis am distalen Unterschenkel. In Ausnahmesituationen kann auch ein motorischer Nerv untersucht werden – zum Beispiel ein Ast des Nervus radialis. In beiden Fällen kommt es zu einem entsprechenden Defektsyndrom entweder mit sensiblen Ausfällen, die ein umschriebenes Areal des Versorgungsgebietes distal der Biopsiestelle betreffen bzw. zu motorischen Ausfällen im abhängigen Versorgungsgebiet. Sehr selten können Neurome im Absetzungsgebiet entstehen. Par- und Dysästhesien sind meist nach Monaten nicht oder nur noch milde vorhanden (Theriault et al. 1998).

Der Nervus suralis wird in aller Regel in Lokalanästhesie entnommen. Ein mindestens 1,5 cm, besser 3 cm langes komplettes Querschnittsresektat sollte entnommen werden und so rasch wie möglich (< 2 h Transportweg) in ein Institut für Neuropathologie transportiert werden. Das Resektat wird in vier Anteile geteilt, ein längs orientiertes und ein quer orientiertes Gewebestück für die Cryoasservierung sowie je ein Stück längs und quer für die Fixierung in 2,5 % Glutaraldehyd und anschließende Asservierung in Hartplastik also auch für Semidünnschnitte und Zupfpräparate (siehe unten) sowie für die Elektronenmikroskopie.

Grundsätzlich sollten von jedem Nervenbioptat also Gefriermaterial, und Semidünnschnitte sowie fakultativ Zupfpräparate und Elektronenmikroskopie durchgeführt werden. Formalin-fixiertes Gewebe ist nicht nötig und am ehesten entbehrlich, in manchen Situationen, wenn z. B. nicht langfristig cryoasserviert werden kann, oder wenn genug Gewebe vorhanden ist, kann ein Teil auch in Paraffin eingebettet asserviert, ggf. auch untersucht werden.

Sämtliche relevanten enzymhistochemischen und immunhistochemischen Techniken lassen sich jedoch hervorragend an cryoasserviertem Gewebe durchführen.

Welchen Beitrag kann die morphologische Untersuchung des peripheren Nervensystems liefern?

Wir untersuchen mit dem Nervus suralis einen distalen nahezu ausschließlich sensiblen Nerv, der in das lokale oder systemische Krankheitsgeschehen auf charakteristische Weise mit eingebunden sein muss,

> Für die Vorbereitung der zu bioptierenden Patienten ist zu beachten, dass möglichst keine immunsuppressiven Medikamente gegeben werden bzw., wenn vertretbar, diese ca. zwei Wochen vor geplanter Biopsie abzusetzen sind.

um die morphologischen Veränderungen sinnvoll interpretieren zu können.

Aktuell sind in der Praxis besonders die nachfolgend aufgelisteten Situationen und Krankheitsbilder für die bioptische Diagnostik relevant.

Zusammengefasst muss kritisch angemerkt werden, dass die Nervenbiopsie nicht die Lösung für alle unklaren Neuropathien ist. Daher ist immer eine strenge interdisziplinäre Indikation angeraten und dies nach Ausschöpfung von sämtlichen klinischen, elektrodiagnostischen und laborchemischen Analysen, inkl. moderner Verfahren wie dem (nicht invasiven) Ultraschall.

Auch sollte eine Biopsie nie akut angefragt/durchgeführt werden, sondern immer nach intensiver Abwägung (eine gewisse Ausnahme kann hier die akute Vaskulitis im entsprechenden Kontext sein).

4.2 Amyloidneuropathie

Amyloidosen gelten als seltene Erkrankungen, bei denen amyloidogene Proteine extrazellulär in verschiedenen Organen abgelagert werden. Neuropathien können sowohl als hereditäre Form- hier meist als Folge einer Mutation im Transthyretin (*TTR*) Gen- als auch als erworbene Form hier meist die sogenannte AL-Amyloidose (Immunglobulin Leichtketten Amyloidose), auftreten. Da mittlerweile eine Vielzahl von therapeutischen Optionen für die ATTR-Amyloidose existieren, die auch teils sehr erfolgreich umgesetzt werden können und historische Therapieoptionen wie die Lebertransplantation weitestgehend ersetzt haben, darf diese nicht übersehen werden.

In der klassischen Präsentationsform werden Patienten eine sensomotorische Polyneuropathie mit oder ohne autonome Dysfunktion, ein Karpaltunnelsyndrom (ggf. beidseitig) und auch eine typische kardiale Mitbeteiligung aufweisen. Die ATTRv-Amyloidose (ATTRv) sollte auch außerhalb eines bekannten hereditären Kontextes in Betracht gezogen werden. 1/5 der nicht-hereditären Fälle einer Studie aus Frankreich war als CIDP missinterpretiert worden (Planté-Bordeneuve et al. 2007). Hier kann die diagnostische Biopsie hilfreich sein und Gemeinsamkeiten (entzündliche Infiltrate) wie auch Unterschiede (Amyloidablagerungen) im Nerv zeigen und die genetische Diagnostik bahnen. Der Nachweis von Amyloid ist wünschenswert, jedoch in bestimmten Konstellationen zur Therapieeinleitung nicht zwingend erforderlich (▶ Kap. 18) (▶ Abb. 4.1).

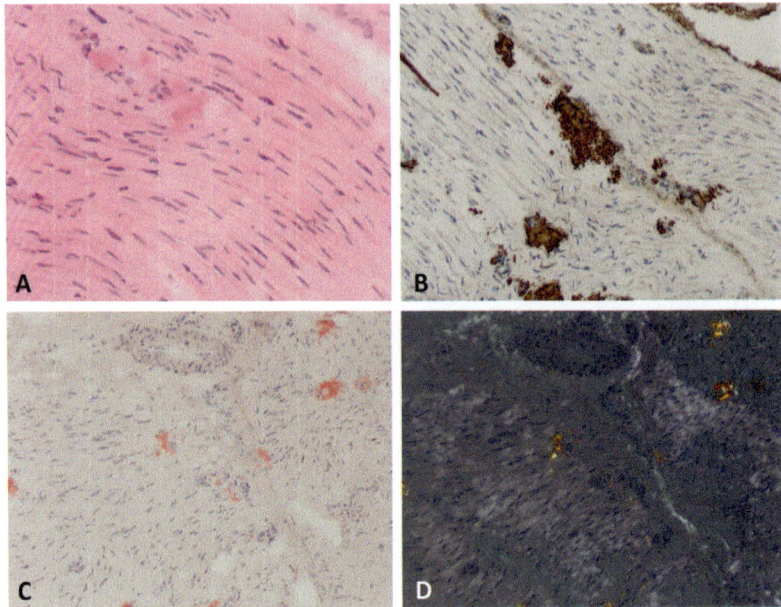

Abb. 4.1:
Patient mit Polyneuropathie bei TTR Amyloidose
A: H&E Färbung eines Nervenfaszikels im Längsschnitt mit hyalin amorphem Material
B: Immunhistochemische Darstellung der Amyloidablagerungen mit C5b-9
C: Kongorote Ablagerung
D: rot-grün Dichroismus derselben Ablagerungen

Neben der ATTRv existieren auch weitere hereditäre Amyloidosen, die morphologisch zielführend untersucht werden können. Zunächst färbt man mit allgemeinen Methoden Kongo, Luminescent conjugated oligothiophenes (LCOs), Thioflavin, dann mit spezifischen Methoden (AA, AL; TTR, Gelsolin, lamda, kappa etc.) (Röcken 2009). In den Händen von spezialisierten Morphologen ist der Nachweis dieser Proteine hoch signifikant, erfordert dann jedoch oft eine genetische Klärung im zweiten Schritt.

Die Monoklonale Gammopathie unbekannter Signifikanz (MGUS)-assoziierte Neuropathie mit oder ohne chronische inflammatorische demyelinisierende Polyneuropathie (CIDP) kann ebenfalls in Form einer elektronenmikroskopischen Untersuchung und Darstellung von sogenanntem »widely-spaced« Myelin bzw. von granulärem osmiophilem Material endoneural untermauert werden und eine wertvollen Baustein für therapeutische Entscheidungen liefern (▶ Abb. 4.2).

Die Bauchfettbiopsie wird von manchen Autoren zum Nachweis von Amyloid gern durchgeführt – der wesentliche Vorteil ist u. a., dass die Quantität des zur Verfügung stehenden Gewebes nicht so limitiert ist wie andernorts.

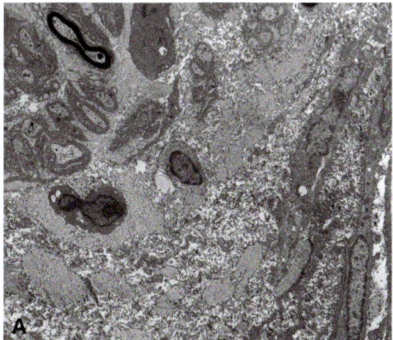 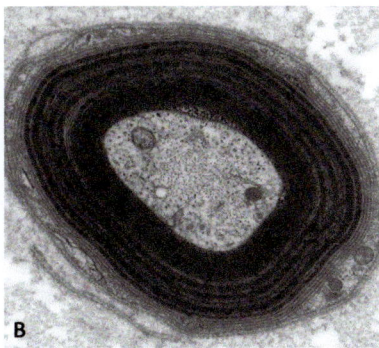

Abb. 4.2:
Patient mit MGUS-assoziierter Polyneuropathie
A: granuläres endoneurales Material in einer elektronenkikroskopischen Darstellung
B: Sogenanntes »widely spaced« Myelin mit Immunkomplexablagerungen in der Myelinscheide

4.3 Vaskulitis des peripheren Nervensystems

Vaskulitiden können als primäre Vaskulitiden des peripheren Nervensystems auftreten oder im Rahmen von Systemerkrankungen meist rheumatologische Erkrankungen das periphere Nervensystem mitbetreffen. Nicht alle Vaskulitiden zeigen eine akute oder hyperakute schmerzhafte Neuropathie – oft vom Mononeuritis multiplex-Typ, sodass eine diagnostische Sicherung auch für die Therapieplanung nötig ist, so, bevor die Entscheidung zu einer sehr invasiven Therapie mit z. B. Cyclophosphamid getroffen wird. Die definitive Diagnose kann ausschließlich mithilfe der bioptischen Sicherung erfolgen, sodass hier der Nervenbiopsie eine eminent wichtige Rolle zukommt. Es sollte, wenn möglich, ein klinisch oder elektrodiagnostisch betroffener Nerv untersucht werden.

Nach den Definitionen der »American College of Rheumatology classification« und der »Chapel Hill consensus Conference nomenclature« wird eine Vaskulitis in »small vessel«, »medium« oder »large vessel vasculitis« eingeordnet (Jennette et al. 2013) – die epineuralen Gefäße, die in der Suralisbiopsie zu sehen sind, lassen sich naturgemäß den kleinen Gefäßen zuordnen. Neben den klassischen leukozytoklastischen Bildern mit Destruktion des zentralen epineuralen Gefäßes sieht man jedoch auch perivaskuläre relativ milde anmutende Infiltrate, die man als Perivaskulitis bezeichnen kann und die dennoch zu einem schweren axonalen Nervenschaden führen. Hier hilft bei der Zuordnung das Zupfpräparat, das im Falle einer Vaskulitis den schweren axonalen Schaden in Form von aufgereihten Ovoiden zeigt (▶ Abb. 4.3.).

Die Diagnose einer primären Vaskulitis des Nervensystems kann definitiv nur bioptisch gesichert werden.

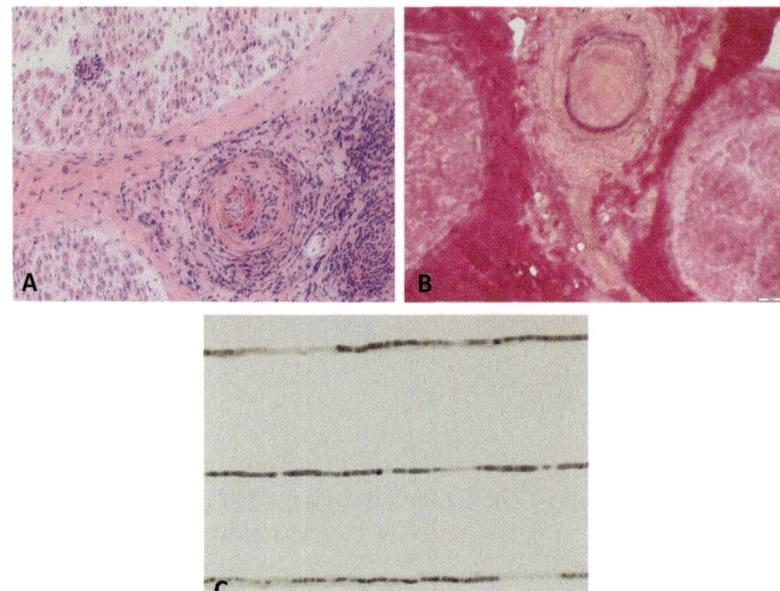

Abb. 4.3:
Patient mit akuter Neuropathie vom Multiplextyp
A: H&E Färbung Epineurales die Gefäßwand destruierendes dichtes Infiltrat
B: EvG Färbung mit Auffiederung der Lamina elastica interna als Zeichen der Gefäßwanddestruktion
C: Ein Zupfpräparat (Paraphenylendiamin) zeigt aufgereihte Ovoide als Zeichen der akuten axonalen Schädigung infolge der Vaskulitis

Bei Verdacht auf Vaskulitis ist es sehr sinnvoll eine Muskelbiopsie als kombinierte Entnahme mit der Nervenbiopsie zusammen durchzuführen, um die diagnostische Sicherheit zu erhöhen. Dies gilt insbesondere dann, wenn eine systemische Erkrankung z. B. ANCA-assoziierte Vaskulitis vorliegt (Magy und Vallat 2008).

4.4 Neuritiden

Unter den entzündlich demyelinisierenden Neuropathien rangieren das Guillain-Barré-Syndrom (GBS) und die CIDP, inkl. der seltenen Varianten mit Nodopathien und Nachweis bestimmter Autoantikörper (Bunschoten et al. 2019). Die überwältigende Mehrzahl der demyelinisierenden Neuropathien, ob akut oder chronisch, wird nicht biopsiert. In zwei Kontexten wird jedoch dennoch eine Biopsie durchgeführt, nämlich, wenn es zu einem manifesten Therapieversagen kommt oder, wenn ganz atypische klinische Verläufe auftreten.

In beiden Fällen sind die klassischerweise bioptisch zu beobachtenden Verhältnisse im peripheren Nerv eben nicht zu sehen und eine sichere Diagnose erscheint auch nach jahrelangem Verlauf der Erkrankung sehr schwierig. Ein primär entzündliches und demyelinisierendes Geschehen kann durchaus nach vielen Jahren bereits eine schwere, manchmal dominante axonale Schädigungskomponente aufweisen oder gar bereits eine sogenannte »Endstadium Neuropathie«, die dann ebenfalls nicht mehr gut zuzuordnen ist. Auch die Dichte der entzündlichen Infiltrate ist oft therapeutisch mitigiert.

Dennoch kann eine Biopsie des N. suralis zuweilen sehr hilfreich sein und die Diagnose einer CIDP untermauern oder eine der wichtigen Differenzialdiagnosen ausschließen. Typischerweise findet man endoneural eine substanzielle Anzahl von CD8+ T-Lymphozyten, die nicht proliferieren und nicht an Gefäßen liegen, vergesellschaftet mit reichlich endoneural gelegenen saure Phosphatase-positiven oder CD68+ Makrophagen, einer Vielzahl von Regeneraten auch mit Nachweis zu dünn myelinisierter Axone sowie hypomyelinisierten und verkürzten Segmente in den Zupfpräparaten (▶ Abb. 4.4).

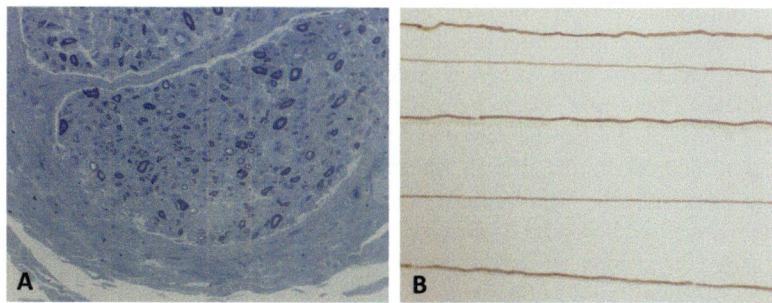

Abb. 4.4:
Semidünnschnitt- und Zupfpräparationen eines peripheren Nerven
A: Methylenblaufärbung eines Semidünnschnittpräparates zeigt zahlreiche zu dünn myelinisierte Axone
B: Ein Zupfpräparat (Paraphenylendiamin) zeigt verkürzte Internodalabstände und Kalibersprünge

4.5 Lysosomale Speichererkrankungen

Lysosomale Speicherkrankungen sind ultraseltene Krankheiten, die auch das periphere Nervensystem in charakteristischer Weise betreffen können. Man sieht dann reichlich saure-Phosphatase-positive Strukturen in Abwesenheit von relevanten entzündlichen (insbesondere makrophagozytären Infiltraten) bei Nachweis von ultrastrukturellen Veränderungen.

Diese bestehen bei der metachromatischen Leukodystrophie (MLD) aus braun-rötlich gefärbten Ablagerungen in Schwann-Zellen oder Makrophagen als lamellierte Tuffsteinkörper in lysosomalen Kompartimenten.

Bei der (Globoidzell-Leukodystrophie; Morbus Krabbe) ist eine Polyneuropathie bereits im Kindesalter häufig. Auch hier hilft die ultrastrukturelle Darstellung der Einschlüsse in Schwann-Zellen und Fibroblasten.

Bei der Hypoalphalipoproteinämie (Morbus Tangier) sind ausgeprägte Vakuolen im Biopsat zu finden, die ultrastrukturelle, Lipidtröpfchen entsprechen.

Für die umfangreiche Darstellung dieser Krankheiten sei auf die Spezialliteratur verwiesen – oft können die Fälle primär über eine genetische Analyse identifiziert werden, zuweilen sind die klinischen Bilder jedoch atypisch, sodass doch eine Biopsie durchgeführt wird.

4.6 Neoplastische Nervenläsionen

Die primären sogenannten benigne (Neurinom/Schwannom/Perineuriome Definition nach WHO Grad I) sowie maligne Tumoren des peripheren Nervensystems (insbesondere die malignen peripheren Nervenscheidentumoren MPNST) sind durch ihren meist unilateralen und fokalen Charakter gekennzeichnet und lassen sich oft per Bildgebung bereits gut zuordnen bevor eine entsprechende Resektion mit nachfolgender ausführlicher neuropathologischer Aufarbeitung erfolgt.

Die neoplastischen hämatogenen Nervenläsionen zählen zu den sekundären Neoplasien, die sich als Metastasen oder auch als direkte Malignome in peripheren Nerven ausbreiten. Hierzu zählen ebenfalls die Karzinome, die Sarkome und Melanome.

Im Unterschied zu den oben genannten lokalisierten Tumoren können die Lymphome und Leukämien des peripheren Nervensystems als Mono- oder Polyneuropathien auftreten. Die Lokalisation umfasst theoretisch neben den Nervenwurzeln und Ganglien auch kraniale oder periphere Nerven. In den allermeisten Fällen wird eine systemische leukämische Grunderkrankung vorliegen. Sehr selten scheinen Non-Hodgkin Lymphome isoliert das periphere Nervensystem zu befallen (Neurolymphomatose) (Baehring und Batchelor 2012). Charakteristischerweise ist nicht nur ein Kompartment (das Endoneurium wie bei CIDP), sondern alle drei Kompartments (Endo-, Peri- und Epineurium) infiltriert. Der neoplastische Befall kann interessanterweise mit Autoimmunkrankheiten, die das periphere Nervensystem befallen, kombiniert sein (Kelly und Karcher 2005), was die Diagnose per Biopsie dann klären kann. Der Morbus Waldenström mit Makroglobulinämie kann einen direkten Schaden über eine vorderhand demyelinisierende Neuropathie induzieren (MGUS-assoziierte CIDP) oder auch über Amyloidablagerung zu einer fokalen Schädigung von Nervenfasern führen.

Hereditäre Erkrankungen des peripheren Nervensystems

Erbliche Neuropathien sind vielfältig. Neben metabolischen Formen sind es Strukturproteindefekte. Zu ersteren gehören lysosomale Krankheiten, vor allem solche, die Markscheidendefekte, wie metachromatische und Globoidzellleukodystrophien, und peroxysomale Defekte wie Adrenoleukodystrophie und M. Refsum betreffen. Ihre Besonderheiten liegen in ihrer biochemischen und genetischen Nachweisbarkeit, in der Tatsache, dass sowohl das periphere wie das zentrale Nervensystem betroffen ist, sodass klinische, elektrophysiologische und radiologische Befunde von Gehirn und PNS als weitere diagnostische Hinweise gelten können, und in Ablagerung elektronenmikroskopisch charakteristischer Strukturen. Die autosomal-rezessive Riesenaxon-Neuropathie ist eine weitere genetische Neuropathie, gekennzeichnet durch aufgetriebene Riesenaxone im peripheren Nerven infolge Akkumulation von Neurofilamenten – die auch als toxische Form bei »Klebstoffschnüfflern« auftreten kann.

Unter den Glykogenstoffwechselstörungen ist nur die Glykogenose Typ IV (branching enzyme defect; BED; M. Anderson) für das periphere Nervensystem relevant. Die Polyglukosankörper können im ZNS, aber auch dominant im peripheren Nervensystem auftreten und dann dort zu einer axonalen Polyneuropathie führen, da sie in den Axonen liegen und die axonale Leitung behindern. Es handelt sich um PAS-positive intraaxonale runde Strukturen, die ultrastrukturell aus fibrillärem Glycogen bestehen und die sich hervorragend in Zupfpräparaten darstellen lassen (▶ Abb. 4.5).

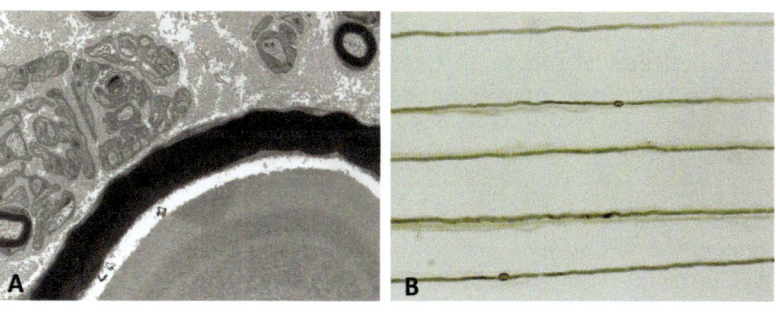

Abb. 4.5:
Nachweis von Polyglukosankörperchen im peripheren Nerven
A: Ein intraaxonales Polyglukosankörperchen in elektronenmikroskopischer Darstellung mit fibrillärem Glycogen
B: Ein Zupfpräparat (Paraphenylendiamin) zeigt intraaxonale runde Auftreibungen in gezupften Axonen, die den Polyglukosankörperchen entsprechen

Ist das ZNS betroffen, bestehen Demenz, Tetraparese, Inkontinenz und Polyneuropathie – in aller Regel lässt sich eine autosomal rezessive Mutation im *GBE1* Gen nachweisen.

Im Kindesalter kann die Erkrankung ebenfalls auftreten und dann zu einer muskulären Manifestation mit Nachweis der Polyglukosankörper im Muskel führen.

Die große Gruppe der Charcot-Marie-Tooth Neuropathien (CMTs) und hereditären sensorisch autonomen (HSAN) Neuropathien wird heute wohl ebenfalls primär genetisch geklärt. Jedoch zeigen einige Formen morphologisch, d. h. licht- und elektronenoptisch, recht spezifische Veränderungen, besonders an den Markscheiden, wie auch einige Formen von HSAN, etwa Typen II und IV, bei denen markhaltige oder primär marklose Nervenfasern fehlen (Katona und Weis 2017).

Selbstverständlich haben einige der oben erwähnten Erkrankungen auch einen genetischen Hintergrund, sodass hier die Morphologie wertvolle Hinweise geben kann, die Genetik am Ende natürlich ergänzt werden sollte. Der Gesamtbefund, bestehend aus umfänglicher Klinik inkl. der Familiengeschichte, der Elektrophysiologie, Laborparameter, genetischer und bioptischer Befunde ist für eine präzise Diagnose wünschenswert.

Bestimmte klassische morphologische Befunde sollen an dieser Stelle erwähnt und aus didaktischen gründen mit der typischen Genetik verknüpft werden.

4.7 Small-Fiber-Neuropathie

Die Small-Fiber-Neuropathie (SFN) ist definiert als eine Neuropathie, die die unmyelinisierten intraepidermalen Nervenfasern betrifft. Diese sind numerisch reduziert und zeigen oft auch entsprechende degenerative Aspekte wie Ovoidbildung etc. Es handelt sich bei der SFN nicht um eine spezifische Entität, sondern um ein Phänomen, das bei verschiedenen Grunderkrankungen identifiziert werden kann. Die Diagnostik erfolgt über eine Hautstanzbiopsie 10 cm oberhalb des Malleolus lateralis und eine spezielle Fixierung und Aufarbeitung sowie immunhistochemische Färbung mit einem Antikörper gegen PGP9.5. Für Details zur Aufarbeitung und Interpretation sei auf ein wesentliches Konsensuspaper verwiesen (Lauria et al. 2010). Die intraepidermale Nervenfaserdichte muss in Abhängigkeit des Alters und des Geschlechtes der Patienten interpretiert werden. Hier stehen z. B. bei Lauria et al. Tabellen zur Verfügung (Lauria et al. 2005). Grob kann man sich merken, dass die Faserdichte von unter 4–5 Fasern pro mm als pathologischer Grenzwert gelten kann. Im gut selektierten Kontext kann die intraepidermale Messung der Nervenfaserdichte sehr hilfreich sein. Es handelt sich jedoch explizit nicht um eine Screeningmethode.

Literatur

Baehring JM, Batchelor TT (2012) Diagnosis and management of neurolymphomatosis. Cancer J 18(5): 463–8.
Bunschoten C, Jacobs BC, Van den Bergh PYK, Cornblath DR, van Doorn PA (2019) Progress in diagnosis and treatment of chronic inflammatory demyelinating polyradiculoneuropathy. Lancet Neurol 18(8): 784–794.
Jennette JC (2013) Overview of the 2012 revised International Chapel Hill Consensus Conference nomenclature of vasculitides. Clin Exp Nephrol 17(5): 603–606.
Katona I, Weis J (2017) Diseases of the peripheral nerves. Handb Clin Neurol 145: 453–74.

Kelly JJ, Karcher DS (2005) Lymphoma and peripheral neuropathy: a clinical review. Muscle Nerve 31(3): 301–13.

Lauria G, Cornblath DR, Johansson O, McArthur JC, Mellgren SI, Nolano M, Rosenberg N, Sommer C; European Federation of Neurological Societies (2005) EFNS guidelines on the use of skin biopsy in the diagnosis of peripheral neuropathy. Eur J Neurol 12(10): 747–58.

Lauria G, Hsieh ST, Johansson O, Kennedy WR, Leger JM, Mellgren SI et al. (2010) European Federation of Neurological Societies/Peripheral Nerve Society Guideline on the use of skin biopsy in the diagnosis of small fiber neuropathy. Report of a joint task force of the European Federation of Neurological Societies and the Peripheral Nerve Society. Eur J Neurol 17(7): 903–12, e44–9.

Magy L, Vallat JM (2008) Nerve biopsy without muscle sampling: is it enough for diagnosing vasculitis? J Neurol Neurosurg Psychiatry 79(12): 1307.

Planté-Bordeneuve V, Ferreira A, Lalu T, Zaros C, Lacroix C, Adams D et al. (2007) Diagnostic pitfalls in sporadic transthyretin familial amyloid polyneuropathy (TTR-FAP). Neurology 69(7): 693–8.

Röcken C (2009) Amyloid and amyloidosis in »Der Pathologe«. Pathologe 30(3): 173–4.

Theriault M, Dort J, Sutherland G, Zochodne DW (1998) A prospective quantitative study of sensory deficits after whole sural nerve biopsies in diabetic and nondiabetic patients. Surgical approach and the role of collateral sprouting. Neurology 50(2): 480–4.

5 Der Patient mit vergrößerten Nervenquerschnitten

Stefan Meng

5.1 Einleitung

Die direkte Visualisierung peripherer Nerven nimmt in der Abklärung an Bedeutung zu.

Die Bildgebung nimmt in der Abklärung polyneuropathischer Erkrankungen an Bedeutung zu. Im Zentrum steht die direkte Visualisierung der Nerven und der intraneuralen Strukturen.

Da sich das folgende Kapitel mit der Bildgebung allein beschäftigt, aber die Diagnosefindung bei Polyneuropathien interdisziplinär, multimodal und daher komplex ist, wurde im Folgenden ein der allgemeinen Buchstruktur abweichender Aufbau gewählt.

In drei Fällen werden verschiedene Aspekte der Bildgebung beleuchtet.

5.2 Fallbeispiel 1: Nackenschmerzen, nur CMT?

Ein 34-jähriger Mann mit seit Jahren bekannter, genetisch gesicherter Charcot-Marie-Tooth (CMT) Erkrankung klagte über neu aufgetretene Schmerzen nuchal rechts mit Parästhesien, die nach okzipital ausgestrahlten. Der klinische Lokalbefund war unauffällig. Die Zuweisung zur Nervensonografie erfolgte zur Begutachtung der lokalen Nervensituation am Übergang Nacken/Hinterhaupt.

Die Bildqualität der Sonografie sinkt mit der Tiefe der Zielstruktur im Körper. Gas und Knochen versperren die Sicht.

Die hochauflösende Nervensonografie ermöglicht die Visualisierung peripherer Nerven soweit sie nicht von Gas (wie z. B. der Plexus lumbalis durch Darm) oder von Knochen (wie z. B. der Nervus alveolaris inferior in der Mandibula oder der Plexus lumbalis durch das Becken) verdeckt sind. Je näher man mit der Ultraschallsonde an den Nerv herankommt, desto höher kann die technisch erreichbare räumliche Auflösung sein.

Die MRT mit drei Tesla ist für Nerven grundsätzlich besser geeignet als eines mit 1,5 Tesla.

Als zweite bildgebende Modalität für periphere Nerven gibt es die MRT. Prinzipiell haben Maschinen mit einer Feldstärke von 3 Tesla ein besseres Vermögen die Nervenstruktur höher aufzulösen als Geräte mit 1,5 Tesla. Die tatsächliche Abbildungsqualität ist aber zusätzlich von vielen weiteren Faktoren wie beispielsweise Spulen, Kanälen, Se-

5 Der Patient mit vergrößerten Nervenquerschnitten

quenzen und Protokoll abhängig (Baumer et al. 2017; Trivedi et al. 2015).

Tabelle 5.1 zeigt die Vor- und Nachteile der Sonografie und der MRT im Überblick.

Tab. 5.1: Vor- und Nachteile der Sonografie und der MRT

MRT-Vorteile	MRT-Nachteile	Sonografie-Vorteile	Sonografie-Nachteile
Untersucherunabhängig	Kontraindikationen – Metall im Körper	Geräteverfügbarkeit	Untersucherabhängig – viel Training notwendig
Untersuchung kann unter gleichen Umständen mehrfach befundet werden	geringere räumliche Auflösung bei Standardprotokollen	sehr hohe räumliche Auflösung bereits in Standardgeräten	Auflösung in der Tiefe geringer
intraneurales Ödem kann gut visualisiert werden	Klaustrophobie	dynamische Untersuchung möglich	Knochen und Gas sind Barrieren
hohe Sensitivität bei Muskelatrophie bzw. Muskeldenervationsödem	Terminslots/Geräteverfügbarkeit	keine Kontraindikationen wie Metall	

Eine Nervenverdickung lässt sich am besten in einer transversalen Abbildungsebene mit einer Größenmessung der Nervenquerschnittsfläche quantifizieren. Es gibt viele Publikationen zu Normwerten von Nervenquerschnittsflächen, um infolge einen Nerv, der über den Normwert geschwollen ist, als pathologisch zu werten. Trotz dieses einfachen Ansatzes ist aber ebenso aus zahlreichen Publikationen bekannt, dass Nerven mit zunehmendem Patientenalter und zunehmendem Body-Mass-Index an Querschnittsfläche gewinnen. Dies und die naturgemäße interindividuelle Variabilität verringern bei der konkreten Patientenuntersuchungen den praktischen Nutzen der Cut-off Werte (Cartwright et al. 2013).

Nervenkaliber können mithilfe der Querschnittsfläche quantifiziert werden. Nervenkaliber ändern sich aber im Alter und Body-Mass-Index.

Beim oben genannten Fall hätte die Symptomatik einerseits direkt aus der CMT Erkrankung resultieren können. Dennoch war das rezente Auftreten neuer Symptome bei sonst langem stationärem Krankheitsverlauf auffallend. Daher stand eine fokale Affektion der lokalen Nerven außerhalb bzw. neben der CMT Erkrankung im Verdacht.

Die Untersuchung der Okzipitalnerven ist aufgrund der oberflächlichen Lage sonografisch einfach durchzuführen. Mit einem geeigneten Ultraschallsystem sind der Nervus occipitalis minor, maior und tertius hochauflösend bis zu einzelnen Faszikeln untersuchbar.

Als Lokalbefund zeigte sich erwartungsgemäß am Nervus occipitalis maior und minor langstreckige Verdickungen. Das Punctum maximum des Druckschmerzes lag über dem Nervus occipitalis minor beim Verlauf zwischen Musculus splenius capitis und Musculus sternocleidomastoideus (▶ Abb. 5.1). Bei beiden Nerven lag eine sanduhrförmige Kaliberschwankung im Sinne einer Einengung vor.

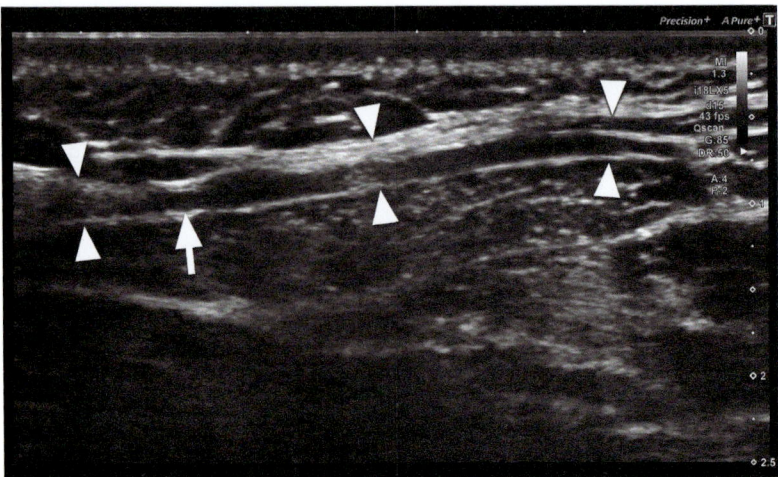

Abb. 5.1: Längsschnitt des langstreckig verdickten Nervus occipitalis minor (Pfeilspitzen). Der Pfeil markiert die sanduhrförmige Einengung.

Zusammenfassend lag also bei diesem Fall zum einen eine diffuse, langstreckige Schwellung multipler Nerven im Rahmen der bekannten CMT vor. Zum anderen waren die klinisch betroffenen Nerven an bestimmten Stellen eingeengt, an denen die lokalen anatomischen Freiräume für das vergrößerte Nervenkaliber insuffizient waren. Damit bestand parallel zur Polyneuropathie eine Mononeuropathie. Der Benefit für den Patienten war hier die Lokalisierung und anatomische Zuordnung der Läsion mit der Perspektive einer eventuellen operativen Intervention mit z. B. einer Neurolyse.

5.3 Fallbeispiel 2: KTS Rezidiv?

Eine 73-jährige Patientin wurde vom Orthopäden mit der Frage nach Karpaltunnelsyndrom (KTS) Rezidiv zugewiesen. Vor neun Jahren wurde bei der Patientin bereits eine Dekomprimierung am Karpaltunnel operativ durchgeführt, die damals postoperativ zu einer Verbesserung der Symptomatik geführt hatte. Bei der aktuellen Vorstellung beschrieb die Patientin eine neu aufgetretene, progrediente Gefühlslosigkeit radial in der Hand.

Es wurde im Befund der Nervenleitgeschwindigkeit von einer Verlängerung der distalen Latenz, einer Verminderung der Summenpotenzialamplitude im proximalen Abschnitt, einer Verminderung der maximalen motorischen Nervenleitgeschwindigkeit und einer leichten Verminderung der sensiblen berichtet. Die übrigen elektroneurografischen Parameter waren normwertig. Damit stand neurophysiologisch eine Läsion des Nervus medianus im proximalen Abschnitt und eventuell zusätzlich im Karpaltunnel im Verdacht.

In der Sonografie lässt sich ein KTS als Zunahme der Nervenquerschnittsfläche unmittelbar proximal des Karpaltunnels diagnostizieren. Hierbei wird die Nervenquerschnittsfläche des Nervus medianus in der Mitte des Unterarmes mit der proximal des Karpaltunnels verglichen. Ab einer Ratio von 1,5–1,7 (d. h. der Nerv hat beim Karpaltunnel ca. die 1,5–1,7-fache Größe im Vergleich zur Stelle am Unterarm) kann man sonografisch von einem KTS ausgehen (Hobson-Webb et al. 2008).

Darüber hinaus ermöglicht die Sonografie die Detektion einer allfällig zugrunde liegenden Ursache für das Entrapment wie z. B. ein Ganglion im Karpaltunnel.

> Bei einem KTS zeigt sich eine Zunahme des Nervenkalibers beim Karpaltunnel im Vergleich zum Unterarm.

Bei dieser Patientin wurde keine Verdickung des Nervus medianus beim Karpaltunnel gefunden. Aber im Oberarm zeigte der Nervus medianus deutliche, langstreckige und seitendifferente Verdickungen aller Faszikel. (▶ Abb. 5.2) Im Plexus brachialis stellte sich ebenso eine eindeutige seitendifferente Verdickung des Spinalnervs C6 in Höhe des Processus transversus dar. Damit stand kein »banales« Entrapment, sondern eine Polyneuropathie im Raum. Die neurologische und weitere onkologische Abklärung brachte als Diagnose eine MGUS (monoklonale Gammopathie unklarer Signifikanz) immunmediierte Polyneuropathie bei multiplem Myelom. Bei laufender hämato-onkologischer Therapie kam es zu einem Stillstand der vorher progredienten Symptomatik.

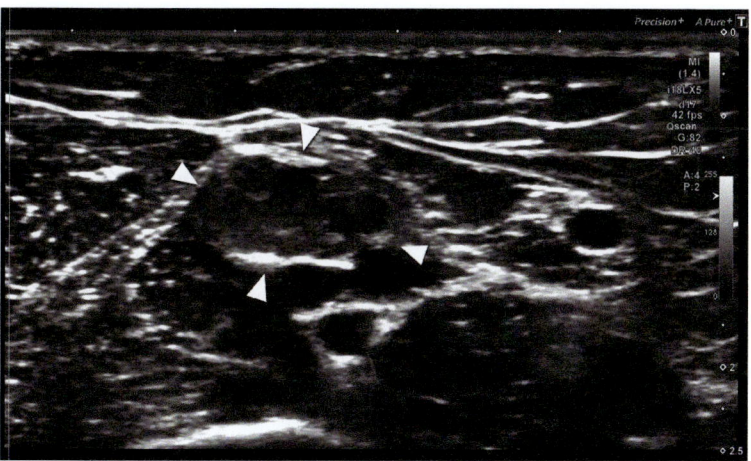

Abb. 5.2: Querschnitt des Nervus medianus über dem distalen Oberarm (Pfeilspitzen). Auffallend ist die geschwollene Darstellung der einzelnen Faszikel mit dem bildgebend obliteriertem interfaszikulären Bindegewebe.

Die Sonografie ermöglicht eine problemlose Erweiterung des Untersuchungsgebietes, sollte im ursprünglichen Zielgebiet kein pathologischer Befund vorliegen.

Dieser Fall zeigt die Flexibilität der Sonografie in der morphologischen Beurteilung der peripheren Nerven. Bei einer Untersuchung, die initial zur Beurteilung eines Nervs beim Handgelenk geplant war, konnte die Untersuchungsregion spontan auf den Oberarm und den Plexus brachialis erweitert werden. Dies ist bei der MRT nicht immer möglich, da Spulen getauscht werden müssen und gegebenenfalls auch der Patient umgelagert wird, was wiederum den zeitlichen Rahmen eines Terminslots überschreitet.

Mit der Detektion der proximalen Nervenschwellungen, die nicht mit einem KTS vereinbar sind, konnte eine allfällige KTS-Rezidiv Operation und eine zeitliche Verzögerung der hämatologischen Therapie verhindert werden.

5.4 Fallbeispiel 3: MMN oder ALS?

Im Fall einer multifokal motorischen Neuropathie (MMN) ist eine amyotrophe Lateralsklerose (ALS) (▶ Kap. 11) eine der Differenzialdiagnosen.

In der Bildgebung kommt es ei der MMN zu Schwellungen im Plexus brachialis und in Nerven proximal im Arm.

In der Bildgebung kommt es bei der MMN zu Schwellungen im Plexus brachialis und in Nerven proximal im Arm. Dabei sind manche Abschnitte des Nervs betroffen, andere sind unauffällig. Auch im Bein kann es zu solchen Verdickungen kommen, sind aber in der oberen Extremität häufiger. Diese Schwellungen sind selten symmetrisch im Vergleich zu anderen immunmediierten Neuropathien. Bei Verdacht auf MMN können MRT und Ultraschall angewendet werden (Jongbloed et al. 2016; Beadon et al. 2018).

Bei einer ALS sind bildgebend keine wesentlichen morphologischen Veränderungen zu erwarten.

Bei der ALS sind keine wesentlichen morphologischen Nervenveränderungen zu erwarten. In einzelnen Berichten werden die Nerven im Plexus brachialis und distal davon als verkleinert und in der Echogenität angehoben beschrieben. Die Überlappung der pathologischen mit den normalen Werten ist groß und erschwert die Differenzierung in der Untersuchung eines Einzelfalls (Hobson-Webb 2013).

Bei dem Patienten, der im Kapitel »Patient mit multifokaler motorischer Neuropathie« vorgestellt ist, sind am Unterarm einzelne Faszikel des Nervus medianus im Unterarm signifikant verdickt (▶ Abb. 5.3.).

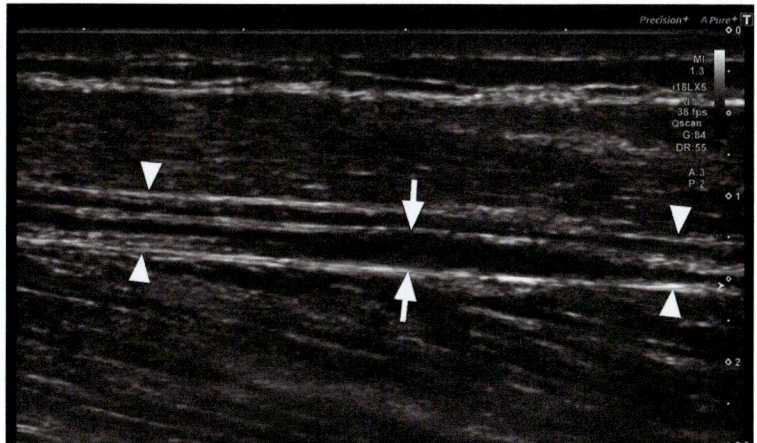

Abb. 5.3: Längsschnitt des Nervus medianus am distalen Unterarm (Pfeilspitzen) aber noch entfernt vom Karpaltunnel. Die Pfeile markieren einen singulär geschwollenen Faszikel

Nach erfolgter Therapie mit intravenöser Immunglobulingabe besserte sich die klinische Situation deutlich.

5.5 Diskussion

Sonografie und MRT haben verschiedene Vor- und Nachteile. Daneben ist auch zu bedenken, dass mit einer einzelnen Untersuchung nicht jeglicher technisch mögliche Aspekt der Nervendarstellung erfasst werden kann. Wie zu erwarten, kann daher nur im engen Informationsaustausch die Sonografie und die MRT zu den Befunden führen, die die korrekte und/oder schnelle Diagnose ermöglichen. In diagnostisch schwierigen Fällen sind beide Modalitäten oder mehrere Untersuchungsgänge keine Seltenheit.

Da sowohl die Sonografie als auch die MRT technisch immer aufwändiger und komplexer werden, ist die Untersucherabhängigkeit ein im gleichen Ausmaß zunehmendes Problem, was zu einer Spezialisierung führt (Carroll und Simon 2020).

Ultraschall und MRT ergänzen sich in der Bildgebung. In manchen Fällen kann beides notwendig sein. Die Komplexität der Technik und Befundung führt zur Spezialisierung der Befunder.

5.6 Zusammenfassung

Die Sonografie und die MRT ermöglichen die direkte Darstellung peripherer Nerven. Der Stellenwert dieser Modalitäten nimmt in der Diagnosefindung bei Verdacht auf eine demyelinisierende Polyneuropathie zu.

Literatur

Baumer T, Grimm A, Schelle T (2017) Diagnostische Nervensonographie. Radiologe 57: 157–165.

Beadon K, Guimaraes-Costa R, Leger JM (2018) Multifocal motor neuropathy. Curr Opin Neurol 31: 559–564.

Carroll AS, Simon NG (2020) Current and future applications of ultrasound imaging in peripheral nerve disorders. World J Radiol 12: 101–129. (doi:10.4329/wjr.v12.i6.101).

Cartwright MS, Mayans DR, Gillson NA, Griffin LP, Walker FO (2013) Nerve cross-sectional area in extremes of age. Muscle Nerve 47: 890–893.

Hobson-Webb LD, Massey JM, Juel VC, Sanders DB (2008) The ultrasonographic wrist-to-forearm median nerve area ratio in carpal tunnel syndrome. Clin Neurophysiol 119: 1353–1357.

Hobson-Webb LD (2013) Neuromuscular ultrasound in polyneuropathies and motor neuron disease. Muscle Nerve 47: 790–804.

Jongbloed BA, Haakma W, Goedee HS, Bos JW, Bos C, Hendrikse J, Van Den Berg LH, Van Der Pol L (2016) Comparative study of peripheral nerve Mri and ultrasound in multifocal motor neuropathy and amyotrophic lateral sclerosis. Muscle Nerve 54: 1133–1135.

Trivedi JR, Phillips L, Chhabra A (2015) Hereditary and acquired polyneuropathy conditions of the peripheral nerves: clinical considerations and MR neurography imaging. Semin Musculoskelet Radiol 19: 130–136.

6 Ist es überhaupt eine Polyneuropathie?

Maren Fitzner und Jens Schmidt

6.1 Einleitung

Für eine Polyneuropathie gibt es sogenannte »klassische Symptome« wie z. B. handschuh- und strumpfförmige Taubheitsgefühle, eine oft typische Anamnese wie das Bestehen eines Diabetes mellitus und passende klinischen Untersuchungsbefunde wie z. B. abgeschwächte Achillessehnenreflexe (Heuß et al. 2019) (▶ Kap. 1). Hierdurch wird der Verdacht auf eine Polyneuropathie oft schnell deutlich. Mitunter ergeben sich jedoch Schwierigkeiten in der Abgrenzung zu anderen Differenzialdiagnosen. Insbesondere bei ungewöhnlicher klinischer Präsentation, anderen Begleitsymptomen oder besonderen Aspekten in der Anamnese sollte eine sorgfältige Ausschlussdiagnostik anderer ursächlicher Erkrankungen erfolgen.

6.2 Fallbeispiele

Fallbeispiel 1

Ein 53-jähriger Patient stellt sich zur Einholung einer Zweitmeinung vor. Seit etwa vier Jahren bestehen eine langsam progrediente Schwäche und Feinmotorikstörung beider Hände. Zudem beschreibt der Patient wiederholte Verkrampfungen der Muskulatur im Bereich der Hände. Aufgrund der Symptomatik war bereits zwei Jahre zuvor eine neurologische Abklärung erfolgt. Klinisch-neurologisch imponierten zum damaligen Zeitpunkt bereits Atrophien der kleinen Handmuskeln und Paresen im Bereich der Fingerstrecker, -spreizer sowie langen Fingerbeuger vom KG 3-4/5. An relevanten Vorerkrankungen waren ein Diabetes mellitus, bds. Katarakt, eine arterielle Hypertonie sowie ein lumbaler Bandscheibenvorfall Höhe LWK4/LWK5 bekannt. Die Kollegen führten unter dem Verdacht einer möglichen Motoneuronerkrankung oder spinalen Muskelatrophie erweiterte Diagnostik durch. Laborchemisch und liquoranalytisch ließen sich keine pathologischen Befunde erheben. Neurophysiologisch wurden eine rein motorische,

A Diagnostische Aspekte

axonale Polyneuropathie der Beine beschrieben. Die sensibel evozierten Potenziale zeigten sich unauffällig. Im EMG konnten chronisch-neurogene Schädigungszeichen aller untersuchten Muskeln der oberen und unteren Extremität dokumentiert werden sowie eine diskrete Spontanaktivität der paraspinalen Muskulatur in Höhe des bekannten lumbalen Bandscheibenvorfalls. Neurophysiologisch fand sich somit kein Hinweis auf das Vorliegen einer Vorderhornerkrankung.

In der spinalen MRT fanden sich neben den bekannten degenerativen Veränderungen der LWS auch deutliche degenerative Veränderungen der HWS mit Dokumentation polysegmentaler, teils hochgradiger foraminaler Engen. Aus diesem Grund folgte schließlich eine operative neurochirurgische Intervention.

Zwei Jahre nach dem operativen Eingriff zeigten sich die Beschwerden weiter zunehmend. Ambulant war wegen zuletzt wiederholt leicht erhöhter Creatinkinase (CK) bereits ein humangenetischer Ausschluss einer FSHD1 erfolgt.

Zum aktuellen Vorstellungszeitpunkt imponieren linksbetonte Atrophien der Unterarmmuskulatur sowie der kleinen Handmuskeln. Darüber hinaus finden sich proximale und distale Paresen vom KG 3-4/5 im Bereich beider Arme linksbetont sowie beidseitige Hüftbeugerparesen. Laborchemisch lässt sich weiterhin ein leicht erhöhter CK-Wert von 240 U/l dokumentieren.

Der Patient erhält eine neuerliche ausführliche elektrophysiologische Untersuchung (▶ Abb. 6.1).

> Motoneuronerkrankungen sind klinische Diagnosen, die elektro-physiologisch gestützt werde, z. B. durch die Detektion von pathologischer Spontanaktivität im EMG.

> CK-Erhöhungen können auch bei Denervierung im Rahmen von Neuropathien vorkommen.

> **Abb. 6.1:** Elektroneurografie: Untersucht wurden motorisch die Nn. ulnares und medianus bds. Alle motorischen Nerven der oberen Extremität weisen proximale Leitungsblöcke auf.

Mot. Neurografie: Medianus, Links

Position	Latenz	Amplitude	Fläche
Handgelenk	3.55 ms	7,81 mV	22,97 mVms
Ellbogen	7.50 ms	7,99 mV	23,07 mVms
Plexus	13,60 ms	2,36 mV	6,77 mVms
Plexus 2	13,65 ms	2,47 mV	6,73 mVms

Abschnitt	Dist.	Intervall	NLG
*Handgelenk	70 mm	3.55 ms	
Handgelenk-Ellbogen	230 mm	3,95 ms	58,20 m/s
Ellbogen-Plexus	350 mm	6.10 ms	57,40 m/s

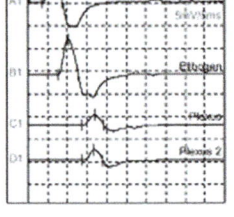

Mot. Neurografie: Ulnaris, Links

Position	Latenz	Amplitude	Fläche
Handgelenk	2.85 ms	9,36 mV	15,19 mVms
Ellbogen	6.70 ms	8,49 mV	16,85 mVms
Achsel	9.95 ms	6,47 mV	13,19 mVms
Plexus	16,15 ms	2,36 mV	3,87 mVms

Abschnitt	Dist.	Intervall	NLG
*Handgelenk	70 mm	2,85 ms	
Handgelenk-Ellbogen	220 mm	3,85 ms	57,10 m/s
Ellbogen-Achsel	140 mm	3,25 ms	43,10 m/s
Achsel-Plexus	300 mm	6,20 ms	48,40 m/s

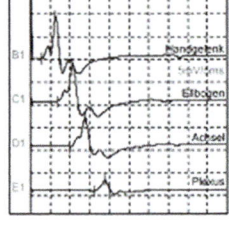

6 Ist es überhaupt eine Polyneuropathie?

Die Befunde der Neurografien sprechen für das Vorliegen einer multifokalen motorischen Neuropathie (MMN). Die erweiterte Auto-Antikörperdiagnostik ergibt keine Auffälligkeiten. Bei dem Patienten erfolgt die Einleitung einer intravenösen Immunglobulintherapie, die zu einer Besserung und im Verlauf Stabilisierung der Beschwerdesymptomatik führt.

> Zum Beleg proximaler Leitungsblöcke bei der MMN sind proximale Stimulation des Nervens oft unentbehrlich.

Dieses Fallbeispiel soll verdeutlichen, dass insbesondere bei unklarer Befundkonstellation und möglichen konkurrierenden Ursachen eine sorgfältige und umfassende Diagnostik einschließlich ausführlicher neurophysiologischer Funktionsdiagnostik erforderlich ist.

Fallbeispiel 2

Eine 67-jährige Patientin mit bekanntem Mamma-Carcinom wird durch die Kollegen der Onkologie zur neurologischen Mitbeurteilung bei klinischem Verdacht einer Chemotherapie-assoziierten Polyneuropathie vorgestellt. Die Kollegen berichten über eine zunehmende Gangstörung und Gangunsicherheit der Patientin mit Sturzneigung. Die Patientin selbst beschreibt zudem Parästhesien und elektrisierende Schmerzen bei Berührung im Bereich beider Beine sowie leichte Lumbalgien, die seit etwa drei Monaten zunehmen würden. Die Patientin hat im Rahmen ihrer onkologischen Grunderkrankung eine adjuvante Chemotherapie mit einem Taxan und Anthrazyklin erhalten.

In der klinisch-neurologischen Untersuchung finden sich eine erhebliche sensible Ataxie bei verminderter Tiefensensibilität sowie eine leichte, schlaffe Paraparese der Beine. Die Achillessehnenreflexe waren waren nur unter Bahnung und die Patellarsehenenreflexe schwach erhältlich. Pyramidenbahnzeichen waren negativ und es lag keine Spastik vor. Auf Nachfrage beschreibt die Patientin zudem Blasenentleerungsstörungen und eine gelegentliche Harninkontinenz.

> Zytostatikainduzierte Polyneuropathien sind eine häufige Komplikation bei onkologischen Patienten und abhängig von der Art, Dosis und Dauer der Therapie.

Die neurografischen Untersuchungen zeigen eine leichte axonale, sensomotorische Polyneuropathie. Die Diskrepanz zwischen apparativen und klinischen Befunden erfordert daher weiterführende Diagnostik. Die Patientin erhält eine MRT-Bildgebung des Spinalkanals, in der sich eine diffuse leptomeningeale Verdickung und Kontrastmittelaufnahme dokumentieren lassen. Die Liquoruntersuchung bestätigt schließlich den Verdacht einer Meningeosis carcinomatosa(Cresto et al. 2007).

Dieser Fall beschreibt einen ungewöhnlich langen Verlauf dieser neoplastischen Erkrankung.

6.3 Diskussion

Bereits die Anamnese nimmt einen großen Stellenwert in der Diagnostik von Polyneuropathien ein. Ein besonderes Augenmerk sollte dabei auf den Hauptsymptomen und deren zeitlicher Entwicklung liegen. Hiervon leitet sich die Vermutung der beteiligten neuromuskulären Systeme, deren Verteilungsmuster und der Verdacht der zugrunde liegenden Erkrankungen äußern (Heuß et al. 2019). Insbesondere gilt es bei atypischer Präsentation oder inkongruenten Befunden auch an andere mögliche Ursachen zu denken.

Die Frage nach der zeitlichen Entwicklung der Symptome ermöglicht häufig bereits eine Einordnung sowohl hinsichtlich der möglichen Ätiologie einer Polyneuropathie als auch im Hinblick auf mögliche Differenzialdiagnosen. So finden sich rasch progrediente polyneuropathische Symptome beispielsweise im Rahmen eines Guillain-Barré-Syndroms, bei vaskulitischen Polyneuropathien oder der hereditären Transthyretin-Amyloidose (Heuß et al. 2019; Dohrn et al. 2021).

Bei akuter Entwicklung der Beschwerden führt eine eher lokale, rein motorische oder rein sensible Symptomatik zum Verdacht auf eine (Poly)-Radikulopathie, z. B. im Zuge eines akuten Bandscheibenvorfalls oder aber eine Plexusläsion. Häufig finden sich in diesem Fall jedoch Schmerzen und Taubheit einer Kennwurzel als Leitsymptom, jedoch können letztere Beschwerden auch fehlen.

Bei perakuter Entwicklung symmetrischer, rein sensibler Symptome sollte zudem eine erweiterte neurophysiologische Diagnostik mittels Neurografien erfolgen. Bei entsprechender klinischer und paraklinischer Befundkonstellation sollte dann eine Bildgebung mit der Frage einer Myelopathie erfolgen.

Auch eine auffällige Betonung der Störung der Tiefensensibilität mit Einschränkungen des Vibrationsempfindens, des Lagesinns sowie deutlicher sensibler Ataxie kann auf das Vorliegen einer Hinterstrangaffektion wie z. B. bei Tabes dorsalis als Spätmanifestation einer Syphilis hinweisen. Hierbei kommt es zu einer chronischen, progredienten dorsalen Radikuloganglionitis. Patienten berichten nicht selten über zusätzlich bestehende lanzinierende Schmerzen und weisen Blasenfunktionsstörungen, Störung der Pupillomotorik und eine Optikusatrophie auf. Laborchemische Untersuchungen, erweiterte elektrophysiologische Untersuchungen und eine MRT-Bildgebung führen in diesem Fall zur richtigen Diagnose.

Eine ausführliche Labordiagnostik ist essenziell in der differenzialdiagnostischen Abklärung polyneuropathischer Krankheitsbilder.

Auch die funikuläre Myelose bei manifestem Vitamin B12-Mangel führt neben Parästhesien und Störungen des Berührungssinns zu Einschränkungen der Tiefensensibilität und somit zu einer afferenten Ataxie. Darüber hinaus können auch Störungen des Schmerz- und Temperaturempfindens auftreten.

Weisen Patienten rein motorische Einschränkungen auf, sollte auch an das mögliche Vorliegen einer Myopathie gedacht werden. In der differenzialdiagnostischen Überlegung bereiten hierbei die klassische proximal-symmetrische Verteilung von Paresen bei Myopathien weniger Schwierigkeiten als die seltenere Gruppe von distalen Myopathien.

Rein motorische Defizite finden sich auch bei Motoneuronerkrankungen oder in der Gruppe der neuromuskulären Übertragungsstörung, die somit weitere wichtige Differenzialdiagnosen darstellen.

> Das Vorliegen sensibler Symptome schließt das Vorliegen einer MMN oder Motoneuronerkrankung nicht aus.

Das Verteilungsmuster der Symptomatik gibt ebenfalls Aufschluss über zu berücksichtigende Differenzialdiagnosen. Eine asymmetrische Verteilung der Symptome können neben der Mononeuropathia multiplex oder atypischer Formen der chronisch inflammatorischen demyelinisierenden Polyneuropathie (CIDP) wie z. B. der MADSAM (multifocal acquired demyelinating sensory and motor neuropathy), auch durch eine radikuläre bzw. polyradikuläre oder Plexusschädigung bedingt sein. Die wichtigste Differenzialdiagnose einer MMN (Yeh et al. 2020) ist hingegen das Vorliegen einer Motoneuronerkrankung. Bei fehlenden Zeichen einer Schädigung des 1. Motoneurons ist eine Abgrenzung manchmal auch erst im Verlauf der Erkrankung möglich.

Entzündliche polyneuropathische Syndrome mit Hirnnervenbeteiligung wie beim Miller-Fisher-Syndrom erfordern eine sorgfältige erweiterte Diagnostik: Mögliche Differenzialdiagnosen umfassen Hirnstammenzephalitiden, Botulismus, basale Meningitiden, Raumforderungen der hinteren Schädelgrube oder erregervermittelte Erkrankungen (Engelhardt et al. 2020).

Die neurophysiologischen Befunde können mitunter initial auch irreführend sein. So findet sich eine Amplitudenminderung des motorischen Antwortpotenzials auch bei Abnahme der Muskelfaserdichte im Rahmen einer Myopathie oder sekundär bei Vorderhornerkrankungen und kann fälschlicherweise zur Diagnose einer axonalen motorischen Polyneuropathie führen. Insbesondere wenn klare Zeichen im EMG wie myopathische Veränderungen vorhanden sind oder keine pathologische Spontanaktivität vorliegt, muss eine weiterführende Diagnostik erfolgen, mitunter bis zur Muskelbiopsie.

> Eine Wiederholung der elektrophysiologischen Diagnostik im Intervall ist bei unklaren Befunden anzuraten.

Auch beim Lambert-Eaton-Myasthenie-Syndrom (LEMS) ist die Amplitude des Muskelaktionspotenzials in der Regel reduziert. Nach einer hochfrequenten repetitiven Stimulation bzw. einer willkürlichen Tetanisierung kann sich ein typisches Inkrement belegen lassen.

6.4 Zusammenfassung

In der Regel weist die Anamnese bereits auf den Verdacht einer Polyneuropathie hin. Insbesondere bei einem atypischen Verteilungsmuster, bei rein sensiblen oder rein motorischen Beschwerden oder bei uneinheitlichen Untersuchungsergebnissen sollte jedoch auch an andere Differenzialdiagnosen als nur an eine Polyneuropathie gedacht werden. Neurophysiologische, bildgebende und laborchemische Untersuchungen lassen jedoch üblicherweise eine diagnostische Einordnung zu.

Literatur

Cresto N, Barth A, Arnold M et al. (2007) Extraordinary manifestation of a gastric carcinoma by leptomeningeal carcinomatosis and spinal metastasis. Med Klin 102: 255–258.

Dohrn MF, Auer-Grumbach M, Baron R et al. (2021) Chance or challenge, spoilt for choice? New recommendations on diagnostic and therapeutic considerations in hereditary transthyretin amyloidosis with polyneuropathy: the German/Austrian position and review of the literature. J Neurol 2268(19): 3610–3625.

Engelhardt A (2020) Entzündliche Polyneuropathien (Polyneuritiden). In: Berlit P (Hrsg.) Klinische Neurologie. Springer Reference Medizin. Berlin, Heidelberg: Springer. S. 507–515.

Heuß D, Hund E, Klehmet J et al. (2019) Diagnostik bei Polyneuropathien, S1-Leitlinie, 2019. In: Deutsche Gesellschaft für Neurologie (Hrsg.) Leitlinien für Diagnostik und Therapie in der Neurologie. (www.dgn.org/leitlinien, Zugriff am 03.01.2021).

Yeh WZ, Dyck PJ, van den Berg LH et al. (2020) Multifocal motor neuropathy: controversies and priorities. J Neurol Neurosurg Psychiatry 91(2): 140–148.

B Entzündliche Polyneuropathien

7 Patient mit der Diagnose CIDP

Elke Frombach und Min-Suk Yoon

7.1 Einleitung

Die chronisch inflammatorische demyelinisierende Polyradikuloneuropathie (CIDP) ist die häufigste entzündliche Polyneuropathie und tritt gehäuft in der 4.–6. Lebensdekade auf. Eine zu späte oder falsche Diagnosestellung verhindert eine frühzeitige Therapieeinleitung und kann nachfolgend zu dauerhafter körperlicher Behinderung führen. Im Gegensatz dazu stellt eine langjährig fortgeschrittene Polyneuropathie den Neurologen vor eine diagnostische Herausforderung, sodass eine CIDP vereinzelt voreilig, überwiegend jedoch eher unterdiagnostiziert wird.

7.2 Fallbeispiel

> 69-jähriger Patient mit seit Monaten bestehender, progressiver Gangunsicherheit. Er »spüre den Boden unter den Füßen nicht mehr« und ihm »fielen vermehrt Dinge aus den Händen«.
> Klinisch bestehen eine sensible Gang- und Standataxie, Fußheberparesen bds. mit Atrophie der Unterschenkel- und kleinen Fußmuskulatur, erloschene Muskeleigenreflexe der Beine sowie eine Pallanästhesie bimalleolär.

Hier sind die wesentlichen klinischen Merkmale der CIDP erfüllt: Paraparese, Areflexie, Verlauf über zwei Monate

Neurografie

Motorische Nerven	DML (ms)	Amplitude (mV)	mNLG (m/s)	F-Wellenlatenz (ms)
N. medianus rechts	5,6	5	40	--
N. medianus links	4,7	5,4	37	--
N. tibialis rechts	4,8	3	35	--
N. tibialis links	3,2	2	39	80

Werte der Elektroneurografie: Pathologische Befunde sind fett markiert.

Abb. 7.1:
N. tibialis bds. insbesondere proximal mit deutlicher Chronodispersion und verlangsamter mNLG

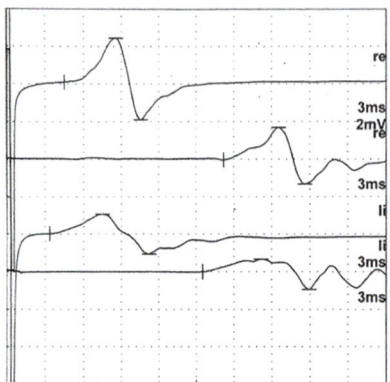

EMG:
M. tibialis anterior. rechts: chronisch neurogenes EMG (PME-Amplituden bis 5 mV) mit Polyphasien, Interferenzmuster gelichtet.
M. gastrocnemius links: positive scharfe Wellen und Fibrillationen, Polyphasien, Interferenzmuster gelichtet.

Lumbalpunktion:
Zellzahl normal, Eiweiß 1.100 mg/d, deutliche Schrankenstörung im Reiberschema, paraneoplastische Antikörper negativ.

Typische Liquorkonstellation mit »zytoalbuminärer« Dissoziation

Nervensonografie: (Resolution 18 MHz.)
Segmentale hyperechogene Binnenstruktur neben teils fokaler echoarmer und aufgehobener faszikulärer Struktur.

Verlauf:
Unter Methylprednisolon 500 mg i. v. über drei Tage kein eindeutiger Effekt. Weitere Therapie nach vier Wochen mit je 60 mg Dexamethason über drei Tage mit einer eindrucksvollen Besserung der Gangstörung. Langfristige Erhaltungstherapie mit IVIG (1 g/kgKG). Darunter waren die Paresen nahezu vollständig rückläufig.

7.3 Diagnosekriterien

Klinische Symptomatik:

- typischerweise distal-symmetrische sensomotorische Defizite, Hyporeflexie oder Areflexie.

- Beginn subakut innerhalb weniger Wochen bis Monate, teilweise schubförmig mit zwischenzeitlicher Erholung
- atypischen Verläufe möglich (asymmetrisch, rein motorisch oder rein sensibel)

Elektroneurografie:

Suche nach Demyelinisierung (z. B. nach EFNS-Kriterien)

Elektromyografie:

Nachweis von akuter Denervierung kann hilfreich sein bei unklaren, fortgeschrittenen Fällen.

> **Cave:**
>
> Bei fortgeschrittener Erkrankungsdauer kann der sekundäre axonale Schaden so ausgeprägt sein, dass irrtümlich neurografisch keine demyelinisierende Neuropathie mehr gesichert werden kann.

Liquor:

»zyto-albuminäre Dissoziation«

> **Merke:**
>
> Bei Patienten mit Diabetes sprechen sehr hohe Eiweißwerte (> 1 g/l) für eine CIDP.

Nervenultraschall:

Multifokale Veränderungen (Auftreibungen, Echogenität)

Nervenbiopsie:

bei unklaren Fällen

7.4 Therapie

7.4.1 Initialtherapie und Erhaltungstherapie

Glukokortikoide

Glukokortikoide haben nach wie vor einen hohen Stellenwert in der Behandlung der CIDP.

Die Datenlage hinsichtlich der Applikationsform und Anwendungsform ist genauso wenig eindeutig wie die Wahl des Wirkstoffes. Methylprednisolon, Prednison, Dexamethason kommen zum Einsatz (van Lieverloo et al. 2018).

Dexamethason kann als Stoßtherapie in einer Dosis von 40 mg/d für konsekutive vier Tage p. o. oder i. v. verabreicht werden (van Schaik et al. 2010) und das Methylprednisolon in einer Dosis von 500–1.000 mg/d für 3–5 Tage infundiert werden (van Lieverloo et al. 2018). Mit Blick auf die Wirksamkeit sind weder Verabreichungsform (Stoßtherapie) noch Applikationsform (intravenös vs. oral) relevant (van Lieverloo et al. 2018). Gleichwohl scheint die Stoßtherapie besser verträglich zu sein und weniger Nebenwirkungen zu verursachen (Hughes and Mehndiratta 2012).

Im Vergleich zu IVIG treten Rezidive unter einer Steroidbehandlung deutlich später auf (Nobile-Orazio et al. 2015).

Intravenöse Immunglobuline (IVIG)

Evidenzlage für die intravenösen Immunglobuline sind sehr gut. Evidenzklasse I.

IVIG sind wirksam bei der CIDP (Hughes et al. 2008) (Induktion: 2 g/kgKG; Erhaltungstherapie: 1 g/kgKG/3–4 Wochen). IVIGs sind in der Regel sehr gut verträglich. Am häufigsten treten Kopfschmerzen in einer Frequenz von 10–20 % auf. Das Risiko der intravasalen Hämolyse scheint ein grundsätzliches Problem zu sein, was bei höherer Dosierung häufiger aufzutreten scheint (Kahwaji et al. 2009).

Subkutane Immunglobuline (SCIG)

Subkutane Immunglobuline sind wirksam in der Behandlung der CIDP (van Schaik et al. 2018). In der »PATH-Studie« wurden in 3-armigem Design nach einer Stabilisierungsphase mit IVIG zwei SCIG-Dosen 0,2g/kg (n = 57, 33 %) und 0,4 g/kg (n = 58, 34 %) Körpergewicht gegen Placebo (n = 57, 33 %) in der Erhaltungstherapie untersucht (van Schaik et al. 2018). Das primäre Ziel war ein erneuter Schub in einem Zeitraum von 24 Wochen. Insgesamt traten bei 77 (45 %) Patienten eine klinische Verschlechterung auf: 69 % (Placebo), 39 % (0,2g/kgKG), 33 % (0,4 g/kgKG). Damit können CIDP-Patienten individuell zwischen 0,2g/kg–0,4g/kgKG mit SCIG behandelt werden. Die häufigsten unerwünschten Reaktionen waren lokale Hautreaktionen.

Die Therapie eignet sich für Patienten, die nachgewiesenermaßen positiv auf IVIG respondieren und eine IVIG-Abhängigkeit zeigen im Sinne eines »wearing-off«-Effektes.

Die Umstellung erfolgt dosisäquivalent (1 : 1) (Cocito et al. 2016) oder aber sukzessive über 3–4 Wochen (Misbah et al. 2011).

Aphereseverfahren

Die Plasmapherese hat früh ihre Wirksamkeit in der Behandlung der CIDP zeigen können (Dyck et al. 1994). In den letzten Jahren wird vermehrt die Immunadsorption bei neuroimmunologischen Erkrankungen eingesetzt. Die Wirksamkeit der Immunadsorption konnte in kleinen Fallserien ebenfalls gezeigt werden (Dorst et al. 2018; Galldiks et al. 2011). Einen Unterschied in der Wirksamkeit zwischen der Plasmapherese und Immunadsorption scheint es nicht zu geben (Lieker et al. 2017).

> Die Aphereseverfahren sind nicht ubiquitär verfügbar und die Durchführung sind den erfahrenen Zentren vorbehalten.

In der Regel werden 5–7 Zyklen durchgeführt. Bei den Aphereseverfahren muss aufgrund des Blutungsrisikos das Fibrinogen monitoriert werden (Zöllner et al. 2014), wenngleich das Risiko als insgesamt niedrig einzustufen ist.

Durch die Anlage des Shaldon-Katheters und der notwendigen Vollantikoagulation ist das periprozedurale Risiko gegenüber den Infusionstherapien erhöht, sodass die invasiven Prozeduren schweren oder therapierefraktären Krankheitsverläufen vorbehalten ist.

7.4.2 Pragmatische Therapie

Die Wahl der Substanz richtet sich nach z. B. Begleiterkrankungen, allgemeiner Verfügbarkeit der Substanz, dem zu erwartenden Nebenwirkungsspektrum und auch Kosten.

Angesichts der nachhaltigeren Wirksamkeit der Kortikoide (Nobile-Orazio et al. 2015) empfiehlt sich der Einsatz von z. B. Methylprednisolon in einer Dosis von 500–1.000 mg/d für 3–5 Tage oder Dexamethason 40 mg/d für vier Tage (van Schaik et al. 2010) in Abständen von vier Wochen. Bei positivem Ansprechen auf die Kortisonbehandlung kann diese, sofern keine Kontraindikationen vorliegen, für die Dauer von sechs Monaten weiter erfolgen. Danach kann der Wechsel auf IVIG in Erwägung gezogen werden.

> Aus aktuellem Anlass: Der deutliche Rückgang von Blutersatzprodukten in der fortlaufenden Covid-Pandemie hat den Stellenwert der Glukokortikoide nochmal deutlich gemacht.

Bei ausbleibender Wirksamkeit auf die Kortisontherapie kann die Therapie auf die IVIG direkt gewechselt werden.

Bei klinisch stabilen Krankheitsverläufen unter IVIGs jedoch klaren klinischen Zeichen des »wearing-off«-Phänomens kann nach frühestens 3–6 Monaten eine Umstellung auf SCIG angestrebt werden, ggf. könnte in der Umstellungsphase eine zusätzliche IVIG-Infusion benötigt werden. Caveats in der Umstellung sind die SCIG-Anfangsdosis und der langsame Anstieg des Ig-Spiegels unter SCIG, sodass sich die Umstellung auf SCIG dosisäquivalent unmittelbar nach der letzten IVIG-Infusion anschließen sollte.

7.4.3 Immunsuppressiva

Der Stellenwert der klassischen Immunsuppression in der Behandlung der CIDP ist kontrovers. Die aktuell geltenden Leitlinien geben bei therapierefraktären Krankheitsverläufen (fehlendes Ansprechen auf die Therapie erster Wahl) Empfehlungen für Cyclophosphamid, Azathioprin, Ciclosporin A (Expertenkonsens). Die Dauer der Immunsuppression beträgt zunächst sechs Monate mit nachfolgender kritischer Bewertung des Krankheitsverlaufes. Grundsätzlich muss vor dem Einsatz der hochaktiven Substanzen eine ausführliche Aufklärung erfolgen in der Güterabwägung zwischen dem erhofften Nutzen und dem zu erwartenden Nebenwirkungsspektrum (z. B. Malignomrisiko, Infertilität). Monitoring muss nach Standard erfolgen, vor allem mit Blick auf die toxische Knochenmarksuppression und Schäden an Nieren und Leber.

Sorgfältige und ausführliche Aufklärung mit Blick auf Nutzen und mögliche Risiken sind vor jedem Einsatz von Imnmunsuppressiva durchzuführen.

Cyclophosphamid i. v.:

- Induktion: 350 mg/m2 KOF an drei aufeinander folgenden Tagen (kumulativ 1.050 mg/m2 KOF)
- Erhaltungstherapie: 600 mg/m2 KOF unter Blutbildkontrollen, ggf. Dosisanpassung nach Leukozytennadir.
- Begleitend: Uromethixan
- Cave: kumulative Lebenszeitdosis 50 g

Cyclophosphamid hat kaum eine Wirklatenz und kann sich daher bei sehr rasch verlaufendem Krankheitsbild durchaus lohnen.

Azathioprin:

- Dosis: 2–2,5mg/kg
- Obligat: regelmäßige Differenzialblutbild-, Leber- und Nierenwertkontrollen
- Cave:
  - Dauerhafte Lymphopenie unter 700/µl vermeiden wegen des Risikos opportunistischer Infektionen
  - Relative Lymphopenie bei positivem Ansprechen tolerabel
  - Keine Kombination mit Allopurinol
  - Wirklatenz von ca. drei Monaten

Blutbildwirksam können in vielfachen Fällen Dosen unterhalb von 2 mg/kg Körpergewicht sein. Gerade für ältere Patienten empfiehlt sich daher eine schrittweise Titration unter laufender Bildbildkontrolle.

Ciclosporin A

- Dosis: 150–200 mg/d
- Kontrolle: Serum-Nüchternspiegel (70–120 µg/l)
- Nebenwirkungen: Tremor, Hypertonus

Mycophenolat Mofetil:

- Dosis: Nüchternspiegel korreliert (1–2 g/l)
- Startdosis: 2 x 500 mg/d

7.4.4 B-Zell Therapie

Rituximab

Rituximab ist ein monoklonaler Antikörper, der sich gegen das Antigen CD20 auf B-Lymphozyten richtet. Die Dosis beträgt 375 mg/m2 Körperoberfläche i. v. 1 x/Woche über vier Wochen oder 1.000 mg i. v. 2 x in Abstand von zwei Wochen pro Jahr. Rituximab kann jedoch auch in einer kumulativen Dosis von 500 mg einmalig verabreicht werden (Ellrichmann et al. 2019). Die Reinfusion erfolgt nach Wiederanstieg der CD19 +-B-Lymphozyten.

Bei einer Untergruppe der CIDP, den sogenannten Paranodopathien ist Rituximab ebenfalls wirksam (Querol et al. 2015).

Bei der hochdosierten Anwendung muss auf die toxische Knochenmarkdepression geachtet werden. Rituximabeinsatz ist »off-label« und die Kosten der Therapie sind vorab zu beantragen.

Bortezomib

Bortezomib ist ein Proteasom-Inhibitor, das in der Therapie des Multiplen Myeloms zum Einsatz kommt. Die Zielzellen sind die Plasmazellen, die mit keiner Therapie erreicht werden.

Zehn therapierefraktäre CIDP Patienten, die trotz ausgiebiger Vorbehandlung (IVIG, Kortison, Immunadsorption, Immunsuppression) weiter progressiv waren, wurden mit Bortezomib behandelt (Pitarokoili et al. 2017). Bortezomib wurde abweichend vom onkologischen Schema in einer Dosis von 1,3 mg/m2 subkutan am Tag 1, 4, 8 und 11 appliziert. Begleitend wurde Cotrimoxazol 960 1 x/d und Aciclovir 400 mg 2 x/d für die Dauer von vier Wochen verabreicht. Unter der Therapie mit Bortezomib konnte die Krankheitsprogression entweder gestoppt oder eine klinische Besserung erzielt werden. In der Nachbeobachtung von bis zu vier Jahren blieben insgesamt sieben Patienten weiterhin stabil.

Die unter Bortezomib in hämatologischer Dosierung bekannte Polyneuropathie konnte in dieser Kohorte durch die Dosisreduktion vermieden werden.

7.5 Prognose

Grundsätzlich ist die CIDP eine gut behandelbare Erkrankung. Als seltene Erkrankung mit einer Frequenz von 1–9/100.000 birgt die CIDP das Risiko erst zu spät diagnostiziert zu werden. Nachfolgend treten irreversible Schäden ein. Frühzeitig diagnostiziert und konsequent behandelt sind die Prognosen gut.

7.6 Diskussion

Die CIDP ist eine chronisch-entzündliche Polyneuropathie. Neben typischer CIDP gibt es ein breites Spektrum atypischer Varianten einer CIDP. Die häufigste CIDP-Variante ist das Lewis-Sumner-Syndrom (MADSAM). Neben typischen Zeichen einer Polyneuropathie mit distal symmetrischen senso-motorischen Symptomen, kann die typische CIDP auch proximale Paresen aufweisen. Die CIDP-Variante kann ferner asymmetrisch verlaufen mit fokalen Paresen, auch in den Armen. Die Liquordiagnostik ist fakultativ und der Nachweis des entzündlichen Liquorsyndroms mit zyto-albuminärer Dissoziation ein supportives Kriterium. Eine der größten Herausforderungen ist die rechtzeitige Diagnose, um zwischen Erkrankungsbeginn und Therapieeinleitung eine große Latenz zu vermeiden. Die Diagnose stützt sich auf den klinischen Befund und die Elektroneurografie mit dem Nachweis der Demyelinisierung. In den letzten Jahren jedoch gibt es zunehmende Hinweise, dass bildgebende Verfahren (Sonografie, MRT) hilfreich sind in der Diagnosesicherung (Kerasnoudis et al. 2015; Kronlage et al. 2017).

Prädiktive Faktoren, welche Substanz eingesetzt werden sollten, existieren nicht.

Therapie der ersten Wahl sind Kortikosteroide, Immunglobuline sowie die Aphereseverfahren. Etwa 2/3 der CIDP Patienten sprechen auf eines der Therapien an. In der langfristigen Erhaltungstherapie nehmen die Immunglobuline aufgrund ihrer Wirksamkeit und Verträglichkeit eine besondere Stellung ein. Bei therapierefraktärem Verlauf können Immunsuppressiva eingesetzt werden, die jedoch insgesamt eine mäßige Evidenz besitzen. Eine besondere Stellung nehmen die Paranodopathien ein, die auf Rituximab ein gutes Ansprechen zeigen.

7.7 Zusammenfassung

- Die CIDP ist eine chronisch entzündliche Polyneuropathie.
- Therapie der ersten Wahl sind Immunglobuline, Kortikosteroide und Aphereseverfahren.
- Die gezielte B-Zelltherapie kann in besonderen Fällen erfolgversprechend sein (Rituximab, Bortezomib).
- Bei den Sonderformen der Paranodopathien ist Rituximab hilfreich.
- Immunsuppressiva haben einen Stellenwert bei therapierefraktären Fällen.

Literatur

Cocito D, Merola A, Romagnolo A, Peci E, Toscano A, Mazzeo A, Gentile L, Russo M, Fazio R, Filosto M, Siciliano G, Schirinzi E, Nobile-Orazio E, Lopiano L (2016) Subcutaneous immunoglobulin in CIDP and MMN: a different long-term clinical response? J Neurol Neurosurg Psychiatry 87(7): 791–793.

Dorst J, Ludolph AC, Senel M, Tumani H (2018) Short-term and long-term effects of immunoadsorption in refractory chronic inflammatory demyelinating polyneuropathy: a prospective study in 17 patients. J Neurol 265(12): 2906–2915.

Dyck PJ, Litchy WJ, Kratz KM, Suarez GA, Low PA, Pineda AA, Windebank AJ, Karnes JL, O'Brien PC (1994) A plasma exchange versus immune globulin infusion trial in chronic inflammatory demyelinating polyradiculoneuropathy. Ann Neurol 36(6): 838–845.

Ellrichmann G, Bolz J, Peschke M, Duscha A, Hellwig K, Lee D-H, Linker RA, Gold R, Haghikia A (2019) Peripheral CD19+ B-cell counts and infusion intervals as a surrogate for long-term B-cell depleting therapy in multiple sclerosis and neuromyelitis optica/neuromyelitis optica spectrum disorders. J Neurol 266 (1): 57–67.

Galldiks N, Burghaus L, Dohmen C, Teschner S, Pollok M, Leebmann J, Frischmuth N, Hollinger P, Nazli N, Fassbender C, Klingel R, Benzing T, Fink GR, Haupt WF (2011) Immunoadsorption in patients with chronic inflammatory demyelinating polyradiculoneuropathy with unsatisfactory response to first-line treatment. Eur Neurol 66(4): 183–189.

Hughes RAC, Donofrio P, Bril V, Dalakas MC, Deng C, Hanna K, Hartung H-P, Latov N, Merkies ISJ, van Doorn PA, ICE Study Group (2008) Intravenous immune globulin (10% caprylate-chromatography purified) for the treatment of chronic inflammatory demyelinating polyradiculoneuropathy (ICE study): a randomised placebo-controlled trial. Lancet Neurol 7(2): 136–144.

Hughes RAC, Mehndiratta MM (2012) Corticosteroids for chronic inflammatory demyelinating polyradiculoneuropathy. Cochrane Database Syst Rev (8): CD002062. 2.

Kahwaji J, Barker E, Pepkowitz S, Klapper E, Villicana R, Peng A, Chang R, Jordan SC, Vo AA (2009) Acute hemolysis after high-dose intravenous immunoglobulin therapy in highly HLA sensitized patients. Clin J Am Soc Nephrol 4(12): 1993–1997.

Kerasnoudis A, Pitarokoili K, Gold R, Yoon M-S (2015) Bochum ultrasound score allows distinction of chronic inflammatory from multifocal acquired demyelinating polyneuropathies. J Neurol Sci 348(1–2): 211–215.

Kronlage M, Bäumer P, Pitarokoili K, Schwarz D, Schwehr V, Godel T, Heiland S, Gold R, Bendszus M, Yoon M-S (2017) Large coverage MR neurography in CIDP: diagnostic accuracy and electrophysiological correlation. J Neurol 264 (7): 1434–1443.

Lieker I, Slowinski T, Harms L, Hahn K, Klehmet J (2017) A prospective study comparing tryptophan immunoadsorption with therapeutic plasma exchange for the treatment of chronic inflammatory demyelinating polyneuropathy. J Clin Apher 32(6): 486–493.

Misbah SA, Baumann A, Fazio R, Dacci P, Schmidt DS, Burton J, Sturzenegger M (2011) A smooth transition protocol for patients with multifocal motor neuropathy going from intravenous to subcutaneous immunoglobulin therapy: an open-label proof-of-concept study. J Peripher Nerv Syst 16(2): 92–97.

Nobile-Orazio E, Cocito D, Jann S, Uncini A, Messina P, Antonini G, Fazio R, Gallia F, Schenone A, Francia A, Pareyson D, Santoro L, Tamburin S, Cavaletti G, Giannini F, Sabatelli M, Beghi E, IMC Trial Group (2015) Frequency and time to relapse after discontinuing 6-month therapy with IVIg or pulsed methylprednisolone in CIDP. J Neurol Neurosurg Psychiatry 86(7): 729–734.

Pitarokoili K, Yoon M-S, Kröger I, Reinacher-Schick A, Gold R, Schneider-Gold C (2017) Severe refractory CIDP: a case series of 10 patients treated with bortezomib. J Neurol 264(9): 2010–2020.

Querol L, Rojas-García R, Diaz-Manera J, Barcena J, Pardo J, Ortega-Moreno A, Sedano MJ, Seró-Ballesteros L, Carvajal A, Ortiz N, Gallardo E, Illa I (2015) Rituximab in treatment-resistant CIDP with antibodies against paranodal proteins. Neurol Neuroimmunol Neuroinflamm 2(5): e149.

van Lieverloo GGA, Peric S, Doneddu PE, Gallia F, Nikolic A, Wieske L, Verhamme C, van Schaik IN, Nobile-Orazio E, Basta I, Eftimov F (2018) Corticosteroids in chronic inflammatory demyelinating polyneuropathy: A retrospective, multicentre study, comparing efficacy and safety of daily prednisolone, pulsed dexamethasone, and pulsed intravenous methylprednisolone. J Neurol 265(9): 2052–2059.

van Schaik IN, Bril V, van Geloven N, Hartung H-P, Lewis RA, Sobue G, Lawo J-P, Praus M, Mielke O, Durn BL, Cornblath DR, Merkies ISJ, PATH study group (2018) Subcutaneous immunoglobulin for maintenance treatment in chronic inflammatory demyelinating polyneuropathy (PATH): a randomised, double-blind, placebo-controlled, phase 3 trial. Lancet Neurol 17(1): 35–46.

van Schaik IN, Eftimov F, van Doorn PA, Brusse E, van den Berg LH, van der Pol WL, Faber CG, van Oostrom JCH, Vogels OJM, Hadden RDM, Kleine BU, van Norden AGW, Verschuuren JJGM, Dijkgraaf MGW, Vermeulen M (2010) Pulsed high-dose dexamethasone versus standard prednisolone treatment for chronic inflammatory demyelinating polyradiculoneuropathy (PREDICT study): a double-blind, randomised, controlled trial. Lancet Neurol 9(3): 245–253.

Zöllner S, Pablik E, Druml W, Derfler K, Rees A, Biesenbach P (2014) Fibrinogen reduction and bleeding complications in plasma exchange, immunoadsorption and a combination of the two. Blood Purif 38: 160–166.

8 Patientin mit Guillain-Barré-Syndrom

Helmar C. Lehmann

8.1 Einleitung

Das Guillain-Barré-Syndrom (GBS) ist eine sporadisch auftretende autoimmun vermittelte entzündliche Polyradikuloneuritis (Shahrizaila et al. 2021). Es ist der Regel leicht zu diagnostizieren und wird durch typische Veränderungen im Liquor und in der Elektroneurografie bestätigt. Probleme bei der Diagnose können auftreten, wenn atypische Verläufe vorliegen oder eine Anamnese nicht zu erheben ist. Therapeutisch stellen rezidivierende Verschlechterungen, protrahierte Verläufe sowie eine Beteiligung des autonomen Nervensystems und der Atemhilfsmuskulatur mit langer intensivmedizinischer Behandlung besondere Herausforderungen dar.

8.2 Fallbeispiel

Eine 36-jährige Patientin stellt sich in der Notaufnahme vor und berichtet, dass sie seit mehreren Tagen starke Rückenschmerzen verspüre und seit etwa 48 Stunden zunehmende Lähmungen der Beine bemerke. Zudem würden Sensibilitätsstörungen in Form von Kribbelparästhesien im Bereich beider Füße bestehen. Etwa zwei Wochen vor Beginn der Symptomatik habe die Patientin mehrere Tage an einer starken Durchfallerkrankung gelitten. Klinisch zeigen sich reduzierte Muskeleigenreflexe der oberen Extremität und fehlende Patellarsehnenreflex (PSR) und Achillessehnenreflex (ASR). Es findet sich eine mittelgradige Parese der Beine sowie eine Hypästhesie mit strumpfförmigem Verteilungsmuster.

Unter der Verdachtsdiagnose eines GBS erfolgen die stationäre Aufnahme sowie die Durchführung einer Lumbalpunktion und einer Elektroneurografie.

Tab. 8.1:
Ergebnis Liquoruntersuchung: Die Untersuchung ist normwertig

	Wert	Normwerte
Zellzahl/µl	3	< 5
Eiweiß 8 mg/dl)	40	< 45
Laktat (mmol/l)	1,3	2,4

Werte der Elektroneurografie: Pathologische Befunde sind fett markiert. Motorische Neurografie

Nerv	DML	Amplitude	NLG	F-Wellenlatenz
	ms	mV	m/s	Ms
N. ulnaris	2,2	14,5	46	36
N. tibialis	2,8	**4,4**	**30**	**75**

Sensible Neurografie

Nerv	Amplitude	NLG
	µV	m/s
N. ulnaris	7	46
N. suralis	2	34

Abb. 8.1:
Elektroneurografie: Untersucht wurden motorisch der N. tibialis und der N. ulnaris rechts, sensibel der N. suralis und der N. ulnaris rechts. Beide motorische Nerven zeigen verlängerte F-Wellenlatenzen, bei Ableitung des N. tibialis finden sich zusätzlich A-Wellen (Pfeil).

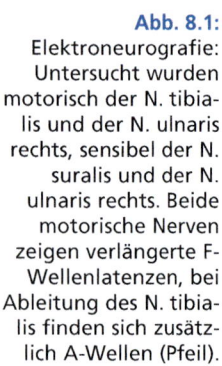
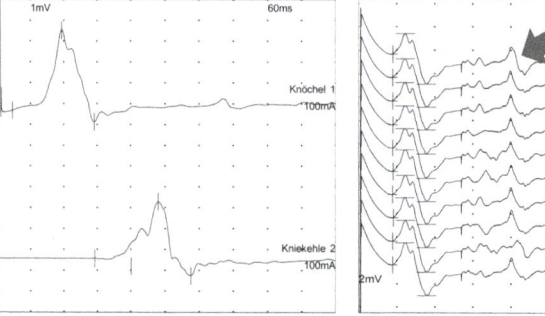

Die Patientin erhält bereits am Aufnahmetag intravenöse Immunglobuline (IVIG) in einer Dosierung von 40 g pro Tag über insgesamt fünf Tage. Sie wird auf die Aufnahmestation aufgenommen und erhält zusätzlich eine Thromboembolieprophylaxe mit Enoxaparin 40 mg subkutan. Das Pflegepersonal kontrolliert dreimal täglich Puls und Blutdruck sowie einmal morgens die Vitalkapazität. Im stationären Verlauf kommt es zu einer weiteren Verschlechterung der Lähmungen, die Vitalkapazität sinkt auf 900 ml ab, sodass die Entscheidung gefällt wird, die Patientin auf der Intensivstation zu überwachen. Bei zunehmender respiratorischer Erschöpfung erfolgt am 3. Tag nach Aufnahme eine Schutzintubation. Die Patientin hat zu diesem Zeitpunkt eine hochgradige Tetraparese, zusätzlich eine bilaterale faziale

Schwäche. Zusätzlich entwickelt die Patientin eine Ventilator-assoziierte Pneumonie, die bei fehlendem Erregernachweis kalkuliert mit Piperacillin/Tazobactam behandelt wird. Im weiteren zweiwöchigen Aufenthalt auf der Intensivstation kann die Patientin langsam geweant werden, neurologisch zeigt sich weiterhin eine hochgradige Tetraparese. Am Tag 14 nach stationärer Aufnahme erfolgt eine erneute Lumbalpunktion.

	Wert	Normwerte
Zellzahl/μl	3	< 5
Eiweiß (mg/dl)	135	< 45
Laktat (mmol/l)	1,3	2,4

Tab. 8.2:
Ergebnis der zweiten Liquoruntersuchung: Es zeigt sich nun die charakteristische »*dissociation albumino-cytologique*«

Die Patientin wird am 35. Tag mit einer mittelgradigen Tetraparese in die Anschlussheilbehandlungsphase B verlegt. In den nächsten Wochen kommt es unter intensiven Rehabilitationsmaßnahmen zu einer deutlichen Befundbesserung. Die Patientin kann von der assistierten Beatmung vollständig entwöhnt werden, sie ist zunächst rollstuhlmobil und kann etwa sechs Monate nach Auftreten des Krankheitsbildes wieder vollständig laufen. In der Abschlussuntersuchung nach der Rehabilitation bestehen noch leicht Fußheberparesen sowie Sensibilitätsstörungen der Füße. Weitere sechs Monate später stellt sich die Patientin in der Spezialambulanz für neuromuskuläre Erkrankungen vor. Die Patientin ist mittlerweile wieder voll arbeitsfähig, in der klinischen Untersuchung fallen weiterhin erloschene Muskeleigenreflexe (MER) auf, die Elektroneurografie zeigt weiterhin eine höhergradige sensomotorische Polyneuropathie.

8.3 Diagnose

Typischerweise kommt es beim GBS zu einer akut einsetzenden, progredienten Muskelschwäche, die zunächst die unteren Extremitäten betrifft und dann nach proximal fortschreitet. Zusätzlich können Sensibilitätsstörungen in Form von Hypästhesien und Par-/Dysästhesien auftreten. In etwa 50 % der Fälle werden Schmerzen im Bereich der Wirbelsäule angegeben, vor allem lumbal aufgrund entzündeter Nervenwurzeln (Fokke et al. 2014). Hirnnervenbeteiligungen sind bei jedem dritten Patienten zu finden und betreffen die Nn. faciales und Hirnnerven, die für die Okulomotorik zuständig sind (Fokke et al. 2014).

GBS ist eine klinische Diagnose, die durch typische Befunde in der Zusatzdiagnostik bestätigt wird.

> **Cave:**
>
> Potenziell lebensbedrohlich ist eine Beteiligung des autonomen Nervensystems, die in etwa 60 % der Fälle beobachtet wird und mit Symptomen wie Tachykardie, Tachyarrhythmie, therapierefraktäre arterielle Hypertonie, extreme Blutdruckfluktuationen, abnormes Schwitzen sowie Mastdarm- und Blasenentleerungsstörung einhergehen (Flachenecker 2007; Lehmann et al. 2010).

Zusatzdiagnostik bei V. a. GBS

Das klinische Vollbild entwickelt sich in der Regel innerhalb von 2–4 Wochen, wobei etwa 50 % der Patienten nicht mehr gehfähig sind, ein Drittel der Patienten ist intensivpflichtig und etwa 25 % der Patienten benötigt zu diesem Zeitpunkt eine mechanische Beatmung aufgrund der Beteiligung der Atemmuskulatur (Fokke et al. 2014).

Bei typischer Symptomatik sollten wie oben beschrieben umgehend eine Liquoruntersuchung und eine NLG/EMG-Untersuchung erfolgen.

Typischerweise kann im Liquor eine zytalbuminäre Dissoziation (»dissociation albumino-cytologique«), d. h. eine normale oder nur leicht erhöhte Zellzahl (< 50/µl), aber deutlich erhöhtes Liquoreiweiß (häufig zwischen 70–150 mg/dl) nachgewiesen werden.

> **Merke:**
>
> In der Frühphase ist die Liquoruntersuchung wie in dem Fallbeispiel jedoch häufig noch normal und schließt somit ein GBS keineswegs aus. Erst im Verlauf (nach 14 Tagen) findet sich dann die zytoalbuminäre Dissoziation in 90 % der Fälle (Fokke et al. 2014). Daher sollte bei zweifelhaften Befunden eine Kontrollpunktion angestrebt werden.

In der ENG/EMG-Untersuchung, die ebenfalls rasch angestrebt werden soll, finden sich häufig Zeichen einer Demyelinisierung (Cornblath 1990; Hadden et al. 1998):

- Reduktion der motorischen Nervenleitgeschwindigkeiten
- verlängerte distale motorische Latenzen
- Leitungsblöcke
- verlängerte F-Wellen und A-Wellen
- »sural nerve sparing pattern«, d. h. ein normwertiger N. suralis bei bereits pathologisch veränderten sensiblen Armnerven

Differenzialdiagnosen, die bedacht werden müssen, umfassen unter anderem Erkrankungen des Rückenmarks und der Wirbelsäule, seltene Infektionen und andere Polyneuropathien (Derksen et al. 2014).

Tab. 8.3: Differenzialdiagnose des GBS mit wegweisenden klinischen Befunden

Erkrankung	Wegweisende Befunde
Transverse Myelitis	Gestörte Blasen- und Mastdarmfunktion, gesteigerte MER, Babinski-Reflex positiv
Myelopathie	Gestörte Blasen- und Mastdarmfunktion, gesteigerte MER, Babinski-Reflex positiv
Tetanus	Muskelkrämpfe, Spastik, Trismus
Rabies	Zentralnervöse Symptome, Affektstörungen (Angst), Orientierungs- und Vigilanzstörungen
Neuroborreliose	Reißende Schmerzen, Erythema migrans, pluriradikuläre Verteilung
Critical illness Neuropathie	Eher axonale Schädigung in der NLG/EMG-Untersuchung
Myasthenia gravis	Doppelbilder, tageszeitabhängige Fluktuation
Myopathien/-myositiden	Eher proximal betonte Schwäche, massive CK-Erhöhung
Psychogene Lähmung	Diskrepanz zwischen Schwere der Erkrankung und Besorgtheit (»belle indifference«), normal erhältliche Muskeleigenreflexe
Exazerbation einer länger bestehenden Polyneuropathie	Muskelhypotrophie

8.4 Therapie

Die Behandlung des GBS umfasst

1. die Prävention und (supportive) Therapie von Komplikationen sowie
2. die Durchführung einer kausalen Immuntherapie.

8.4.1 Supportive Maßnahmen

Bettlägerige Patienten sollen eine Thromboseprophylaxe (z. B. mit Enoxaparin 40 mg s. c.) erhalten. Etwaige u. U. beatmungsassoziierte Pneumonien sollten frühzeitig kalkuliert und bei Erregernachweis gezielt mit Antibiotika behandelt werden. Ein engmaschiges Monitoring von Blutdruck, Herzrhythmus, Sauerstoffsättigung und Vitalkapazität ist notwendig, um eine autonome Dysfunktion und eine respiratorische Erschöpfung zu erkennen.

> **Klinische Parameter, die bereits bei Aufnahme im Krankenhaus auf eine drohende respiratorische Erschöpfung hinweisen, sind:**
>
> - Zeit von Symptombeginn bis Aufnahme im Krankenhaus < 1 Woche
> - Bulbäre oder faziale Schwäche
> - Vorhandensein von Paresen in den Extremitäten

Bei klinischen Hinweisen für eine autonome Dysfunktion (z. B. Blutdruckschwankungen, arterielle Hypertonie und Herzrhythmusstörungen) werden diese symptomorientiert z. B. mit Betablockern (z. B. Metoprololtartrat 5 mg langsam oder als Kurzinfusion i. v.), Magnesium i. v. oder gegebenenfalls mit Anlage eines temporären Schrittmachers behandelt. Bei der (klinisch selteneren) Bradykardie/Bradyarrhythmie können Flüssigkeitsgabe oder die Gabe von Atropin 0,5 mg langsam i. v./ i. m. erwogen werden.

Bei drohender respiratorischer Erschöpfung sollte frühzeitig eine Intubation angestrebt werden. Parameter hierfür sind Tachypnoe, Tachykardie, bulbäre oder faziale Schwäche und eine dauerhaft reduzierte Vitalkapazität (< 1.000 ml).

8.4.2 Immuntherapie

Zur kausalen Immuntherapie kommen extrakorporale Therapieverfahren oder intravenöse Immunglobuline zum Einsatz.

Die Indikation für eine Immuntherapie beim GBS besteht, sobald die Gehfähigkeit signifikant eingeschränkt ist, wenn der Verlust der Gehfähigkeit droht, der Krankheitsverlauf rasch progredient ist, Hirnnervenausfälle auftreten oder eine autonome Dysfunktion auftritt. Der größte Effekt ist in einem Zeitraum von zwei Wochen nach Erkrankungsbeginn zu erwarten, sodass eine Therapie frühzeitig eingeleitet werden sollte (Hughes et al. 2012; Raphaël et al. 2012). Extrakorporale Therapieverfahren und IVIG sind gleichwertig, wobei in der klinischen Routine häufiger Plasmapherese eingesetzt wird. Eine Kombination beider Verfahren ist nicht effektiver.

Extrakorporale Therapieverfahren (Plasmaaustausch & Immunadsorption)

Hierfür stehen Plasmaaustausch (»Plasmapherese«) oder die Immunadsorption zur Verfügung (Lehmann et al. 2006a; Lehmann et al. 2006b). Hierfür wird in der Regel ein großvolumiger Zugang (Sheldon-Katheter) angelegt und pro Behandlung und Tag etwa 1–1,5 Plasmavolumen gegen eine Albuminlösung oder Frischplasmen ausgetauscht (5–6 Zyklen). Nebenwirkungen sind Infektionen mit der Gefahr der Sepsis, Komplikationen bei Anlegung des Gefäßzuganges (z. B. Pneumothorax) sowie Gerinnungsstörungen (bei Plasmapherese). Daher sollten zwischen den Plasmaaustauschbehandlungen die Gerinnungswerte und Entzündungsparameter kontrolliert werden.

Intravenöse Immunglobuline (IVIG)

Die Standarddosis der IVIG beträgt 0,4 g/KG Körpergewicht pro Tag über fünf Tage. Seltene Nebenwirkungen der Therapien umfassen thromboembolische Ereignisse oder aseptische Meningitis.

8.5 Prognose

Prinzipiell ist das GBS eine Erkrankung mit günstiger Prognose, allerdings können 20 % aller GBS-Patienten sechs Monate nach Erkrankung noch nicht selbständig gehen (Willison et al. 2016). Prädiktoren für einen langwierigeren Krankheitsverlauf sind höheres Lebensalter, rasche Progredienz, ausgeprägte Paresen, eine vorangegangene Durchfallerkrankung sowie eine positive Serologie für CMV und Campylobacter jejuni (Walgaard et al. 2011). Die Mortalitätsrate schwankt zwischen 3–7 %.

Bei Patienten, die eine mechanische Beatmung benötigen, ist diese häufig (in mehr als zwei Dritteln) über einen längeren Zeitraum (> 14 Tage) notwendig. Prädiktoren hierfür sind eine ausgeprägte Tetraparese und nicht evozierbare Nerven in der NLG/EMG-Untersuchung (Walgaard et al. 2017).

Prinzipiell ist eine verlängerte Beatmung beim GBS mit einer schlechteren Prognose verbunden, dennoch können Patienten, die eine verlängerte Beatmung benötigen, eine langsame, aber anhaltende Erholung über Jahre hinweg zeigen und ebenfalls die Fähigkeit erreichen, wieder selbständig zu gehen und zu leben (van den Berg et al. 2018).

Zudem berichten viele Patienten von persistierenden neuropathischen Schmerzen sowie über Fatigue (Drenthen et al. 2013). Die sozialen Implikationen eines GBS sind weiterhin beträchtlich: Ein Arbeitsplatzwechsel wird in etwa von einem Drittel der Patienten berichtet und fast die Hälfte der Patienten müssen ihre Freizeitaktivitäten ändern (Bernsen et al. 2002).

Gelegentlich (etwa 10–20 % der Fälle) kann sich auch eine CIDP mit einem so akuten Erkrankungsbeginn wie ein GBS präsentieren, man spricht dann von einer »acute onset« CIDP (A-CIDP). Andererseits haben zwischen 8–16 % aller GBS-Patienten transiente Phasen einer Verschlechterung. In der klinischen Praxis kann es sehr schwierig sein, einen Patienten mit GBS zu unterscheiden, der eine sekundäre Verschlechterung nach anfänglicher Besserung erfährt, oder ob es sich bereits um einen Patienten mit einer CIDP handelt.

GBS mit Fluktuationen versus A-CIDP

> **Parameter, die für eine akut-auftretende chronische inflammatorische demyelinisierende Polyradikuloneuropathie (A-CIDP) hinweisen:**
>
> - ≥ 3 Phasen einer klinischen Verschlechterung
> - erneute Verschlechterung nach Zeitraum von acht Wochen

8.6 Diskussion

Ausgeprägte neuropathische Schmerzen, (noch) erhaltene Muskeleigenreflexe und asymmetrisch verteilte Paresen können dazu führen, dass ein GBS übersehen wird.

Die Diagnose eines GBS wird klinisch gestellt und anhand zusatzdiagnostischer Befunde bestätigt. Besonders bei älteren Patienten, Kindern und Patienten mit Sprachbarriere kann es zu einer verzögerten Diagnosestellung kommen. Die Angabe einer Infektion in der Vorgeschichte (0–6 Wochen vor Beginn der Symptomatik) ist ein geradezu pathognomonischer Hinweis. Klinische Besonderheiten, die in dem oben genannten Fallbeispiel charakteristisch für ein GBS sind, sind bilaterale Hirnnervenausfälle und symmetrische Reduktion der Muskeleigenreflexe.

Auch die Neurografie kann ebenfalls zu Beginn noch normwertig sein, im Verlauf finden sich typische Nachweise einer Demyelinisierung. Mögliche Fehlerquellen und Fehlinterpretationen sind in Tabelle 8.4 (▶ Tab. 8.4) aufgeführt.

Tab. 8.4: Fehlerquellen bei der Erhebung und Interpretation von NLG/EMG

Fehlerquelle	Lösung
In der Frühphase können Veränderungen fehlen oder nur minimal ausgeprägt sein.	NLG/EMG-Untersuchung sollte im Verlauf wiederholt werden. Mehrere (> 4) motorische Nerven sollten untersucht werden.
Bei axonalen Subtypen finden sich überwiegend reduzierte Muskelsummenaktionspotenziale und keine Demyelinisierung.	Seltene axonale Varianten (5 % der Fälle in Deutschland) sollten berücksichtigt werden.
Beim Miller-Fisher-Syndrom ist die NLG in der Regel normal oder nur minimal verändert.	Bei V. a. Miller-Fisher-Syndrom sollten die GQ1b-Antikörper bestimmt werden.

Bei atypischer Symptomatik oder nicht eindeutigen anamnestischen Angaben (z. B. Kinder, Sprachbarriere) sollte ggfs. eine MRT-Bildgebung des Myelons zum differenzialdiagnostischen Ausschluss spinaler Pathologien erfolgen. Vereinbar mit GBS ist in der spinalen MRT eine Kontrastmittelanreicherung vor allem in den Vorderwurzeln. Antikörpertestungen sind in der Routinediagnostik entbehrlich, da sie nur eine geringe Sensitivität haben (Ausnahme Miller-Fisher-Syndrom: Nachweis von spezifischen anti-GQ1b-IgG-Antikörper in 90 % der Fälle).

Bei der Patientin liegt ein klassisches »demyelinisierendes« Guillain-Barré-Syndrom vor. Dieses ist in Deutschland mit Abstand am häufigsten, aber man sollte auch atypische Varianten bedenken, die sich teilweise anhand klinischer Symptome, vor allem aber anhand der NLG/EMG-Untersuchung unterscheiden lassen:

Varianten des GBS

Tab. 8.5: Varianten des GBS

	Besondere Symptome	NLG/EMG-Untersuchung	Besonderheit
AIDP (akute inflammatorische demyelinisierende Polyneuropathie)	Hirnnervenausfälle	Demyelinisierung	häufig
AMAN (akute axonale motorische Neuropathie)		Axonale Schädigung	selten
AMSAN (akute motorische und sensible axonale Neuropathie)	Häufig schwere Tetraparese	Axonale Schädigung	selten
Miller-Fisher-Syndrom	Ophtalmoplegie, Areflexie, Ataxie, Doppelbilder, Anisokorie, Ptose, selten Paresen	Häufig normal	selten, Anti-GQ1b-Antikörper

Die verschiedenen GBS-Subtypen (eingeschlossen das Miller-Fisher-Syndrom) werden nach aktuellem Stand einheitlich behandelt. Beide Therapien sind grundsätzlich als gleichwertig anzusehen, allerdings sind IVIG mit etwas weniger Nebenwirkungen assoziiert. IVIG werden in einer Dosis von 0,4 g/kg/d Körpergewicht über fünf Tage verabreicht. Die Immunadsorption wird grundsätzlich der Plasmapherese gleichwertig angesehen, wobei randomisiert kontrollierte Studien diesbezüglich fehlen. Empirisch kann bei ausgeprägter (häufig beidseitiger Fazialisparese) Prednisolon über zehn Tage verabreicht werden (Fazialisschema).

Kommunikation mit Patienten und Angehörigen: Ausgepräge neurologische Defizite, der unter Umständen sehr lange Krankheitsverlauf und auch die Ungewissheit hinsichtlich der Wahrscheinlichkeit einer kompletten Erholung stellen für Patienten ausgeprägte Herausforderungen dar. Psychische Störungen, die beim GBS beschrieben werden, umfassen Angstzustände, depressive Symptome und teilweise sogar produktiv-psychotische Symptome (z. B. Halluzinationen) (Cochen et al. 2005). Eine frühzeitige, regelmäßige Exploration und Zuwendung des ärztlichen und pflegerischen Personals zum Patienten mit Verweis auf die prinzipiell günstige Prognose und Erläuterung des Therapieprocederes unter Einbeziehung der Wünsche des Patienten ist daher notwendig. Miteinbezogen sollten ferner Familienangehörige und nahe Bezugspersonen.

Bei schweren Angstzuständen bzw. Halluzinationen kann eine Pharmakotherapie sinnvoll sein, beispielsweise mit SSRIs (z. B. Sertralin, Citalopram) und Benzodiazepinen. Fallserien berichten über ein rasches Einsetzen der Wirkung 3–7 Tage nach Beginn.

Therapierefraktäre und fluktuierende Krankheitsverläufe sind beim GBS nicht selten, allerdings gibt es keine evidenzbasierte Therapie für diese Szenarien. Gegebenenfalls kann im Rahmen eines individuellen Heilversuchs noch einmal eine Therapie mit IVIG in gleicher Dosierung (0,4 g/kgKG über fünf Tage) begonnen werden.

Rehabilitation beim GBS umfasst Physiotherapie, Ergotherapie und auch die psychologische Betreuung, unter Umständen bei Dysarthrophonie/Dysphagie auch Logopädie.

Hinsichtlich der Nachsorge ist im Verlauf zumindest einmalig eine ambulante Kontrolle der klinischen und elektrophysiologischen Erholung sinnvoll, um eine mögliche A-CIDP frühzeitig zu erkennen.

In sehr seltenen Fällen kann ein GBS im Lauf eines Lebens mehrfach auftreten.

8.7 Zusammenfassung

- GBS ist eine autoimmun vermittelte Neuropathie, die klinisch und anhand typischer Veränderungen im Liquor und in der Elektroneurografie diagnostiziert wird.
- Es gibt verschiedene Varianten des GBS, wobei in Deutschland am häufigsten das demyelinisierende GBS auftritt.
- In etwa einem Drittel der Patienten findet sich eine Infektion in der Vorgeschichte.
- Die häufigsten Symptome sind eine progrediente Muskelschwäche, Sensibilitätsstörungen, Schmerzen und Hirnnervenausfälle.
- Die Behandlung des GBS besteht in supportiven Maßnahmen und einer kausalen Immuntherapie.
- Als kausale Therapien können entweder extrakorporale Therapieverfahren (Plasmaaustausch/Immunadsorption) oder intravenöse Immunglobuline eingesetzt werden.
- GBS eine Erkrankung mit insgesamt günstiger Prognose.

Literatur

Bernsen RAJAM, de Jager AEJ, Schmitz PIM, van der Meché FGA (2002) Long-term impact on work and private life after Guillain-Barré syndrome. J Neurol Sci 201(1–2): 13–17. (https://doi.org/10.1016/s0022-510x(02)00158-2).

Cochen V, Arnulf I, Demeret S, Neulat ML, Gourlet V, Drouot X, Moutereau S, Derenne JP, Similowski T, Willer JC, Pierrot-Deseiligny C, Bolgert F (2005) Vivid dreams, hallucinations, psychosis and REM sleep in Guillain-Barré syndrome. Brain 128(Pt 11): 2535–2545. (https://doi.org/10.1093/brain/awh585).

Cornblath DR (1990) Electrophysiology in Guillain-Barré syndrome. Ann Neurol 27: S17–20.

Derksen A, Ritter C, Athar P, Kieseier BC, Mancias P, Hartung HP, Sheikh KA, Lehmann HC (2014) Sural sparing pattern discriminates Guillain-Barré syndrome from its mimics. Muscle Nerve 50(5): 780–4. (doi: 10.1002/mus.24226. Epub 2014 Sep 24. PMID: 24616124; PMCID: PMC4431612).

Drenthen J, Jacobs BC, Maathuis EM, van Doorn PA, Visser GH, Blok JH (2013) Residual fatigue in Guillain-Barre syndrome is related to axonal loss. Neurology 81(21): 1827–1831. (https://doi.org/10.1212/01.wnl.0000436073.21406.e6).

Flachenecker P (2007) Autonomic dysfunction in Guillain-Barré syndrome and multiple sclerosis. J Neurol 254 Suppl 2: II96–101. (https://doi.org/10.1007/s00415-007-2024-3).

Fokke C, van den Berg B, Drenthen J, Walgaard C, van Doorn PA, Jacobs BC (2014) Diagnosis of Guillain-Barré syndrome and validation of Brighton criteria. Brain 137(Pt 1): 33–43. (https://doi.org/10.1093/brain/awt285).

Hadden RD, Cornblath DR, Hughes RA, Zielasek J, Hartung HP, Toyka KV, Swan AV (1998) Electrophysiological classification of Guillain-Barré syndrome: clinical associations and outcome. Plasma Exchange/Sandoglobulin Guillain-Barré Syndrome Trial Group. Ann Neurol 44(5): 780–8.

Hughes RAC, Swan AV, van Doorn PA (2012) Intravenous immunoglobulin for Guillain-Barré syndrome. Cochrane Database Syst Rev (7): CD002063. (https://doi.org/10.1002/14651858.CD002063.pub5).

Lehmann HC, Hartung H-P, Hetzel GR, Stüve O, Kieseier BC (2006a) Plasma exchange in neuroimmunological disorders: Part 1: Rationale and treatment of inflammatory central nervous system disorders. Arch Neurol 63(7): 930–935. (https://doi.org/10.1001/archneur.63.7.930).

Lehmann HC, Hartung H-P, Hetzel GR, Stüve O, Kieseier BC (2006b) Plasma exchange in neuroimmunological disorders: part 2. Treatment of neuromuscular disorders. Arch Neurol 63(8): 1066–1071. (https://doi.org/10.1001/archneur.63.8.1066).

Lehmann HC, Jangouk P, Kierysch EK, Meyer zu Hörste G, Hartung H-P, Kieseier BC (2010) Autoantibody-mediated dysfunction of sympathetic neurons in guillain-barre syndrome. Arch Neurol 67(2): 203–210. (https://doi.org/10.1001/archneurol.2009.331).

Raphaël JC, Chevret S, Hughes RAC, Annane D (2012) Plasma exchange for Guillain-Barré syndrome. Cochrane Database Syst Rev (7): CD001798. (https://doi.org/10.1002/14651858.CD001798.pub2).

Shahrizaila N, Lehmann HC, Kuwabara S (2021) Guillain-Barré syndrome. Lancet 397(10280): 1214–1228. (https://doi.org/10.1016/S0140-6736(21)00517-1).

van den Berg B, Storm EF, Garssen MJP, Blomkwist-Markens PH, Jacobs BC (2018) Clinical outcome of Guillain-Barré syndrome after prolonged mechanical ventilation. J Neurol Neurosurg Psychiatry 89(9): 949–954. (https://doi.org/10.1136/jnnp-2018-317968).

Walgaard C, Lingsma HF, Ruts L, van Doorn PA, Steyerberg EW, Jacobs BC (2011) Early recognition of poor prognosis in Guillain-Barre syndrome. Neurology 76(11): 968–975. (https://doi.org/10.1212/WNL.0b013e3182104407).

Walgaard C, Lingsma HF, van Doorn PA, van der Jagt M, Steyerberg EW, Jacobs BC (2017) Tracheostomy or Not: Prediction of Prolonged Mechanical Ventilation in Guillain-Barré Syndrome. Neurocrit Care 26(1): 6–13. (https://doi.org/10.1007/s12028-016-0311-5).

Willison HJ, Jacobs BC, van Doorn PA (2016) Guillain-Barré syndrome. Lancet 13: 388(10045): 717–27. (doi: 10.1016/S0140-6736(16)00339-1. Epub 2016 Mar 2. PMID: 26948435).

9 Polyneuropathie und Plasmazelldyskrasien – monoklonale Gammopathie

Kalliopi Pitarokoili

9.1 Einleitung

Plasmazelldykrasien (klonale Plasmazellerkrankungen) entstehen, wenn sich eine einzelne Plasmazelle übermäßig vermehrt. Die Gruppe genetisch identischer Zellen (als Klon bezeichnet) bildet eine einzelne Art von Antikörpern der Gruppe IgM, IgG oder IgA (monoklonale Antikörper oder M-Protein oder Paraprotein). Diese Antikörper sind oft unvollständig bestehend nur aus leichten (Bence-Jones Proteinen) oder schweren Ketten. Die Plasmazellen entwickeln sich aus den B-Lymphozyten und kommen hauptsächlich im Knochenmark und in den Lymphknoten vor. Die monoklonale Gammopathie unklarer Signifikanz (MGUS) ist die häufigste Vorstufe der malignen Erkrankungen der Plasmazellen und tritt bei 10 % der Patienten mit einer Polyneuropathie ungeklärter Ätiologie auf (Kelly et al. 1981). Wird bei einer chronisch axonalen Polyneuropathie eine MGUS nachgewiesen, besteht regelmäßig kein ätiologischer Zusammenhang im Gegensatz zu demyelinisierenden Polyneuropathien bei IgM-, IgG- oder IgA-Paraproteinämie (Zis et al. 2016).

9.2 Fallbeispiel

Ein 54-jähriger Mann berichtet, dass er seit zwei Jahren Kribbelparästhesien der Füße verspüre. Klinisch zeigen sich eine Hypästhesie vom strumpfförmigen Muster, eine Pallhypästhesie von 4/8 bimalleolär und fehlende Patellasehnenreflex und Achillessehnenreflex bds. In der Vorgeschichte werden Rückenschmerzen und eine Gastritis berichtet; eine Kernspintomografie der Lumbalwirbelsäule zeigte keine Auffälligkeiten. Die ambulant durchgeführte laborchemische Basisdiagnostik ergab kein Diabetes mellitus oder Vitaminmangel; ein übermäßiger Alkoholkonsum wird verneint. Unter der Verdachtsdiagnose Polyneuropathie ungeklärter Ätiologie erfolgt die Durchführung einer Lumbalpunktion, die ein leicht erhöhtes Eiweiß zeigt (64,8 mg/dl, Normwerte < 45 mg/dl) und einer ausführlichen Elektroneurografie (▶ Abb. 9.1).

B Entzündliche Polyneuropathien

Werte der Elektroneurografie: Pathologische Befunde sind fett markiert. Motorische Neurografie

Nerv	DML (ms)	Amplitude (mV)	NLG (m/s)	F-Wellenlatenz (ms)
N. tibialis	**8,64**	**1,41**	**26,7**	**55**
N. ulnaris	4,07	4,8	**40,9**	**30,7**
N. medianus	**7,66**	4,4	**42**	**32,3**

Sensible Neurografie

Abb. 9.1: Elektroneurografie: Alle drei motorischen Nerven zeigen verlängerte distal motorische Latenzen (DML) als Zeichen der distalen Demyelinisierung (hier abgebildet der N. medianus und N. ulnaris nach proximaler und distaler Stimulation). Die sensible Amplitude und Nervenleitgeschwindigkeit (NLG) des N. ulnaris waren reduziert, N. suralis war nicht ableitbar. Abkürzungen: ADM: Abduktor digiti minimi, APB: Abduktor pollicis brevis, Hdgl.: Handgelenk, Un. Ellbg.: unterer Ellebogen, Ob. Ellbg.: oberer Ellenbogen.

Nerv	Amplitude (µV)	NLG (m/s)
N. ulnaris	**2,24**	49,1
N. suralis	–	–

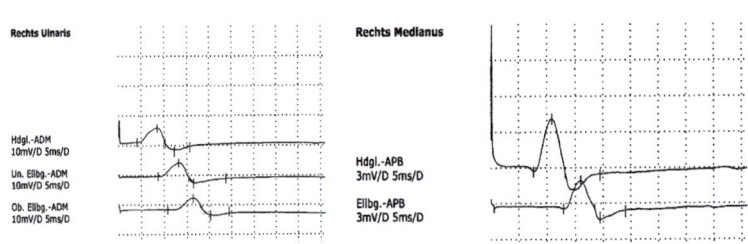

Die erweiterte Labordiagnostik ergab eine monoklonale Gammopathie vom IgM kappa Typ in der Serumelektrophorese und Immunfixation (▶ Abb. 9.2).

Anschließend wird eine ergänzende Diagnostik durchgeführt, die eine erhöhte IgM Konzentration und beta2-mikroglobulin in Serum mit normwertigem Kalzium, Kreatinin und Hämoglobin zeigt. Ein Ganzkörper Osteo-CT in low-Dose liefert keinen eindeutigen Nachweis myelomsuspekter Osteolysen. In der Knochenmarkbiopsie wird eine Infiltration von 8 % atypischen Plasmazellen im Knochenmark nachgewiesen.

Im Rahmen der erweiterten Labordiagnostik werden auch hochtitrige positive MAG (Myelin-assoziiertes Glykoprotein) Antikörper von 26.007 U/ml gemessen.

Zur weiteren Eingrenzung der Polyneuropathie wird auch eine N. suralis Biopsie durchgeführt, es bestätigt sich eine mäßiggradige, demyelinisierende Polyneuropathie mit erweiterten Myelinlamellen und entzündlicher Infiltration.

Die Diagnose der MAG positiven IgM-kappa MG-assoziierten Polyneuritis wird gestellt.

Der Patient erhält eine Kortison-Puls Therapie mit 500 mg Methylprednisolon täglich an drei Tagen. Bei fehlendem Ansprechen auf der Therapie erfolgt anschließend eine Therapie mit intravenösen Immunglobulinen (IVIG) mit 2 g/kgKG IVIG über fünf Tage und nachfolgend 1 g/kgKG alle sechs Wochen.

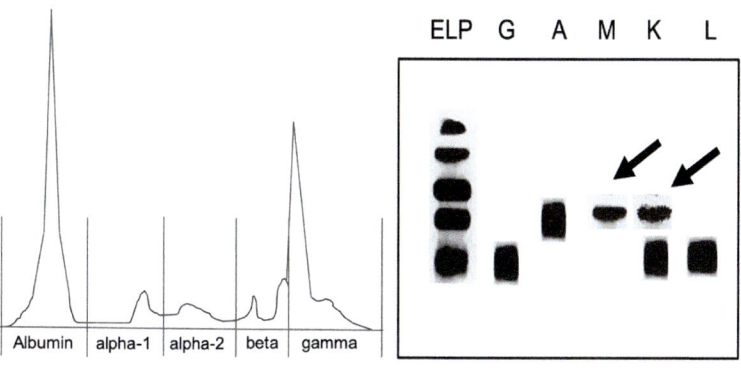

Abb. 9.2: Befund einer Serumeiweißelektrophorese (Kapillarzonenelektrophorese) mit deutlichem M (monoklonalem)-Gradienten in der Gamma-Globulin-Fraktion (links). Die Immunfixation ergab eine monoklonale Gammopathie vom IgM-kappa Typ (Pfeile).

Drei Monate nach der Initiierung der oben genannten Therapie stellt sich der Patient erneut ambulant zur Verlaufskontrolle vor mit Verschlechterung der Kraft der distalen unteren Extremitäten und Fußheberparese vom Kraftgrad 4/5 bds.

Eine Therapie mit dem CD20-depletierenden monoklonalen Antikörper Rituximab 1.000 mg i. v. wird ergänzend verabreicht. Darunter zeigt sich sechs Monate später im Rahmen der geplanten ambulanten Wiedervorstellung eine Besserung der Paresen und der sensorischen Ausfälle.

Die Therapie mit Rituximab wird weiter als Monotherapie (2 x 1.000 mg jährlich) durchgeführt. Eine jährliche onkologische Vorstellung zur Verlaufskontrolle bei MGUS wird durchgeführt. Der Patient zeigt unter Rituximab eine klinische und neurografische Stabilität. Die anti-MAG Antikörper zeigen sich rückläufig (260 U/ml).

9.3 Diagnose

Im Rahmen der ursächlichen Abklärung einer Polyneuropathie spielt die Diagnostik bzgl. einer MGUS mittels Serumelektrophorese und Immunfixation eine wichtige Rolle.

Die Eiweißelektrophorese-Kapillarelektrophorese dient der Abtrennung der Serumeiweiße in einem elektrischen Feld. In der Eiweißelektrophorese sind fünf unterschiedliche Fraktionen zu unterscheiden: Albumin, alpha-1-, alpha-2-, beta-1-, beta-2- und gamma-Globuline. M-Protein (M-Gradienten) stellen sich entweder als zusätzliche Fraktion bei der gamma-Globulinen oder als Erhöhung der beta-1- und/oder beta-2-Fraktion dar (▶ Abb. 9.2). Bei Verdacht auf eine MG sollte stets eine Immunfixation angeschlossen werden, als sensitiver und spezifischer Verfahren zur Charakterisierung des Proteins (▶ Abb. 9.2).

Im Rahmen der ursächlichen Abklärung einer Polyneuropathie spielt die Diagnostik bzgl. einer MGUS mittels Serumelektrophorese und Immunfixation eine wichtige Rolle.

B Entzündliche Polyneuropathien

Man kann drei MGUS Subtypen unterscheiden: IgM-MGUS, non-IgM-MGUS und Leichtketten-MGUS (▶ Tab. 9.1)

Tab. 9.1: Klinische Charakteristika der drei MGUS Subtypen und deren Zusammenhang mit Polyneuropathie

Subtyp MGUS	IgM-MGUS	Nicht-IgM-MGUS (IgG > IgA)	Leichtketten-MGUS
Diagnosekriterien	klonales Protein im Serum < 30 g/lPlasmazellen im Knochenmark < 10 % Abwesenheit von Symptomen oder Manifestation lymphoproliferativer Erkrankungen*	klonales Protein im Serum < 30 g/l, Fehlen der CRAB-Kriterien** oder von Symptomen/ Manifestation einer lymphoproliferativen Erkrankung*	abnormale FLC-ratio (< 0.26/> 1.65), keine schwere Kette in der Immunfixation nachweisbar Plasmazellen im Knochenmark < 10 %klonales Protein im Urin < 500 mg/24h, keine Endorganschäden oder Hinweise auf lymphoproliferative Erkrankung*
Progressionsrisiko	2 % pro Jahr in den ersten zehn Jahren, dann 1 % pro Jahr	1 % pro Jahr	0,3 % pro Jahr
Maligne Erkrankungen	Morbus Waldenström, NHL, AL-Amyloidose, selten IgM Myelom	Multiples Myelom, AL-Amyloidose	Leichtketten Myelom, AL-Amyloidose
Zusammenhang mit Polyneuropathie	anti-MAG-Antikörper positiv (50 %): DADS Neuropathieanti-MAG-Antikörper negativ: heterogenes Muster***	Heterogenes Muster***	Heterogenes Muster***

* z. B. Anämie, Lymphadenopathie, Splenomegalie etc.
** Hyperkalzämie, Niereninsuffizienz, Anämie, Knochenläsionen (Osteoporose, Osteolysen)
*** kausaler Zusammenhang nur bei demyelinisierender Polyneuropathie (CIDP-ähnlich) anzunehmen
Abkürzungen: FLC (free light chains) ratio – Verhältnis zwischen monoklonalen und polyklonalen freien Leichtketten, MAG – Myelin-assoziiertes Glykoprotein, NHL – Non-Hodgkin Lymphom, AL – Amyloidose Leicht-Ketten Amyloidose, DADS – distal acquired demyelinating symmetric neuropathy

Distal acquired demyelinating symmetric neuropathy (DADS-M) mit Nachweis von anti-MAG Antikörper zeigt ein typisches klinisches und elektroneurografisches Muster.

Die Polyneuropathie mit monoklonaler IgM-Gammopathie und hohen Titern von anti-MAG Antikörper ist eine reine oder überwiegend sensible Polyneuropathie mit chronischem klinischem Verlauf. Betroffen sind zumeist Männer im Alter von 50–70 Jahren. Klinisch zeigt sich als distale, symmetrische Neuropathie mit M-Protein (distal acquired demyelinating symmetric neuropathy, DADS-M). Eine motorische Beteiligung kann auftreten und ist typischerweise mild und distal. Der klinische Verlauf ist langsam progredient und führt zu einer sensiblen Ataxie und Tremor

(▶ Kap. 1). Elektrophysiologisch zeigt sich eine vorwiegend distale Demyelinisierung mit deutlich verlängerten distalen motorischen Latenzen (DML) und verlangsamten Nervenleitgeschwindigkeiten (NLG). Im direkten Vergleich mit Polyneuropathien bei non-IgM MGUS sind Polyneuropathien bei IgM-MGUS Patienten häufiger demyelinisierend und somit häufiger mit der MG assoziiert (Svahn et al. 2018).

Bei einer Untergruppe von Patienten mit IgM-MGUS-assoziierte CIDP-ähnliche Neuropathie und mit niedrigen Titern von anti-MAG-Antikörpern können intermediäre oder proximale motorische Nervensegmente beteiligt sein (Magy et al. 2015).

> **Cave:**
>
> Das M-Protein bindet an MAG bei etwa 40–50 % der Patienten mit IgM-MGUS-assoziierten Neuropathien. In der Mehrzahl der Fälle bestehen zusätzlich anti-Glykolipid-Antikörper. Bei MAG-negativen IgM-MGUS mit demyelinisierender Neuropathie, können weitere Antikörper vorliegen (anti-LM1, anti-Asialo-GM1). Anti-MAG-Antikörper sind allerdings nicht spezifisch und wurden auch bei Patienten mit IgM-AL-Amyloidose und Neuropathie und bei Patienten mit demyelinisierender Neuropathie ohne IgM-MGUS mindestens bei Erstdiagnose nachgewiesen (Pascual-Goñi et al. 2019).

9.4 Therapie

Es gibt nur begrenzte Daten zu den geeigneten Therapieregimen bei Patienten mit MGUS-assoziierter Neuropathie. Darüber hinaus war das Therapieansprechen schlecht. Wirksamkeit und Nutzen von Immunsuppressiva müssen im Hinblick auf das Risiko eines späteren hämatologischen Malignoms (Lymphom, Leukämie) sorgfältig abgewogen werden.

9.4.1 Intravenöse Immunglobuline

Verschiedene Studien haben einen begrenzten kurzfristigen Nutzen bei der Behandlung mit IVIG bei MAG-positiver IgM-MGUS-assoziierter peripherer Neuropathie gezeigt. Der Wirkmechanismus ist nicht gut verstanden; es kann mit einer Neutralisierung von anti-MAG-Antikörpern oder mit Antikörper-vermittelten Effekte auf die anti-MAG-produzierenden Plasmazellen zusammenhängen. Insgesamt zeigen diese Studien einen potenziellen kurzfristigen Nutzen von IVIG (Dosierung von 2 g/kgKG und anschließend 1 g/kgKG alle 3-4 Wochen) mit einem Therapieansprechen bei 40–50 % der Patienten (Comi et al. 2002; Gorson et al. 2002). Die Daten zur Rolle von IVIG bei Patienten mit nicht-IgM-MGUS-assozierter Neuropathie sind noch begrenzter mit noch niedrigerem Therapieansprechen (Joint Task Force of the EFNS and the PNS 2010; Stork et al. 2015; Lunn und Nobile-Orazio 2016).

9.4.2 Extrakorporale Therapieverfahren (Plasmaaustausch)

Die Behandlung mit Plasmapherese hat widersprüchliche Ergebnisse gezeigt. Das Grundprinzip besteht darin, das störende M-Protein zu entfernen und dadurch die durch Zielantikörper vermittelte Schädigung neuronaler Fasern zu verringern. Wenige Fallberichte unterstützten die Anwendung der Plasmapherese zur Behandlung von nicht-IgM-MG-Neuropathien (Frayne und Stark 1985; Fineman und McKendall 1990).

9.4.3 Rituximab

Es gibt eine Reihe von Pilotstudien und Fallberichten zur Behandlung von IgM-MGUS-Neuropathie mit dem monoklonalen anti-CD20-Antikörper Rituximab, der auf die zugrunde liegende klonale Plasmazell-Population vermutlich wirkt. Das Behandlungsprotokoll in den meisten dieser Studien war wöchentliche Infusionen von 375 mg/m^2 Rituximab über vier Wochen. Sie deuten auf eine begrenzte positive Wirkung bei einigen Patienten hin in Kombination mit einer Reduktion der IgM-Spiegel, aber nicht unbedingt mit einer Reduktion der Titer der anti-MAG Antikörper (Benedetti et al. 2008; Hahn et al. 2009; Léger et al. 2013; Gazzola et al. 2017; Svahn et al. 2018).

9.5 Prognose

25–30 % der Patienten mit IgM-MGUS-assoziierter peripherer Neuropathie haben nach zehn Jahren eine mäßige Behinderung. Die Behinderungsraten 5, 10 und 15 Jahre nach Erstmanifestation betrugen 16 %, 24 % bzw. 50 %. Es ist schwieriger, die Prognose einer nicht-IgM-MGUS-assoziierten Neuropathie abzuschätzen, da es in den meisten Studien schwierig ist festzustellen, ob die MGUS kausal oder zufällig war (Nobile-Orazio et al. 2000; Niermeijer et al. 2010).

Ein weiterer Aspekt, was die Prognose der Polyneuropathie beeinflusst, ist das Risiko eines Fortschreitens der MGUS zu einer malignen lymphoproliferativen Erkrankung (▶ Tab. 9.1).

Ein weiterer Aspekt, was die Prognose der Polyneuropathie beeinflusst, ist das Risiko eines Fortschreitens der MGUS zu einer malignen lymphoproliferativen Erkrankung.

MGUS mit geringem Risiko – Wenn die Serumkonzentration des M-Proteins weniger als 15 g/l ist oder vom IgG-Typ und das Verhältnis zwischen monoklonalen und polyklonalen freien Leichtketten (FLC-Ratio, free light chain ratio) normal ist, ist das Risiko eines möglichen Fortschreitens zu einer damit verbundenen Malignität gering. Eine Knochenmarkbiopsie ist erforderlich, wenn der Patient eine ungeklärte Anämie, Niereninsuffizienz, Hyperkalzämie oder Knochenläsionen hat (CRAB-Kriterien). Die Patienten sollten innerhalb von sechs Monaten einer Serumproteinelektrophorese unterzogen werden. Anschließend erfolgen Verlaufskontrollen alle 2–3 Jahre.

MGUS mit mittlerem und hohem Risiko – Bei einem M-Serumprotein von über 15 g/l, einen IgA- oder IgM-Proteintyp oder ein abnormales FLC-Verhältnis, sollte eine Knochenmarkbiopsie durchgeführt werden, um die Infiltration des Knochenmarks durch atypische Plasmazellen zu bestimmen. Die CRAB-Kriterien sollten überprüft werden. Wenn die Ergebnisse dieser Tests zufriedenstellend sind, sollten die Patienten innerhalb von sechs Monaten und dann lebenslang jährlich einer Serumproteinelektrophorese und einem vollständigen Blutbild unterzogen werden.

»Smoldering« (asymptomatisches) Multiples Myelom – Die Diagnose erfordert das Vorhandensein eines M-Proteinspiegels von 30 g/l oder mehr oder eines Anteils klonaler Plasmazellen im Knochenmark von 10 % oder mehr, jedoch keine Schädigung von inneren Organen. Es muss von MGUS aufgrund eines höheren Risikos (10 % im Jahr) für ein Fortschreiten des Myeloms oder einer verwandten Störung unterschieden werden (van de Donk et al. 2016).

9.6 Diskussion

Die Immunglobulinen werden durch Plasmazellen produziert, die dem letzten Stadium der Differenzierung der B-Zellreihe entsprechen. Nach Größe, Kohlenhydratanteil und Aminosäuresequenz erfolgt eine Einteilung der Antikörper in fünf Klassen (IgA, IgD, IgE, IgG und IgM).

> **Cave:**
>
> Die pathogenetische Rolle des M-Proteins im Rahmen einer MGUS-assoziierten peripheren Neuropathie ist nicht gut verstanden. Es wird angenommen, dass die Pathogenese eine direkte Wirkung von M-Proteinen auf den peripheren Nerv ist, was zu einem Demyelinisierungsprozess führt. Histologische Studien haben Demyelinisierung und erweiterte Myelinlamellen gezeigt, wo monoklonale IgM-Ablagerungen nachgewiesen werden konnten (Takatsu et al. 1985).

Die Immunglobulinen werden durch Plasmazellen produziert, die dem letzten Stadium der Differenzierung der B-Zellreihe entsprechen.

Die Prävalenz der MGUS liegt bei jugendlichen Erwachsenen unter 1 %, steigt bei Erwachsenen zwischen dem 60. und 80. Lebensjahr auf 6 %, bei Personen zwischen dem 80. und 90. Lebensjahr auf 11 % und beträgt bei Personen über dem 90. Lebensjahr 14 %. Da MGUS in der Allgemeinbevölkerung relativ häufig ist, bedeutet das Vorhandensein eines M-Proteins bei einem Patienten mit Neuropathie nicht, dass ein kausaler Zusammenhang besteht. Die Assoziation kann zufällig sein, da beide Störungen eine relativ hohe Prävalenz in der Bevölkerung aufweisen.

> **Merke:**
>
> Während bei demyelinisierenden Neuropathien mit IgM-Paraprotein, insbesondere mit anti-MAG Antikörper, einen kausalen Zusammenhang des Paraproteins mit der Neuropathie nachgewiesen ist, kann bei den anderen Neuropathien mit MGUS keine sichere ursächliche Rolle des Paraproteins angenommen werden.
>
> Demyelinisierende Neuropathien mit IgG- oder IgA-Paraprotein sind oft im klinischen Bild und im Therapieansprechen ähnlich wie CIDP (Joint Task Force of the EFNS and the PNS 2010), allerdings bei axonalen Polyneuropathien mit IgG- oder IgA- MGUS kann kein Zusammenhang angenommen werden. Wenn die Polyneuropathie einen benignen Verlauf hat, kann man eine symptomatische Therapie anwenden (Zis et al. 2016). Bei progredienter Polyneuropathie sollten weitere Ursachen abgeklärt werden. Die Progredienz in einer malignen lymphoproliferativen Erkrankung sollte untersucht werden (Stork et al. 2015; van de Donk et al. 2016)

Das POEMS-Syndrom: Akronym für Polyneuropathie, Organomegalie, Endokrinopathie, monokonale Gammopathie und Hautveränderungen

Das POEMS-Syndrom, Akronym für Polyneuropathie, Organomegalie (Leber, Milz und Lymphknoten), Endokrinopathie (Gynäkomastie, Amenorrhoe, Glukoseintoleranz, Hypothyreose), monokonale Gammopathie (typischerweise IgG-lamda), häufig osteoklastisches Plasmozytom und Hautveränderungen (Hyperpigmentierung, Hypertrichose, Hautverdickung, Trommelschlegelfinger, Sklerodaktylie) ist eine seltene Erkrankung. Elektrodiagnostische Studien zeigen eine längenabhängige sensomotorische Neuropathie, die typischerweise demyelinisierend (Verlangsamung der NLG) mit axonaler Beteiligung ist. Zur interdisziplinären Behandlung kommen Bestrahlung, Kortikosteroide, Chemotherapie und Stammzelltransplantation infrage (Joint Task Force of the EFNS and the PNS 2010; Dispenzieri 2017; Brown und Ginsberg 2019; Keddie et al. 2020).

9.7 Zusammenfassung

- Monoklonale Gammopathien bestehen aus einem Spektrum klonaler Plasmazellstörungen, einschließlich der monoklonaler Gammopathie von unbestimmter Signifikanz (MGUS).
- Das Kennzeichen der monoklonalen Gammopathien ist die Sekretion eines monoklonalen Immunglobulins, das als monoklonales (M) Protein bezeichnet wird.
- Bei 3–4 % der Allgemeinbevölkerung über 50 Jahre alt wird eine monoklonale Gammopathie nachgewiesen.
- Eine periphere Neuropathie bei monoklonaler Gammopathie ist ein schwieriges diagnostisches Problem hinsichtlich der Signifikanz der Gammopathie für die Nervenschädigung.
- Bei Neuropathien mit IgM-Paraprotein, insbesondere mit anti-MAG Antikörper, zeigt sich oft eine distal betonte Demyelinisierung, die auf B-Zellen Depletion (Rituximab) anspricht.
- Bei CIDP-ähnlichen Neuropathien mit IgG-Paraprotein wird ein kausaler Zusammenhang des Paraproteins mit der Neuropathie vermutet und die Therapie erfolgt nach CIDP Richtlinien.

Literatur

Benedetti L, Briani C, Franciotta D, Carpo M, Padua L, Zara G, Zambello R, Sormani MP, Mancardi GL, Nobile-Orazio E, Schenone A (2008) Long-term effect of rituximab in anti-mag polyneuropathy. Neurology 71(21): 1742–1744.

Brown R, Ginsberg L (2019) POEMS syndrome: clinical update. J Neurol 266(1): 268–277.

Comi G, Roveri L, Swan A, Willison H, Bojar M, Illa I, Karageorgiou C, Nobile-Orazio E, van den Bergh P, Swan T, Hughes R, Aubry J, Baumann N, Hadden R, Lunn M, Knapp M, Léger J-M, Bouche P, Mazanec R, Meucci N, van der Meché F, Toyka K, Inflammatory Neuropathy Cause and Treatment Group (2002) A randomised controlled trial of intravenous immunoglobulin in IgM paraprotein associated demyelinating neuropathy. J Neurol 249(10): 1370–1377.

Dispenzieri A (2017) POEMS syndrome: 2017 Update on diagnosis, risk stratification, and management. Am J Hematol 92(8): 814–829.

Fineman SM, McKendall RR (1990) Plasma exchange: a treatment for neuropathy associated with IgG-kappa gammopathy. J Neurol 237(2): 85–87.

Frayne J, Stark RJ (1985) Peripheral neuropathy with gammopathy responding to plasmapheresis. Clin Exp Neurol 21: 195–200.

Gazzola S, Delmont E, Franques J, Boucraut J, Salort-Campana E, Verschueren A, Sagui E, Hubert A-M, Pouget J, Attarian S (2017) Predictive factors of efficacy of rituximab in patients with anti-MAG neuropathy. J Neurol Sci 377: 144–148.

Gorson KC, Ropper AH, Weinberg DH, Weinstein R (2002) Efficacy of intravenous immunoglobulin in patients with IgG monoclonal gammopathy and polyneuropathy. Arch Neurol 59(5): 766–772.

Hahn AF, Raju R, McElroy B (2009) Placebo-controlled trial of rituximab in IgM anti-myelin-associated glycoprotein antibody demyelinating neuropathy. Ann Neurol 65(3): 286–293.

Joint Task Force of the EFNS and the PNS (2010) European Federation of Neurological Societies/Peripheral Nerve Society Guideline on management of paraproteinemic demyelinating neuropathies. Report of a Joint Task Force of the European Federation of Neurological Societies and the Peripheral Nerve Society–first revision. J Peripher Nerv Syst 15(3): 185–195.

Keddie S, Foldes D, Caimari F, Baldeweg SE, Bomsztyk J, Ziff OJ, Fehmi J, Cerner A, Jaunmuktane Z, Brandner S, Yong K, Manji H, Carr A, Rinaldi S, Reilly MM, D'Sa S, Lunn MP (2020) Clinical characteristics, risk factors, and outcomes of POEMS syndrome: A longitudinal cohort study. Neurology 95(3): e268–e279.

Kelly JJ, Kyle RA, O'Brien PC, Dyck PJ (1981) Prevalence of monoclonal protein in peripheral neuropathy. Neurology 31(11): 1480–1483.

Léger J-M, Viala K, Nicolas G, Créange A, Vallat J-M, Pouget J, Clavelou P, Vial C, Steck A, Musset L, Marin B, RIMAG Study Group (France and Switzerland) (2013) Placebo-controlled trial of rituximab in IgM anti-myelin-associated glycoprotein neuropathy. Neurology 80(24): 2217–2225.

Lunn MP, Nobile-Orazio E (2016) Immunotherapy for IgM anti-myelin-associated glycoprotein paraprotein-associated peripheral neuropathies. Cochrane Database Syst Rev 10: CD002827.

Magy L, Kaboré R, Mathis S, Lebeau P, Ghorab K, Caudie C, Vallat J-M (2015) Heterogeneity of Polyneuropathy Associated with Anti-MAG Antibodies. J Immunol Res 2015: 450391.

Niermeijer JMF, Fischer K, Eurelings M, Franssen H, Wokke JHJ, Notermans NC (2010) Prognosis of polyneuropathy due to IgM monoclonal gammopathy: a prospective cohort study. Neurology 74(5): 406–412.

Nobile-Orazio E, Meucci N, Baldini L, Di Troia A, Scarlato G (2000) Long-term prognosis of neuropathy associated with anti-MAG IgM M-proteins and its relationship to immune therapies. Brain 123(Pt 4): 710–717.

Pascual-Goñi E, Martín-Aguilar L, Lleixà C, Martínez-Martínez L, Simón-Talero MJ, Díaz-Manera J, Cortés-Vicente E, Rojas-García R, Moga E, Juárez C, Illa I, Querol L (2019) Clinical and laboratory features of anti-MAG neuropathy without monoclonal gammopathy. Sci Rep 9(1): 6155.

Stork ACJ, Lunn MPT, Nobile-Orazio E, Notermans NC (2015) Treatment for IgG and IgA paraproteinaemic neuropathy. Cochrane Database Syst Rev (3): CD005376.

Svahn J, Petiot P, Antoine J-C, Vial C, Delmont E, Viala K, Steck AJ, Magot A, Cauquil C, Zarea A, Echaniz-Laguna A, Iancu Ferfoglia R, Gueguen A, Magy L, Léger J-M, Kuntzer T, Ferraud K, Lacour A, Camdessanché J-P, Francophone anti-MAG cohort Group (2018) Anti-MAG antibodies in 202 patients: clinicopathological and therapeutic features. J Neurol Neurosurg Psychiatry 89(5): 499–505.

Takatsu M, Hays AP, Latov N, Abrams GM, Nemni R, Sherman WH, Nobile-Orazio E, Saito T, Freddo L (1985) Immunofluorescence study of patients with neuropathy and IgM M proteins. Ann Neurol 18(2): 173–181.

van de Donk NWCJ, Mutis T, Poddighe PJ, Lokhorst HM, Zweegman S (2016) Diagnosis, risk stratification and management of monoclonal gammopathy of undetermined significance and smoldering multiple myeloma. Int J Lab Hematol 38 Suppl 1: 110–22.

Zis P, Sarrigiannis PG, Rao DG, Hewamaddduma C, Hadjivassiliou M (2016) Chronic idiopathic axonal polyneuropathy: a systematic review. J Neurol 263(10): 1903–1910.

10 Vaskulitische Neuropathien

Christian Schneider

10.1 Einleitung

Vaskulitische Neuropathien sind eine wichtige Differenzialdiagnose in der ätiologischen Aufarbeitung axonaler Polyneuropathien. Ursächlich liegt ihnen eine autoimmun-mediierte Inflammation von nervenversorgenden Gefäßen mit konsekutiver ischämischer Schädigung des Nervens zugrunde (▶ Abb. 10.1). Es existieren zahlreiche Einteilungen, welche den unterschiedlichen Gesichtspunkten dieser heterogenen Erkrankungsgruppe Rechnung tragen sollen. In Anlehnung an gängige Einteilungen der systemischen Vaskulitiden, kann eine Zuordnung z. B. nach der Gefäßbeteiligung (großkalibrig, mittelkalibrig, kleinkalibrig) und/oder auch nach klinischen Gesichtspunkten erfolgen (Collins et al. 2010). Unter zuletzt genanntem Aspekt lassen sich zunächst systemische und nicht-systemische (oder auch lokalisierte) Vaskulitiden, die mit Neuropathien einhergehen, abgrenzen. Die systemischen vaskulitischen Neuropathien lassen sich weiter in primäre und sekundäre Formen unterteilen (▶ Kasten 10.1). Aus diagnostischer Sicht sind für den Neurologen sowohl die systemischen als auch die nicht-systemischen Formen von großer Relevanz. Im weiteren therapeutischen Verlauf steht aber in der Regel vor allem die Vaskulitis mit isolierter Beteiligung des peripheren Nervensystems im neurologischen Interessensgebiet, auch weil diese wahrscheinlich die Häufigste der vaskulitisch-bedingten Neuropathien ausmacht (Collins und Periquet-Collins 2009). Die Behandlung der z. T. schwer verlaufenden systemischen Verlaufsformen sollte interdisziplinär mit internistischer Beteiligung erfolgen, um Organmanifestationen nicht zu übersehen oder zu unterschätzen (▶ Fallbeispiel). Aber auch das Bild der nicht-systemischen Vaskulitiden ist komplex und neben den klassischen Verlaufsformen mit multifokaler Präsentation, existieren Sonderfälle, die mit Beteiligung des lumbosakralen Plexus und initial auftretenden Monoparesen einhergehen können (Gwathmey et al. 2014).

Kasten 10.1: Einteilung der vaskulitischen Neuropathien

Nicht-systemische Vaskulitiden

- Nicht-systemische vaskulitische Polyneuropathie (NSVN)
- Radikuloplexus-Neuropathie (diabetisch, nicht-diabetisch)
- Kutane Vaskulitis

Primäre systemische Vaskulitiden

- Kleinkalibrige Vaskulitis
  - Churg-Strauss Syndrom (Eosinophile Polyangiitis)[1]
  - Wegener Granulomatose (Granulomatose mit Polyangiitis)[1]
  - Mikroskopische Polyangiitis[1]
  - Essenzielle Kryoglobulinämie (non-HCV)
  - Purpura Schönlein-Henoch
- Mittelkalibrige Vaskulitis
  - Polyarteritis nodosa
- Großkalibrige Vaskulitis
  - Riesenzellarteriitis

Sekundäre systemische Vaskulitiden

- Vaskulitis bei Kollagenosen
  - Rheumatoide Arthritis
  - Systemischer Lupus erythematodes
  - Sjögren-Syndrom
  - Sklerodermie
  - Dermatomyositis
  - Mischkollagenose
- Sarkoidose
- Morbus Behçet
- (Para-)infektiöse Vaskulitis (z. B. HBV, HCV, HIV)
- Medikamenten-induzierte Vaskulitis
- Malignom-assoziierte Vaskulitis
- Vaskulitis assoziiert mit chronisch entzündlichen Darmerkrankungen

[1] ANCA-assoziierte Vaskulitiden

10.2 Fallbeispiel

Eine 52-jährige Patientin stellt sich erstmalig notfallmäßig in der Neurologie aufgrund seit fünf Tagen zunehmender Sensibilitätsstörungen in Form von Kribbelparästhesien zunächst des linken Fußes, im Verlauf dann beider Füße und der Hände vor. Zudem beklagt die Patientin eine zunehmende Gangunsicherheit ohne dass ihr Lähmungserscheinungen aufgefallen seien. Nebenbefundlich berichtet die Patientin seit zwei Wochen an einer Erkältung mit Husten, aber ohne Fieber zu leiden.

In der neurologischen Untersuchung zeigt sich ein polyneuropathisches Syndrom mit erloschenen Achillessehnenreflexen, leichtgradigen distal-betonten Paresen und einer bimalleolären Pallhypästhesie (4/8). Nebenbefundlich zeigen sich an den Händen und Füßen scharf begrenzte hämorrhagische Vesikel und an der Unterlippe eine aphtoide Erosion.

Es erfolgt die Aufnahme bei Verdacht auf ein Guillain-Barré-Syndrom (GBS) und es wird eine intravenöse Immunglobulintherapie begonnen. Die elektrophysiologische Diagnostik zeigt eine axonale sensomotorische Polyneuropathie, liquordiagnostisch zeigt sich eine milde Pleozytose ohne Eiweißerhöhung. In der dermatologischen Mitbeurteilung wir der V. a. eine Hand-Fuß-Krankheit gestellt und Abstriche auf Enteroviren und Herpes-Simplex-Viren abgenommen. Die Abstriche sind im Verlauf negativ.

Unter der Therapie kommt es zunächst zu einer klinischen Besserung, sodass trotz der zunächst ungewöhnlich erscheinenden Diagnostik für ein GBS an der Verdachtsdiagnose festgehalten wird und die Patientin in eine Rehabilitationsklinik verlegt wird.

Ca. zehn Tage später wird die Patientin bei erneuter Zunahme der Beschwerden und einer nun ausgeprägten Gangunsicherheit wieder vorgestellt. Auch diesmal zeigt sich in der Liquordiagnostik keine Eiweißerhöhung, laborchemisch fällt eine deutliche Erhöhung der Erythrozytensedimentationsrate auf (ESG, 102 mm/h, bei Erstvorstellung 88 mm/h), sodass nun in Zusammenschau der Befunde eine systemische Vaskulitis vermutet wird. In der ergänzenden Diagnostik lässt sich im Verlauf eine ANCA-assoziierte Vaskulitis diagnostizieren (cANCA/PR3 positiv, CT Thorax/Abdomen mit Nachweis von Milz- und Lungeninfarkten, Nierenbiopsie zeigt fokale frisch nekrotisierende und extrakapillär proliferative Glomerulonephritis).

Es erfolgt zunächst eine fünftägige Kortisonstoßtherapie und anschließend unter Fortführung einer niedrigdosierten oralen Kortisongabe die Einleitung ein gepulsten intravenösen Cyclophosphamidtherapie. Nach zunächst deutlicher Stabilisierung der neurologischen Symptomatik, kommt es im Verlauf zu zunehmenden pulmonalen Symptomen und Zeichen einer aktiven Nierenbeteiligung, sodass die weitere Therapie von Cyclophosphamid auf Rituximab (1 g alle sechs Monate) umgestellt wird. Darunter lässt sich eine Remission erreichen mit neurologischerseits noch leichtgradigen residuellen Paresen und brennenden Dysästhesien weswegen eine Behandlung mit Pregabalin begonnen wird.

10.3 Diagnose

10.3.1 Klinische und elektrophysiologische Aspekte

Die vaskulitischen Neuropathien werden häufig als klassisches Beispiel einer Mononeuritis multiplex aufgeführt. Jedoch präsentieren sich die Patienten im klinischen Alltag teilweise auch mit einer distal-asymmetrisch-betonten und auch symmetrischen Symptomatik. Dies mag unter anderem auch daran liegen, dass es im Verlauf zu einer Überlagerung verschiedener Mononeuritiden kommt. Eine tatsächliche primär distal-symmetrische Manifestation wird als selten angesehen (Collins und Hadden 2017). Der Verlauf der Erkrankung ist meist subakut, progressiv oder schubförmig über Monate bis sogar Jahre verlaufend, bevor es zu einer Diagnosesicherung kommt, dies betrifft wahrscheinlich aufgrund der fehlenden weiteren Organmanifestationen insbesondere die nicht-systemischen Varianten. Im Mittel fällt der Krankheitsbeginn in die sechste Lebensdekade (Collins und Hadden 2017).

Die Patienten berichten im frühen Krankheitsverlauf häufig von sensiblen Beschwerden. Insbesondere spielen Schmerzen in Form von Dysästhesien in den Extremitäten bei einem Großteil der Patienten im gesamten Krankheitsverlauf eine herausragende Rolle (Collins and Hadden 2017). Selten kommen auch schwere akute Verläufe ähnlich einem GBS vor (▶ Fallbeispiel). Im Falle der systemischen Vaskulitiden sind Symptome in der Folge weiterer Organmanifestationen z. B. pulmonale Symptome, Arthralgien, Hautläsionen und Allgemeinsymptome wie Abgeschlagenheit mitbestimmend (Lane et al. 2005). Autonome Beteiligungen oder Hirnnervenaffektionen sind bei allen Vaskulitiden selten.

Der Gruppe der nicht-systemischen Vaskulitiden lassen sich neben den klassischen Verlaufsformen (multifokal bzw. asymmetrisch) auch weitere Varianten formal, heißt pathologisch zuordnen, welche eine distinkte Präsentation aufweisen (▶ Kasten 10.1). Welche dieser klinischen Syndrome tatsächlich immer einer Vaskulitis entsprechen, bleibt neben der begrenzten Datenlage unter anderem deshalb häufig wohl spekulativ, da im Alltag eine Biopsie der betroffenen Nerven meist nicht durchgeführt wird. Von Interesse sehen wir hier vor allem die diabetische Radikuloplexusneuropathie die sich ähnlich einer idiopathischen Plexusneuritis mit einer monophasisch verlaufenden schmerzhaften Monoparese der unteren Extremität präsentieren kann und bei Diabetes mellitus Typ 2-Patienten auftritt (Dyck et al. 1999).

Elektrophysiologisch zeigt sich bei Patienten mit vaskulitischen Neuropathien eine vorwiegend axonale sensomotorische Polyneuropathie mit distaler Betonung der unteren Extremität. Verkomplizierend kann es durch fokale Ischämien zu sogenanntem »Pseudo« bzw. axonalen Leitungsblöcken kommen und axonale Schädigungen schnell leitender Nervenfasern werden zusätzlich auch zu einer Reduktion der Nervenleitgeschwindigkeit führen, sodass die Abgrenzung zu demyelinisierenden

Neuropathien auch stellenweise schwierig sein kann. Elektromyografisch lässt sich passend zu einer axonalen Neuropathie pathologische Spontanaktivität in betroffenen Muskeln nachweisen. Im langfristigen Verlauf zeigt sich ein chronisch-neurogenes Bild mit in der Regel rückläufiger Spontanaktivität (McCluskey et al. 1999; Živković et al. 2007).

10.3.2 Labordiagnostik

Der Labor- und Liquordiagnostik kommt sowohl im Rahmen des allgemeinen differenzialdiagnostischen »Work-ups« als auch zur Abgrenzung einer systemischen von einer nicht-systemischen Vaskulitis eine wichtige Rolle zu (▶ Tab. 10.1) (Collins et al. 2010; Gwathmey et al. 2014).

Tab. 10.1: Klinische und laborchemische Charakteristika relevanter systemischer Vaskulitiden

Erkrankung	»typisches Labor«	Klinik (der Systemerkrankung)
Primäre syst. Vaskulitis (MP, WG, CSS, PAN)	p-/c-ANCA (anti-PR3/anti-MPO) Blutbild > Eosinophilie RF, C3/C4	PAN: Gewichtsverlust, Livedo, Muskelschmerz, AP-Beschwerden; CSS: all. Asthma; Lungeninfiltrate; MP: Nephritis, Alveoläre Hämorrhagie, Purpura WG: Rhinitis, Ulzerationen Oropharynx, Nephritis
Rheumatoide Arthritis	RF, anti-CPP	Arthritis (MCP, PIP), Engpassyndrome
Sjögren-Syndrom	RF, ANA- SS-B/SS-A	»Dry eye, dry mouth«; Arthritis
Systemischer Lupus Erythematodes	ANA, anti-DS, Sm-AK, C3/ C4	Erythem, Polyarthritis, Nephritis
Hepatitis B (> PAN), Hepatitis C (> Kryoglobulinämie)	Serologie	Übelkeit, abdominelle Beschwerden, Juckreiz, Ikterus
Kryoglobulinämie	»Kälteagglutinine«	Purpura, Arthralgien, Nephritis (Hämaturie/Proteinurie)

PAN: Polyarteriitis nodosa, CSS: Churg-Strauss-Syndrom (Eosinophile Granulomatose mit Polyangiitis), MP: Mikroskopische Polyangiitis, WG: Wegener-Granulomatose (Granulomatose mit Polyangiitis), ANA: Antinukleäre Antikörper, ANCA: Anti-Neutrophile cytoplasmatische Antikörper, RF: Rheumafaktor, CPP: Cyclische Citrulliniertes Peptid, MCP: Metacarpophalangeal Gelenk, PIP: Proximales Interphalangealgelenk, anti-DS: anti-Doppelstrang, Sm-Ak: Smith Antikörper.

Hierzu wird auch auf die Leitlinien der Peripheral Nerve Society verwiesen (Collins et al. 2010).

Laboruntersuchung zur Abgrenzung einer systemischen von einer nicht-systemischen Vaskulitis

> **Cave:**
>
> Zweifel an der Diagnose einer vaskulitischen Neuropathie sollte vor allem eine Zellzahlerhöhung im Liquor sowie eine Eiweißerhöhung > 110 mg/dl aufkommen lassen.

Neben dem Nachweis einer für systemische Vaskulitiden typischen Laborparametern, ist eine ESR-Erhöhung > 100 mm/h als Laborwert zur Abgrenzung einer systemischen von einer nicht-systemischen Variante zu empfehlen und sollte eine weitere Diagnostik (z. B. des Urins hinsichtlich Proteinurie) und gegebenenfalls internistische Mitbeurteilung zur Folge haben (Collins et al. 2010).

10.3.3 Neuropathologie

Trotz der theoretischen Möglichkeit an Hand definierter klinischer Kriterien eine vaskulitische Neuropathie auch ohne Biopsie zu diagnostizieren, bleibt diese der »Goldstandard« zum Nachweis einer Vaskulitis (Collins et al. 2010).

Die Nervenbiopsie ist der »Goldstandard« zum Nachweis einer Vaskulitis.

Als Biopsat reicht in der Regel eine Nervenbiopsie eines betroffenen Nervs, meist des N. suralis oder N. peronaeus superficialis. Eine ergänzende Muskelbiopsie muss nicht regelhaft, kann aber erfolgen, wenn diese ohne Erweiterung des Operationsfeldes entnommen werden kann (▶ Kap. 4) (Collins and Periquet 2008). Im Biopsat zeigen sich Infiltrate inflammatorischer Zellen der Gefäßwände und Zeichen eines vaskulären Schadens sowie bei chronischen Verläufen regenerativer Gefäßumbauten.

Zu betonen ist, dass die Diagnose dennoch immer in Zusammenschau des klinischen Verlaufs erfolgen sollte, da auch bei anderen Krankheitsentitäten stellenweise entzündliche Infiltrationen der Gefäße in Biopsaten nachgewiesen werden können (Devigili et al. 2011).

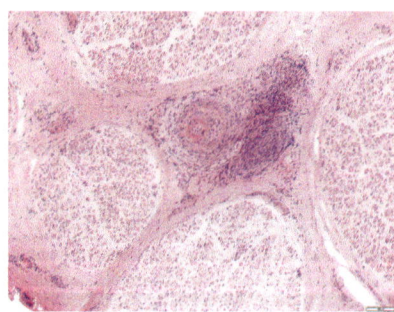

Abb. 10.1: Nervenbiopsie bei vaskulitischer Neuropathie Nachweis einer ausgeprägten leukozytären Infiltration und Destruktion der Gefäßwand in der Nervenbiopsie eines Patienten mit vaskultitischer Neuropathie. HE-Färbung, 100 x Vergrößerung. Mit freundlicher Genehmigung von Prof. Stenzel, Charité, Berlin.

10.4 Therapie

Vor allem wird man als Neurologe mit der Behandlung der nicht-systemischen vaskulitischen Polyneuropathie (NSVN) konfrontiert sein; dennoch ist insbesondere aufgrund des Mangels an Therapiestudien der NSVN von großer Relevanz die Grundzüge der Behandlung systemischer Vaskulitiden (mit Beteiligung des peripheren Nervensystems) zu kennen.

Die Behandlung systemischer Vaskulitiden sollte immer interdisziplinär mit Kollegen der Rheumatologie oder Nephrologie erfolgen. Die Therapie der systemischen Vaskulitiden erfolgt in der Regel als immunsuppressive Kombinationstherapie, wobei auf die Besonderheiten einzelner Erkrankungsbilder hingewiesen werden muss. Häufig wird eine Induktionstherapie, von einer remissionserhaltenden Therapie abgegrenzt. Angelehnt an die Leitlinien zur Behandlung ANCA-assoziierter Vaskulitiden wird eine Induktion durch eine Kombination aus Glucocorticoiden in gewichtsadaptierter Dosis (1 mg/kgKG Prednisolonäquivalent/Tag, maximal 80 mg) und Methotrexat oder Cyclophosphamid angestrebt. Cyclophosphamid wird dabei meist als Stoßtherapie aufgrund des günstigeren Nebenwirkungsprofil empfohlen. Die Kombinationstherapie erfolgt unter Uroprotektion mit Mesna und Infektionsprophylaxe mit Trimethoprim-Sulfamethoxazol (Schönermarck et al. 2014). Alternativ zu Cyclophosphamid hat sich in der Therapie der ANCA-assoziierten Vaskulitiden auch der Einsatz von Rituximab etabliert, welcher in einer großen randomisierten Studie in der Remissionsinduktion Cyclophosphamid nicht unterlegen war (Stone et al. 2010). Sollte durch die Induktionstherapie nach 3–6 Monaten eine Remission erreicht werden, wird in der Regel ein Wechsel von Cyclophosphamid bzw. Rituximab auf Azathioprin oder Methotrexat unter Beibehaltung einer Kortisontherapie unter der Cushingschwelle empfohlen (Schönermarck et al. 2014). Bei fehlendem Ansprechen sind unter individuellen Abwägungen weitere immunsuppressive Therapien zu erwägen (Plasmapherese, Hoch-Dosis Cyclophosphamid).

> Die Behandlung einer vaskulitischen Neuropathie folgt den Leitlinien der Therapie systemischer Vaskulitiden.

Die Therapie der NSVN erfolgt angelehnt an die vorherig genannten Empfehlungen, allerdings sind hier aufgrund des deutlich besseren Langzeitüberlebens der Erkrankung einige Modifikationen zu erwägen. Insbesondere in weniger schwer-betroffenen Patienten ist unter Berücksichtigung des Infektionsrisikos einer kombinierten Immunsuppression, eine Monotherapie mit Kortison vertretbar. Für mild betroffene Patienten (z. B. vorwiegend sensible Symptome) wäre eine gewichtsadaptierte orale Kortisontherapie mit anschließendem Ausschleichschema über sechs Monate (oder kürzer) aus unserer Sicht adäquat. Für schwerere Verläufe wäre neben der Kombinationstherapie auch eine intravenöse Kortisonstoßtherapie in vierwöchigen Abständen über zunächst sechs Monate eine gängige Therapieoption. Sodass sich zusammenfassend für die NSVN vereinfacht ableiten lässt: orale Kortisontherapie für milde Verläufe, intravenöse Kortisonstoßtherapie für moderate Verläufe, Kombinationstherapie aus Cyclophosphamid intravenös und Kortison oral für schwere

Verläufe. Eine Reevaluation der Therapie sollte unter Berücksichtigung des individuellen Patientenprofils und nach sechs Monaten in jedem Falle erfolgen. Aufgrund der hohen Relapse-Rate ohne Therapie ist aber in der Regel eine Langzeitimmunsuppression notwendig.

10.5 Diskussion

Zusammenfassend sind die vaskulitischen Neuropathien und insbesondere aus neurologischer Sicht die nicht-systemischen vaskulitischen Neuropathien eine wichtige Differenzialdiagnose für Polyneuropathien mit axonalem Schädigungsmuster. Das klinische Bild ist in seiner klassischen Ausprägung häufig durch eine multifokales bzw. asymmetrisch verteiltes Ausfallsmuster geprägt. Aus der Erfahrung der systemischen Vaskulitiden lassen sich viele Behandlungsoptionen ableiten, welche zum Ziel eine Remission bzw. das Verhindern einer weiteren Progression der Erkrankung haben. Kontrollierte Studien zur Therapie der vaskulitischen Neuropathien fehlen. Allerdings zeigt die klinische Erfahrung sowie zahlreiche retrospektive Datenerhebungen, dass durch eine frühzeitige adäquate immunsuppressive Behandlung ein positiver Krankheitsverlauf hinsichtlich der neuropathischen Komponente der unterschiedlichen vaskulitischen Erkrankungen zu erreichen ist. Hierbei hat wahrscheinlich auch aufgrund der fehlenden Multiorganmanifestation die nicht-systemische vaskulitische Neuropathie die beste Prognose hinsichtlich Mortalität und 5-Jahres Überlebensrate.

10.6 Zusammenfassung

- Es können Neuropathien im Rahmen einer systemischen Vaskulitis oder als nicht-systemische vaskulitische Neuropathie auftreten.
- Vaskulitische Neuropathien präsentieren sich nicht nur als Mononeuritis multiplex, sondern auch mit einer distal-asymmetrisch- oder symmetrischen Symptomatik.
- Dysästhesien sind ein Kardinalsymptom.
- Eine Nervenbiopsie sollte bei Verdacht auf eine Vaskulitis angestrebt werden.
- Die Behandlung einer vaskulitischen Neuropathie orientiert sich an den Leitlinien der Therapie systemischer Vaskulitiden.

Literatur

Collins M, Periquet M (2008) Isolated vasculitis of the peripheral nervous system. Clin Exp Rheumatol 26(3 Suppl 49): S118–30.

Collins MP, Dyck PJB, Gronseth GS, Guillevin L, Hadden RDM, Heuss D, Léger J-M, Notermans NC, Pollard JD, Said G, Sobue G, Vrancken AFJE, Kissel JT (2010) Peripheral Nerve Society Guideline* on the classification, diagnosis, investigation, and immunosuppressive therapy of non-systemic vasculitic neuropathy: executive summary. J Peripher Nerv Syst 15(3): 176–184. (https://doi.org/10.1111/j.1529-8027.2010.00281.x).

Collins MP, Hadden RD (2017) The nonsystemic vasculitic neuropathies. Nat Rev Neurol 13(5): 302–316. (https://doi.org/10.1038/nrneurol.2017.42).

Collins MP, Periquet-Collins I (2009) Nonsystemic Vasculitic Neuropathy: Update on Diagnosis, Classification, Pathogenesis, and Treatment. In: Pourmand R (Hrsg.) Frontiers of Neurology and Neuroscience. Basel: KARGER. S. 26–66.

Devigili G, Üçeyler N, Beck M, Reiners K, Stoll G, Toyka KV, Sommer C (2011) Vasculitis-like neuropathy in amyotrophic lateral sclerosis unresponsive to treatment. Acta Neuropathol (Berl) 122(3): 343.

Dyck PJB, Norell JE, Dyck PJ (1999) Microvasculitis and ischemia in diabetic lumbosacral radiculoplexus neuropathy. Neurology 53(9): 2113–2113. (https://doi.org/10.1212/WNL.53.9.2113).

Gwathmey KG, Burns TM, Collins MP, Dyck PJB (2014) Vasculitic neuropathies. Lancet Neurol 13(1): 67–82. (https://doi.org/10.1016/S1474-4422(13)70236-9).

Lane SE, Watts RA, Shepstone L, Scott DGI (2005) Primary systemic vasculitis: clinical features and mortality. QJM 98(2): 97–111. (https://doi.org/10.1093/qjmed/hci015).

McCluskey L, Feinberg D, Cantor C, Bird S (1999) »Pseudo-conduction block« in vasculitic neuropathy. Muscle Nerve 22(10): 1361–1366. (https://doi.org/10.1002/(SICI)1097-4598(199910)22:10<1361::AID-MUS4>3.0.CO;2-1).

Schönermarck U, Gross WL, De Groot K (2014) Treatment of ANCA-associated vasculitis. Nat Rev Nephrol 10(1): 25.

Stone JH, Merkel PA, Spiera R, Seo P, Langford CA, Hoffman GS, Kallenberg CGM, St. Clair EW, Turkiewicz A, Tchao NK, Webber L, Ding L, Sejismundo LP, Mieras K, Weitzenkamp D, Ikle D, Seyfert-Margolis V, Mueller M, Brunetta P, Allen NB, Fervenza FC, Geetha D, Keogh KA, Kissin EY, Monach PA, Peikert T, Stegeman C, Ytterberg SR, Specks U (2010) Rituximab versus Cyclophosphamide for ANCA-Associated Vasculitis. N Engl J Med 363(3): 221–232. (https://doi.org/10.1056/NEJMoa0909905).

Živković SA, Ascherman D, Lacomis D (2007) Vasculitic neuropathy? electrodiagnostic findings and association with malignancies. Acta Neurol Scand 115(6): 432–436. (https://doi.org/10.1111/j.1600-0404.2006.00781.x).

11 Patient mit Multifokaler motorischer Neuropathie (MMN)

Elisabeth Lindeck-Pozza

11.1 Einleitung

Die multifokale motorische Neuropathie, kurz MMN genannt, ist eine behandelbare, meist langsam progrediente rein motorische Neuropathie mit Multiplexverteilung, die zu den immunvermittelten Neuropathien gezählt wird. Überwiegend betroffen sind Männer (2,7 : 2) zwischen 20 und 70 Jahren (Durchschnitt 40 Jahre). Mit einer Prävalenz von ca. 0,6 pro 100.000 ist diese Erkrankung insgesamt sehr selten (Cats et al. 2010; Slee et al. 2007). Trotz einiger Ähnlichkeiten wird sie von anderen Formen der chronisch demyelinisierenden inflammatorischen Polyradikuloneuropathie abgegrenzt und als eigene Krankheitsentität betrachtet.

11.2 Fallbeispiel

Ein 41-jähriger männlicher Patient wird von einem niedergelassenen Neurologen mit der Verdachtsdiagnose einer distalen Myopathie Typ Welander an unsere neuromuskuläre Ambulanz zugewiesen. Er gibt an seit etwa neun Monaten an einer zunehmenden Schwäche vor allem der Hände, reduzierter muskulärer Belastbarkeit sowie Muskelkrämpfen zu leiden. Bei Kälte sind die Beschwerden verstärkt. Gefühlsstörungen werden nicht berichtet. Anamnestisch erhebbar ist eine Hashimoto Thyreoiditis.

Klinisch fällt eine asymmetrische distal betonte Schwäche der oberen, geringer auch der unteren Extremitäten auf. Vorrangig betroffen sind die – unterschiedlich stark betroffenen – Fingerextensoren. Die Sensibilität ist allseits intakt, die Muskeleigenreflexe an den oberen Extremitäten sind herabgesetzt. Es finden sich keine Zeichen einer Läsion des 1. Motoneurons oder einer Hirnnervenbeteiligung.

Die elektroneurografische Untersuchung zeigt eine deutlich verlängerte distale motorische Latenz und reduzierte Amplituden des N. ulnaris und medianus rechts mehr als links (▶ Abb. 11.1). Die sensible Neurografie an den oberen Extremitäten ist unauffällig. Definitive Leitungsblöcke lassen sich nicht nachweisen. Elektromyografisch finden sich deutliche Zeichen florider Denervierung in paretischen Muskeln.

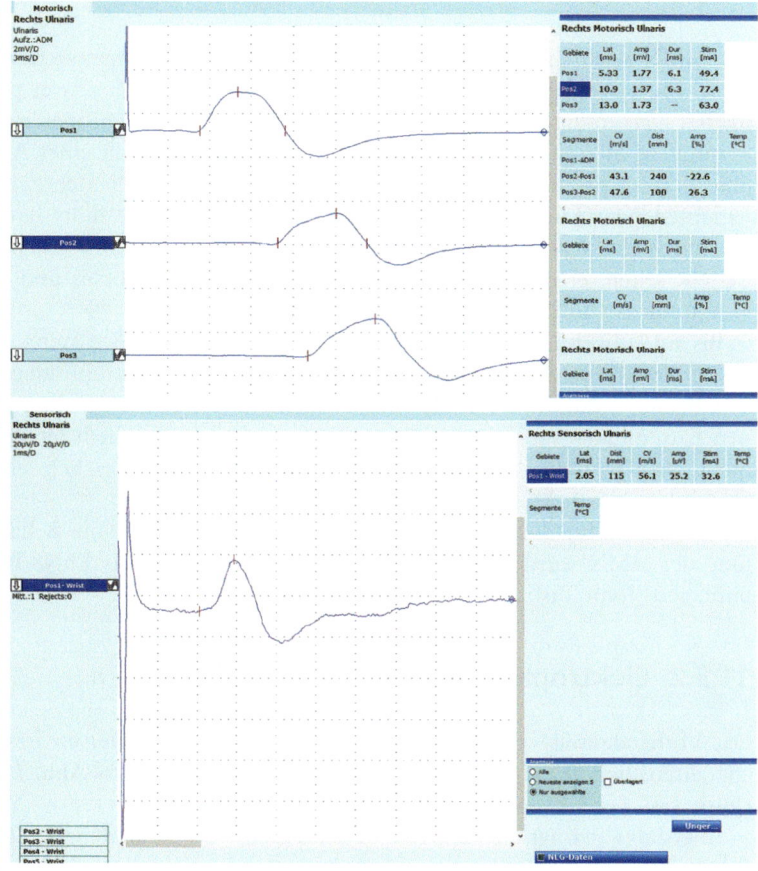

Abb. 11.1:
a) motorische Neurografie des N. ulnaris. Deutlich verlängerte distale Latenz und reduzierte Amplitude.
b) unauffällige sensible Neurografie des N. ulnaris

Eine Laboruntersuchung zeigt eine CK-Erhöhung auf knapp 1.000 U/l. Liquorprotein ist im Normbereich. IgM-Antikörper gegen GM1 sind hochpositiv. In einem hochauflösenden Ultraschall werden fokale Verdickungen des N. medianus im distalen Unterarmdrittel beschrieben.

Bei der Verdachtsdiagnose einer MMN wird eine Therapie mit iv. Immunglobulinen in einer Dosis von 2 g/kgKG über fünf Tage eingeleitet. Unter dieser Therapie kommt es zu einer raschen Besserung der Schwäche und der Muskelkrämpfe. Nach drei Monaten mit vierwöchigen Intervallen wird die Dosis auf 1 g/kgKG reduziert. Unter regelmäßigen IVIG Gaben ist der Patient klinisch seit 1,5 Jahren auf hohem Niveau stabil, wobei noch eine diskrete Restparese der Fingerstrecker als Residualsymptomatik besteht.

11.3 Diagnose

11.3.1 Klinik

Die MMN zeichnet sich häufig durch asymmetrische, distal betonte Paresen überwiegend der oberen Extremitäten ohne wesentliche sensible Beteiligung aus.

Die MMN zeichnet sich durch eine langsam progrediente asymmetrische Schwäche bei einer rein motorischen Läsion von mindestens zwei peripheren Nerven aus. Sie manifestiert sich initial meist an den oberen Extremitäten, ist zumeist distal betont und geht im Verlauf mit einer Atrophie der entsprechenden Muskeln einher. Typischerweise berichten die Patienten über Muskelkrämpfe und Faszikulationen. Kälte führt häufig zu einer Verschlechterung der Beschwerden. Eine Hirnnervenbeteiligung ist sehr selten, einzelne Fälle mit Läsionen des N. hypoglossus und des N. Phrenicus wurden aber beschrieben.

Bis auf fallweise geringe Parästhesien treten im Allgemeinen keine sensiblen Symptome auf. Klinisch kann jedoch das Vibrationsempfinden an den Beinen reduziert sein. Die Muskeleigenreflexe sind an den betroffenen Extremitäten meist herabgesetzt, in Ausnahmen sind auch lebhafte, nicht aber pathologische Reflexe beschrieben worden. Zeichen einer Schädigung des 1. Motoneurons fehlen.

Richtlinien für die Definition, die Diagnosestellung und die Behandlung der MMN wurden 2010 von einer Joint Task Force der EFNS/PNS publiziert (Joint Task Force of the EFNS and the PNS 2010).

11.3.2 Elektrophysiologie

Motorische Leitungsblöcke sind das charakteristische eltkrophysiologische Merkmal der MMN.

Das Vorhandensein von Leitungsblöcken in motorischen Nerven ist das charakteristische elektrophysiologische Merkmal der MMN (▶ Abb. 11.2) (Joint Task Force of the EFNS and the PNS 2010).

Allerdings gelingt bei einigen Patienten mit typischer Klinik einer MMN der Nachweis eines sicheren Leitungsbocks nicht (Delmont et al. 2006; Slee et al. 2007; Nobile-Orazio et al. 2002). Möglicherweise ist dies darauf zurückzuführen, dass sich sehr weit proximal oder sehr distale Leitungsblöcke der elektrophysiologischen Routinediagnostik entziehen können.

Auch andere elektrophysiologische Zeichen einer Demyelinisierung können bei der MMN beobachtet werden. Sensible Potenziale sind in der Frühphase der Erkrankung im Allgemeinen normal. Nicht selten werden aber nach längerem Verlauf reduzierte sensible Amplituden beschrieben.

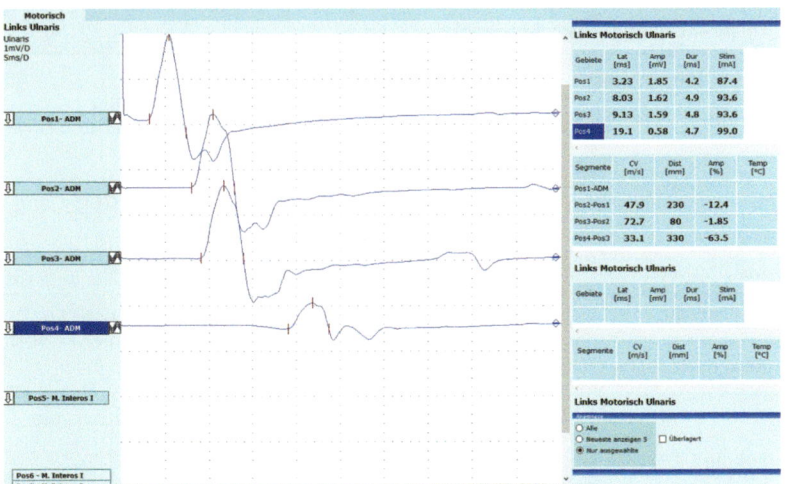

Abb. 11.2:
Beispiel eines definitiven Leitungsblocks des N. ulnaris im Oberarmsegment. (Nach den Kriterien der EFNS 2010)

11.3.3 Supportive Untersuchungen

Einige supportive Untersuchungen haben sich bei der Diagnosestellung der MMN bewährt: IgM-Antikörper gegen GM1-Gangliosid finden sich in ca. 40 % (30–80 %) der MMN Fälle. Trotz ihrer geringen Spezifität gelten hochpositive GM1-Ak Titer als diagnostisch wegweisend. Das Fehlen von GM1 Antikörpern schließt jedenfalls eine MMN nicht aus.

In den letzten Jahren haben sich auch die radiologische Darstellung von Nervenverdickungen im Bereich des Plexus brachialis bzw. peripher mittels MRT oder hochauflösendem Ultraschall als hilfreich erwiesen (Jongbloed et al. 2016).

Im Gegensatz zu vielen anderen entzündlichen Neuropathien wie der CIDP ist das Eiweiß im Liquor nur in ca. 1/3 der Fälle erhöht. Meistens liegt es aber auch dann unter 1 g/l.

Nicht zuletzt das gute Ansprechen auf die Therapie mit Immunglobulinen unterstützt die Diagnose einer MMN.

Der Nachweis von Antikörpern gegen GM-1 Gangliosid und die Darstellung von Nervenverdickungen in der Bildgebung sind wichtige zustätzliche diagnostische Wegweiser für die MMN.

11.3.4 Differenzialdiagnosen

Auch wenn sich die Latenz zur richtigen Diagnosestellung in den letzten Jahrzehnten deutlich reduziert hat vergeht mitunter immer noch viel Zeit bis die Diagnose einer MMN korrekt gestellt wird. In Tabelle 11.1 sind die wichtigsten Differenzialdiagnosen der MMN dargestellt.

Die Abgrenzung der MMN von seinen Differnzialdiagnosen kann vor allem bei fehlendem Nachweis von Leitungsblöcken schwierig sein.

Tab. 11.1: Differenzialdiagnose der MMN

Differenzialdiagnose	Merkmale
Varianten der CIDP	• Verteilungsmuster unterschiedlich • Verlauf: chronisch progredient/schubförmig • ENG: Leitungsblöcke und andere Zeichen der Demyelinisierung • häufig Eiweiß Erhöhung im Liquor • Kein/selten Nachweis von IgM Ak gegen GM1-Gangliosid
MADSAM (Lewis-Sumner Syndrom)	• Multifokales Verteilungsmuster • sensomotorisch • meist gutes Ansprechen auf Steroidtherapie
Rein motorische CIDP	• symmetrisches Verteilungsmuster • rein motorisch • häufig schlechtes Ansprechen auf Steroidtherapie
Fokale CIDP	• Fokales Verteilungsmuster • Sensomotorisch
Motoneuronerkrankung	• asymmetrisches Verteilungsmuster • rein motorisch • progredienter Verlauf, mittleres Überleben ca. 3–5 Jahre • ENG: axonal • Bulbäre Symptome/respiratorische Beteiligung • Zeichen einer Läsion des 1. Motoneurons
Monomelische Amyotrophie (Hirayama disease)	• Verteilungsmuster nach Myotomen • unilaterale/stark asym. neurogene Läsion, meist OE • rein motorisch • typisch: gut erhaltener M. brachioradialis • Verlauf: langsamer Onset, Stabilisierung nach einigen Jahren • ENG: axonal • evtl. typischer MR Befund an der HWS
Hereditäre Neuropathie mit Neigung zu Druckparese (HNPP)	• Multifokales Verteilungsmuster • schubförmiger Verlauf mit (Teil-)Remissionen • Sensomotorisch • Leitungsblock oder Leitungsverzögerung an typischen Entrapmentstellen • Positive Familienanamnese • Diagnose: Genetik
Distale Myopathie (z. B. Typ Welander)	• Verteilungsmuster unterschiedlich • rein motorisch • evtl. CK-Erhöhung • EMG: myopathisch • Diagnose: Biopsie, Genetik

11.4 Therapie

Der Goldstandard für die Therapie der multifokalen Neuropathie ist die Gabe von intravenösen Immunglobulinen (IVIG) (Joint Task Force of the EFNS and the PNS 2010).

Als Therapieempfehlung gilt 2 g/kgKG IVIG über 2–5 Tage, bei Effektivität eine Erhaltungstherapie von z. B. 1 g/kgKG alle 2–4 Wochen oder 2 g/kgKG alle 1–2 Monate.

Auch die Subkutangabe von Immunglobulinen hat sich bei guter Wirksamkeit aufgrund der verbesserten Lebensqualität und des günstigen Nebenwirkungsprofils in der Praxis bewährt (Katzberg et al. 2016).

Cyclophosphamid scheint in der Behandlung der MMN effektiv zu sein, ist aber aufgrund von potenziell schwerwiegenden Nebenwirkungen eine wenig favorisierte therapeutische Option.

Plasmapherese und Cortison führen zu keiner Besserung, mitunter sogar zu einer Verschlechterung der Beschwerden.

Für andere immunsuppressive Therapien gibt es derzeit keine evidenzbasierten Empfehlungen, randomisierte kontrollierte Studien fehlen größten Teils (Umapathi et al. 2015).

> Intravenöse Immunglobuline sind die Therapie der Wahrl bei der MMN.

11.5 Prognose

Die MMN ist im Gegensatz zur ALS eine verhältnismäßig benigne Erkrankung. Sie kann jedoch häufig zu einer schwerwiegenden Beeinträchtigung der Patienten und Verminderung der Lebensqualität führen.

Die meisten Patienten sprechen initial sehr gut auf eine Therapie mit Immunglobulinen an. Mehrere Langzeitbeobachtungen haben aber gezeigt, dass es oft nach Jahren der IVIG-Erhaltungstherapie zu einer langsamen Progredienz der Muskelschwäche kommt (Löscher et al. 2018; Herraets et al. 2020).

Als prognostisch relevant gelten das Ausmaß des axonalen Schadens sowie die Dauer der Erkrankung vor Beginn der Therapie.

11.6 Diskussion

Der beschriebene Patient weist das typische klinische Erscheinungsbild einer MMN auf. Definitive Leitungsblöcke nach den Kriterien der EFNS lassen sich allerdings nicht nachweisen. Die deutlich reduzierten motorischen Amplituden bei zugleich stark verlängerten distalen Latenzen sind als distale Leitungsblöcke zu werten, könnten aber auch als axonale Läsion oder beim N. medianus, z. B. als Karpaltunnelsyndrom, fehlinterpretiert werden.

Auch wenn meistens weniger ausgeprägt als im beschriebenen Fall werden bei MMN Patienten nicht selten CK Erhöhungen festgestellt. Diese spiegeln wahrscheinlich eine zusätzliche axonale Schädigung wider, die sich bei den Patienten nicht zuletzt durch Atrophien der betroffenen Muskeln zeigt. Die axonale Läsion dürfte auch die Grundlage für die trotz laufender IVIG Therapie nach Jahren auftretende langsame Progredienz der Parese sein.

Sowie die genaue Pathogenese der Leitungsblöcke ist auch die der axonalen Läsion nicht zur Gänze geklärt. GM1-Antikörper und die folgende Aktivierung von Komplement scheinen aber eine wesentliche pathogenetische Rolle zu spielen (Harschnitz et al. 2016).

11.7 Zusammenfassung

- Die MMN ist eine zwar benigne, aber potenziell schwer beeinträchtigende Immunneuropathie mit asymmetrischen Läsionen multipler motorischer Nerven.
- Vorwiegend betroffen sind zu Beginn meist die distalen Abschnitte der oberen Extremitäten.
- Elektrophysiologisches Kennzeichen sind motorische Leitungsblöcke, deren fehlende Nachweisbarkeit eine MMN aber nicht ausschließt.
- Unterstützende diagnostische Hilfsmittel sind der Nachweis von IgM Antikörper gegen GM1 Gangliosid und der radiologische Nachweis von Nervenverdickungen mittels MR oder Ultraschall.
- Eine Therapie der Wahl sind intravenöse Immunglobuline.
- Eine langsame Progredienz nach Jahren der Stabilisierung unter laufender IVIG Therapie wird häufig beobachtet.
- Die rasche Diagnosestellung und Therapieeinleitung sind von prognostischer Relevanz.

Literatur

Cats EA, van der Pol WL, Piepers S et al. (2010) Correlates of outcome and response to IVIg in 88 patients with multifocal motor neuropathy. Neurology 75(9): 818–25.

Delmont E, Azulay JP, Giorgi G et al. (2006) Multifocal motor neuropathy with and without conduction block: a single entity? Neurology 67(4): 592–6.

Harschnitz O, van den Berg LH, Johansen LE et al. (2016) Autoantibody pathogenicity in a multifocal motor neuropathy induced pluripotent stem cell-derived model. Ann Neurol 80(1): 71–88.

Herraets I, van Rosmalen M, Bos J et al. (2020) Clinical outcome in multifocal motor neuropathy: A combined cross-sectional and follw-up study. Neurology 95 (14): e1979–e1987.

Joint Task Force of the EFNS and the PNS (2010) European Federation of Neurological Societies/Peripheral Nerve Society Guidelines on management of multifocal motor neuropathy. Report of a joint task force of the European Federation of Neurological Societies and the Peripheral Nerve Society- first revision. J Periph Nerv Syst 15(4): 295–201.

Jongbloed BA, Haakma W, Goedee HS et al. (2016) Comparative study of peripheral nerve Mri and ultrasound in multifocal motor neuropathy and lateral sclerosis. Muscle Nerve 54(6): 1133–1135.

Katzberg HD, Rasutis V, Bril V (2016) Subcutaneous immunoglobulin for treatment of multifocal motor neuropathy. Muscle Nerve 54(5): 856–863.

Löscher W, Oberreiter E-M, Erdler M et al. (2018) Multifocal motor neuropathy in Austria: a nationwide survey of clinical features and response to treatment. J Neurol 265(12): 2834–2840.

Nobile-Orazio E, Cappellari A, Meucci N et al. (2002) Multifocal motor neuropathy: clinical and immunological features and response to IVIg in relation to the presence and degree of motor conduction block. J Neuro Neurosurg Psychiatry 72: 761–766.

Slee M, Selvan A, Donaghy M (2007) Multifocal motor neuropathy: the diagnostic spectrum and response to treatment. Neurology 69(17): 1680–7.

Umapathi T, Hughes RA, Nobile-Orazio E et al. (2015) Immunosuppressant and immunomodulatory treatments for multifocal motor neuropathy. Cochrane Database Syst Rev. 2015(3): CD003217.

C Toxische Polyneuropathie

12 Ethyltoxische Polyneuropathie

Nicolai B. Grether

12.1 Einleitung

Die ethyltoxische Polyneuropathie ist in Deutschland die häufigste toxische Polyneuropathie. Bei chronischen Alkoholikern tritt sie mit einer Prävalenz von 22–66 % auf. Hierzulande ist sie aufgrund des hohen pro-Kopf-Konsums eine Differenzialdiagnose, die man bei praktisch jeder Polyneuropathie mitberücksichtigen sollte. In der Praxis kommt es immer wieder zu Unsicherheiten bei der Diagnosestellung, weshalb dieses Kapitel hierzu ein Leitfaden darstellen soll.

Zwei wichtige Gradmesser für eine ethyltoxische Polyneuropathie sind sowohl die Dauer des kritischen Alkoholkonsums als auch die insgesamt konsumierte Alkoholmenge über die Lebenszeitspanne hinweg (Vittadini et al. 2001). Ein kontinuierlicher Alkoholkonsum gilt als Risikofaktor, während episodischer Alkoholabusus seltener zu einer Polyneuropathie zu führen scheint (Wetterling 1999). Die ethyltoxische Polyneuropathie kommt bei Männern aufgrund des höheren Alkoholkonsums häufiger vor, es gibt jedoch Hinweise, dass bei Frauen schon eine geringere Alkoholmenge zu einer ethyltoxischen Polyneuropathie führen kann, und Frauen insgesamt auch deutlich schwerer hierdurch betroffen sind (Behse und Buchthal 1977). In der Gruppe der Männer waren hingegen mildere Verläufe deutlich überrepräsentiert.

Man geht mittlerweile davon aus, dass ein chronischer schwerer Alkoholkonsum durch mehrere unterschiedliche Mechanismen zur Schädigung der peripheren Nerven führt. Zum einen gelten Ethanol und seine Metaboliten wie beispielsweise Acetaldehyd als direkt neurotoxisch (Behse und Buchthal 1977; Bosch et al. 1979), auch wenn der genaue Mechanismus noch nicht verstanden ist. Hierunter wird die »ethyltoxische« Polyneuropathie im eigentlichen Sinne verstanden. Weiterhin führt ein chronischer Alkoholabusus häufig zu einem Mangel von Thiamin (Vitamin B1), sowohl durch Malnutrition als auch durch die ethanolbedingte Malabsorption (Martin et al. 2003; Chopra und Tiwari 2012). Die durch einen Thiaminmangel bedingte Polyneuropathie unterscheidet sich klinisch, elektrophysiologisch und histopathologisch von der ethyltoxischen Genese und wird unter anderem in Kapitel 17 behandelt. Ebenfalls gibt es Hinweise darauf, dass eine durch Alkohol hervorgerufene zirrhotisch bedingte Leberinsuffizienz ebenfalls einen schädigenden Einfluss auf das periphere Nervensystem hat.

12.2 Fallbeispiel

Ein 49-jähriger männlicher Patient stellt sich mit Überweisung durch seinen niedergelassenen Neurologen in unserer neuromuskulären Ambulanz zur Mitbeurteilung einer Polyneuropathie unklarer Ätiologie vor. Der Patient berichtete von einer seit etwa fünf Jahren progredienten Symptomatik mit »Taubheit« und »Kribbeln« der Füße, mittlerweile auch an den Fingerspitzen. Die Füße würden sich immer wieder »verkrampfen«, zum Teil würden dort schmerzhafte Missempfindungen einziehen. In den letzten Jahren habe er 20 kg Gewicht zugelegt. Aufgrund der Beschwerden würde er körperliche Aktivität insgesamt zunehmend meiden.

Es liegt eine externe Neurografie vor, in der sich eine axonale Schädigung des linksseitigen N. tibialis zeigt. Neben einem unauffälligen linksseitigen N. peroneus war der N. suralis dort nicht ableitbar gewesen. Rechtsseitig hatte sich eine überwiegend axonale Affektion des N. tibialis gezeigt, eine leichte Verlängerung der DML des N. peroneus, sowie ebenfalls keine Reizantwort über dem N. suralis. Ebenso waren im Vorfeld mehrere blutchemische Untersuchungen durchgeführt worden, inklusive Vitamin B1, Vitamin B12 und Methylmalonsäure, wobei sich keine die Polyneuropathie erklärende Ursache gefunden hatte.

In der klinischen Untersuchung fand sich ein sensibles polyneuropathisches Syndrom mit schwachem ASR bds., einer malleolären Pallhypästhesie von 4/8 rechts und 5/8 links, sowie eine sensible Ataxie mit ungerichteter Fallneigung im Rombergversuch. Hierüber hinaus fand sich eine leichtgradige sakkadierte Blickfolge, jedoch keine darüberhinausgehenden zerebellären Zeichen. Ebenso fanden sich keine Paresen und keine Atrophien. In der allgemeinen Untersuchung fand sich ein adipöser Patient mit gerötetem Hautkolorit.

Wir sprachen den Patienten im Verlauf aktiv auf seinen Alkoholkonsum an. Er berichtete, seit dreißig Jahren etwa 2–3 Liter Bier täglich zu konsumieren. Der Konsum von Spirituosen wurde glaubhaft verneint. An Vorerkrankungen war eine Gicht bekannt, sonst keine relevante Dauerdiagnose. Die vegetative Anamnese verblieb von der genannten Gewichtszunahme abgesehen unauffällig. Weiterhin gab der Patient an, sein Großvater habe eine Polyneuropathie bei einem Diabetes mellitus gehabt. Wir wiederholten die elektrophysiologische Diagnostik, worin sich eine überwiegend axonale, sensomotorische Polyneuropathie zeigte.

Wir gingen in der Zusammenschau aller Befunde von einer ethyltoxischen Polyneuropathie aus und empfahlen Abstinenz, Gewichtsreduktion, moderaten Ausdauersport und Physiotherapie. Weiterhin empfahlen wir Wiedervorstellung zur Verlaufskontrolle in sechs Monaten.

Interessanterweise lag wie bereits oben diskutiert kein Vitamin B12-Mangel vor, sodass bei dem Patienten von einem direkten toxischen Effekt von Ethanol und deren Metaboliten auf die peripheren Nerven auszugehen ist.

12.3 Diagnose

Entscheidend für die Diagnose ist einerseits eine gute Anamnese, welche vonseiten des Patienten ehrlich beantwortet werden sollte. Dabei sollte auch auf indirekte Zeichen geachtet werden, welche auf einen pathologischen Alkoholkonsum hindeuten können. Ebenso sollte sowohl in der Krankengeschichte als auch laborchemisch nach weiteren Alkohol-assoziierten Folgeerkrankungen geschaut werden. Hierzu können beispielsweise ein erhöhtes MCV, eine Thrombozytopenie, eine Erhöhung der Gamma-GT oder Begleiterkrankungen wie eine Gicht oder eine Steatosis hepatis zählen. In der Praxis ist man häufig vagen und ggf. auch geschönten Angaben zum Alkoholkonsum ausgesetzt.

Bei chronischem Alkoholkonsum besteht eine lose Korrelation zwischen erhöhtem MCV (100 fl) und der Schwere einer Polyneuropathie.

> **Merke:**
>
> Es gibt keinen festen Grenzwert der getrunkenen Alkoholmenge, ab welchem die Diagnose einer ethyltoxischen Polyneuropathie sicher gestellt werden kann. Je mehr Alkohol konsumiert wird, und desto unwahrscheinlicher andere Ursachen sind, desto wahrscheinlicher ist ein Alkoholabusus als Ursache der Polyneuropathie.

> **Cave:**
>
> Wichtig ist es, neben einer möglichen ethyltoxischen Genese differenzialdiagnostisch stets auch nach weiteren Ursachen zu suchen. Selbstverständlich kann auch ein Alkoholiker z. B. zusätzlich eine hereditäre Polyneuropathie haben. Hier besteht die Gefahr, die Erkrankung rein auf den Alkoholkonsum zurückzuführen. Von daher ist auf untypische Befundkonstellationen oder »*Red flags*« zu achten. Wichtig ist hier vor allem, auch immer dem Verdacht eines Vitamin B12-Mangels sowie dem Verdacht einer Leberfunktionsstörung nachzugehen, die häufig mit einem Alkoholabusus assoziiert sind, und die Polyneuropathie zusätzlich befeuern können.

Tab. 12.1: »Red flags« der ethyltoxischen Polyneuropathie

»Red flags«, die für eine ethyltoxische Ursache sprechen	»Red flags«, die für eine andere Ursache sprechen
• Positive Ethanolanamnese • Klinische und elektrophysiologische Besserung nach Abstinenz • Komorbiditäten (Steatosis hepatis, Leberzirrhose, Gicht, Adipositas, Vitamin B1- oder B12-Mangel, Anämie) • Auffällige Laborparameter (Gamma-GT, ALT, AST, MCV, Thrombozyten, CDT)	• Progredienz trotz Abstinenz • Armbetonung, frühzeitig proximales Auftreten • Hinweise auf hereditäre Ursache • Betont motorische PNP, (überwiegend) demyelinisierende PNP • Rasche Progredienz

Die ethytoxische Polyneuropathie ist eine überwiegend axonale sensomotorische Polyneuropathie.

Die ethyltoxische Polyneuropathie ist in erster Linie eine langsam-progrediente, distal beinbetonte, initial vor allem sensible Polyneuropathie, welche sich durch Parästhesien und Taubheitsgefühle äußert (Koike und Sobue 2006). Es kann weiterhin zu einer beinbetonten Schwäche, zu einem Verlust der Propriozeption (Schuchardt 2000) sowie zu schmerzhaften Missempfindungen kommen. Klinisch-neurologisch stehen distale Pallhypästhesien und eine Hyporeflexie/Areflexie im Vordergrund. Elektrophysiologisch ist eine überwiegend axonale sensomotorische Polyneuropathie zu erwarten, wobei sich in einigen Fällen auch eine rein sensible Polyneuropathie zeigt. Einige Autoren postulieren klinische Unterschiede einer Ethanol-assoziierten Polyneuropathie sowie einer Thiamin-defizitären Polyneuropathie, die bei der Differenzialdiagnose hilfreich sein können (Koike et al. 2003).

Tab. 12.2: Klinische Unterscheidungskriterien einer ethyltoxischen bzw. thiamindefizienten Polyneuropathie nach (Koike et al. 2003)

	Ethyltoxische Polyneuropathie	Thiamindefiziente Polyneuropathie
Verlauf	Langsam progredient	u. U. subakut
Symptomatik	Häufig rein sensibel	Häufig zusätzlich motorische Defizite oder motorisch führend
Schmerzen	In der Regel vorhanden	Gelegentlich
Gehfähigkeit	In der Regel erhalten	Häufig nicht mehr möglich

> **Cave:**
>
> Vorsicht bei untypischen Befundkonstellationen wie führenden motorischen oder armbetonten Symptomen, rascher Progredienz, demyelinisierender Neurografie, Progredienz trotz glaubhafter Abstinenz sowie positiver Familienanamnese.

12.4 Therapie

Wenig überraschend ist die Reduktion des Alkoholkonsums, bzw. die Alkoholabstinenz der wichtigste therapeutische Baustein, welcher jedoch in vielen Fällen leider schwer umzusetzen ist. Interessanterweise kommt es bei leichtgradigen alkoholbedingten Polyneuropathien häufig innerhalb eines kurzen Zeitraums von Tagen bis Wochen bereits zu einer relevanten klinischen Verbesserung. Bei schweren Verläufen zeigte sich die klinische Erholung deutlich protrahiert über einen Zeitraum von Monaten bis wenigen Jahren (Hawley et al. 2009). Es gibt darüber hinaus Studien, die darauf hinweisen, dass die Substitution von Vitamin B1, B6 und B12 zu einer Verbesserung der Symptome im Vergleich mit einem Placebo führen kann (Peters et al. 2006). Unklar verbleibt aktuell, ob die Substitutionstherapien nur dadurch wirksam sind, dass sie einen mit der ethyltoxischen PNP häufig assoziierten malnutritiven PNP behandeln, oder ob sie auch einen eigenständigen positiven Effekt auf die ethyltoxische Polyneuropathie im eigentlichen Sinne haben. Insgesamt scheint die Abstinenz einen deutlich größeren therapeutischen Effekt als die Vitaminsubstitution zu haben (Hillbom und Wennberg 1984). Weiterhin sollten physiotherapeutische Maßnahmen zu einem Behandlungskonzept dazugehören.

12.5 Prognose

Insgesamt hat die ethyltoxische Polyneuropathie bei Abstinenz eine günstige Prognose. Unabhängig vom Alter der Betroffenen können sich die Symptome praktisch vollständig zurückbilden. Dies betrifft nicht nur die sensiblen, sondern auch die motorischen Symptome. Neben einer klinischen Besserung konnte gezeigt werden, dass sich auch die elektrophysiologischen Parameter im Verlauf erholen können (Hillbom und Wennberg 1984). Der einzige Patient, der sich in der zitierten Studie trotz Abstinenz weiter klinisch und elektrophysiologisch verschlechterte, hatten einen Diabetes mellitus als Komorbidität. Bei alleiniger Substitution mit B-Vitaminen bei fehlender Alkoholabstinenz hatte sich dabei keine klinische Verbesserung gezeigt.

12.6 Diskussion

Trotz der hohen Prävalenz der ethyltoxischen Polyneuropathie bestehen hinsichtlich ihrer Pathogenese erhebliche Unsicherheiten, die auch zu einer Reihe von ungeklärten Fragen im Management dieser Patienten führen. Hierzu gehört zum einen die Frage, inwieweit Ethanol eine direkt neurotoxische Wirkung hat oder die häufig dazukommende Malnutrition für die Polyneuropathie kausal ist. Neben klinischen Unterschieden scheinen zumindest auch histopathologisch Unterschiede zwischen einer ethyltoxischen und einer thiamindefizitären Polyneuropathie zu bestehen (Koike et al. 2001) (▶ Tab. 12.3).

Tab. 12.3: Histopathologische Unterscheidungskriterien einer ethyltoxischen bzw. thiamindefizienten Polyneuropathie nach (Koike et al. 2001)

Ethyltoxische Polyneuropathie	Thiamindefiziente Polyneuroapthie
Verlust der kleinkalibrigen Nervenfasern, weniger subperineuriale Ödeme, teilweise segmentale De/Remyelinisierung.	Verlust der großkalibrigen Nervenfasern, häufiger subperineuriale Ödeme, kaum Myelinunregelmäßigkeiten.

Zudem besteht häufig eine große Unsicherheit bezüglich der Trinkmenge und des Risikos einer Polyneuropathie bzw. Aggravation. Einer italienischen Studie zufolge finden sich bereits leichte Symptome nach 1–5 Jahren kontinuierlichen schweren Alkoholkonsums, eine schwere Polyneuropathie stellte sich aber erst nach zehn Jahren exzessiven Trinkens ein (Vittadini et al. 2001). In dieser Studie waren Weinkonsumenten häufiger betroffen als solche, die überwiegend Bier oder Branntwein konsumierten (Vittadini 2001). Ammendola et al. zufolge hatten Patienten mit einer Polyneuropathie (bei hoher Standardabweichung) einen mittleren lebenszeitlichen Alkoholkonsum von etwa 30 kg pro kg Körpergewicht (Ammendola et al. 2001). Dies entspricht bei einer 80 kg schweren Person etwa der Menge von zwei Flaschen Rotwein (0,7 l) pro Tag über 30 Jahre hinweg (Ammendola 2001). Es ist daher naheliegend, dass eine hohe individuelle Variabilität hinsichtlich des Katabolismus und der entsprechenden Folgeschäden bestehen muss. Eine Erklärung wären Genpolymorphismen, die ein erhöhtes Risiko für eine alkoholbedingte Polyneuropathie aufweisen können, wie es kürzlich für die alkoholbedingte Leberzirrhose berichtet wurde (Innes et al. 2020).

Die Diagnose und Therapie einer ethyltoxischen Polyneuropathie bleiben abschließend nicht einfach. Es gibt keinen Parameter und keine Scores, mit denen die Diagnose gestellt werden kann. Wichtig ist das Beachten von »Red flags« und eine gründliche Diagnostik zum Ausschluss differenzialdiagnostischer Erkrankungen. Der wichtigste prognostische Parameter ist die Abstinenz, eine Vitaminsubstitution kann stets erwogen werden, und sollte bei Vitaminmangel auch erfolgen. Wichtig sind klinische Verlaufskontrollen, um den Erfolg der Abstinenztherapie beurteilen zu können. Bleibt eine Besserung der klinischen und elektrophysiologischen Parameter trotz Abstinenz aus, sollten die differenzialdiagnostischen Überlegungen intensiviert werden.

12.7 Zusammenfassung

Ethyltoxische Polyneuropathie:

- Ist in Deutschland die häufigste toxische Polyneuropathie.
- Die Dauer und Lebenszeitmenge an Alkohol ist für den Schweregrad entscheidend.
- Pathophysiologisch kann eine echte ethyltoxische von einer malnutritiven (Vitaminmangel) Neuropathie unterschieden werden.
- Die Abstinenz ist eine sehr effektive therapeutische Maßnahme.

Literatur

Ammendola A (2001) Peripheral neuropathy in chronic alcoholism: a retrospective cross-sectional study in 76 subjects. Alcohol Alcohol 36: 271–275.

Ammendola A, Tata MR, Aurilio C, Ciccone G, Gemini D, Ammendola E, Ugolini G, Argenzio F (2001) Peripheral neuropathy in chronic alcoholism: a retrospective cross-sectional study in 76 subjects. Alcohol Alcohol Oxf Oxfs 36: 271–275.

Behse F, Buchthal F (1977) Alcoholic neuropathy: Clinical, electrophysiological, and biopsy findings. Ann Neurol 2: 95–110.

Bosch EP, Pelham RW, Rasool CG, Chatterjee A, Lash RW, Brown L, Munsat TL, Bradley WG (1979) Animal models of alcoholic neuropathy: Morphologic, electrophysiologic, and biochemical findings. Muscle Nerve 2: 133–144.

Chopra K, Tiwari V (2012) Alcoholic neuropathy: possible mechanisms and future treatment possibilities: Clinical management of alcoholic neuropathy. Br J Clin Pharmacol 73: 348–362.

Hawley RJ, Kurtzke JF, Armbrustmacher VW, Saini N, Manz H (2009) The course of alcoholic-nutritional peripheral neuropathy. Acta Neurol Scand 66: 582–589.

Hillbom M, Wennberg A (1984) Prognosis of alcoholic peripheral neuropathy. J Neurol Neurosurg Psychiatry 47: 699–703.

Innes H, Buch S, Hutchinson S, Guha IN, Morling JR, Barnes E, Irving W, Forrest E, Pedergnana V, Goldberg D, Aspinall E, Barclay S, Hayes PC, Dillon J, Nischalke HD, Lutz P, Spengler U, Fischer J, Berg T, Brosch M, Eyer F, Datz C, Mueller S, Peccerella T, Deltenre P, Marot A, Soyka M, McQuillin A, Morgan MY, Hampe J, Stickel F (2020) Genome-Wide Association Study for Alcohol-Related Cirrhosis Identifies Risk Loci in MARC1 and HNRNPUL1. Gastroenterology 159: 1276–1289.e7.

Koike H, Iijima M, Sugiura M, Mori K, Hattori N, Ito H, Hirayama M, Sobue G (2003) Alcoholic neuropathy is clinicopathologically distinct from thiamine-deficiency neuropathy. Ann Neurol 54: 19–29.

Koike H, Mori K, Misu K, Hattori N, Ito H, Hirayama M, Sobue G (2001) Painful alcoholic polyneuropathy with predominant small-fiber loss and normal thiamine status. Neurology 56: 1727–1732.
Koike H, Sobue G (2006) Alcoholic neuropathy: Curr Opin Neurol 19: 481–486.
Martin PR, Singleton CK, Hiller-Sturmhöfel S (2003) The role of thiamine deficiency in alcoholic brain disease. Alcohol Res Health J Natl Inst Alcohol Abuse Alcohol 27: 134–142.
Peters TJ, Kotowicz J, Nyka W, Kozubski W, Kuznetsov V, Vanderbist F, De Niet S, Marcereuil D, Coffiner M (2006) Treatment of alcoholic polyneuropathy with vitamin b complex: a randomised controlled trial. Alcohol Alcohol 41(6): 636–642.
Schuchardt (2000) Alcohol and peripheral nervous system. Ther Umsch 57(4): 196–199.
Vittadini G (2001) Alcoholic Polyneuropathy: A Clinical And Epidemiological Study. Alcohol Alcohol 36: 393–400.
Vittadini G, Buonocore M, Colli G, Terzi M, Fonte R, Biscaldi G (2001) Alcoholic polyneuropathy: a clinical and epidemiological study. Alcohol Alcohol Oxf Oxfs 36: 393–400.
Wetterling T (1999) Drinking pattern and alcohol-related medical disorders. Alcohol Alcohol 34(3): 330–336.

13 Andere toxische Ursachen bei peripheren Polyneuropathien

Wolfgang Grisold und Anna Grisold

13.1 Einleitung

Die Frage nach möglicher peripherer Neurotoxizität ist häufig. Einerseits bei der Suche nach der Ursache einer Polyneuropathie, andererseits werden oft toxische Ursachen bei Exposition oder Berufsschäden vermutet.

> **Cave:**
>
> Die Beurteilung einer toxischen Ursache erfordert eine sorgfältige Evaluation, welche am besten durch die »Bradford-Hill« Kriterien gespiegelt werden. Ein sorgfältiger Ausschluss anderer möglicher Ursachen der PNP muss immer durchgeführt werden.

Prinzipiell müssen bei allen Überlegungen die Prinzipen der Kausalität und Exposition herangezogen werden, Bradford-Hill Criteria (Hill 1965). Abhängig vom Toxin und der zeitlichen und mengenmäßigen Exposition kommt es zur Entwicklung neurotoxischer Polyneuropathien.

Toxische Polyneuropathien sind vorwiegend axonal, sensomotorisch und längenabhängig. Ursächlich handelt es sich in den meisten Fällen um kumulative Effekte, wie das auch am Beispiel der medikamenteninduzierten Polyneuropathie zu sehen ist. Bei einigen Substanzen kommt es auch zur Hirnnervenbeteiligung (Hirnnerv II und VIII).

Neben dem zeitlichen Ablauf (akut, kumulativ, progredient und Spätfolgen) liegen verschiedene pathophysiologische Ursachen für Polyneuropathien zugrunde, wie Läsionen im Bereich des Axons, des Myelins, des Spinalganglions, des Ranvier'schen Knotens, der Ionenkanäle und der kleinen Fasern.

Eine andere Einteilung kann nach verursachenden Substanzgruppen getroffen werden: Medikamente, Schwermetalle, industrielle Agenzien, Lösungsmittel, Insektizide, Biologika und andere (▶ Tab. 13.1).

> Die Toxizität am peripheren Nervensystem kann durch unterschiedliche Mechanismen erfolgen. Zeitlich sind neben der häufigen chronisch kumulativen Toxizität auch akute und mehrzeitige Verläufe bekannt.

13.2 Unterschiedliche Paradigmen

Neben den klassischen kumulativen PNP kommen auch andere Formen von Neuropathien vor, die im Folgenden zusammengefasst werden (▶ Kap. 13.2.1–13.2.7).

13.2.1 Akute Toxizität am peripheren Nervensystem

Akuttoxizität von Oxaliplatin

Oxaliplatin kann eine akute, kälteabhängige Neuropathie verursachen (▶ Kap. 22). Dabei kommt es zu einer reversiblen Störung der Ionenkanäle. Da diese Reaktion kälteabhängig ist, können prophylaktische Maßnahmen getroffen werden. Die akute Toxizität kann bereits ab dem ersten Chemotherapie-Zyklus auftreten. Mit fortgesetzter Behandlung kommt es auch zur kumulativen Toxizität.

Biologische Agentien:

> Biologische Toxine: sind Quallen und Meeres-Toxine, Ciguatoxin, Schalentiere (Breve und Saxotoxin) und Tetrodotoxin.
>
> Schlangen- und Spinnengifte enthalten mehrere verschiedene Gifte mit unterschiedlichen toxischen Mechanismen und Auswirkungen.

Als biologische Toxine gelten unter anderen: Quallen und Meeres-Toxine, Ciguatoxin, Schalentiere (Breve und Saxotoxin) und Tetrodotoxin.

Schlangen- und Spinnengifte enthalten mehrere verschiedene Gifte mit unterschiedlichen Auswirkungen. Bei Quallengiften werden Störungen der Ionenkanäle angenommen. Auch Irritation von Schleimhäuten der Mundhöhle durch eindringendes Wasser wird beschrieben (Hill 1965). Neben akuten Störungen werden auch Mononeuropathien, Ödeme und Vasospasmen beschrieben (Peel und Kandler 1990).

Andere

Auch andere Substanzen wie Herbizide und Fungizide (Costa et al. 2008) weisen teilweise akute Toxizität auf. Pestizide werden auch mit suizidaler Intention eingenommen.

13.2.2 Kumulative Toxizität

Die kumulative Toxizität ist die häufigste Form. Dabei kommt es dosisabhängig zu einer Zunahme der neurotoxischen Auswirkungen. Die Entwicklung ist fast nie linear, sondern entwickelt sich nach Erreichen einer kumulativen Dosis progressiv. Bei der medikamentös induzierten PNP wird die Toxizität in Schwergrade eingeteilt: Common Terminology Criteria for Adverse Events (CTCAE)(National Cancer Institute).

Beispiele können einerseits die Chemotherapie (▶ Kap. 22) sein, aber auch zahlreiche Medikamente.

Eine häufige Ursache ist Alkohol (▶ Kap. 12). Vom Typ handelt es sich um eine axonale PNP (Julian et al. 2019). Auch Small-Fiber-Neuropathien wurden beschrieben (Mellion et al. 2014).

Verunreinigung mit anderen Alkoholsorten (z. B. Methanol) oder toxische Beigaben von Substanzen können zu zusätzlicher Neurotoxizität führen (Sharma und Sharma 2011).

Die Liste an potenziell toxischen Substanzen ist lange und beinhaltet Industrielle Agenzien, Schwermetalle, Lösungsmitteln und Nahrungsmitteln (▶ Tab. 13.1).

Tab. 13.1: Substanzen die Polyneuropathien verursachen

Substanzgruppe	Beispiele
Industrielle Agenzien	Acrylamid, Hexacarbon, Lösungsmittel
Rekreationale Substanzen (Freizeitdrogen)	Alkohol, Methanol, Schnüffeln von Klebstoffen
Ernährung	Spanisches Öl Syndrom, verunreinigte Nahrungsmittel
Medikamente	▶ Tab. 13.2
Metalle	Arsen, Blei, Quecksilber, Thallium, Zink
Tiergifte und marine Gifte	Brevetoxin, Ciguatera Latratoxin, Schlangen und Spinnengifte, Saxitoxin, Tetrodoxin
Frostschutzmittel	Diethylen Glykol, Methylbromid
Pflanzen	Sanddornbeere und zahlreiche andere
Pestizide, Fungizide, Herbizide	Dioxin, Organophosphate, Vacor
Anästhetika	Lachgas (induziert Vitamin B12 Mangel)

Tab. 13.2: Beispiele für medikamenteninduzierte PNP

Tumortherapie	Kardiovaskulär	ZNS wirksame Substanzen	Antimikrobielle Substanzen und Virostatika	Andere	Vitamine
Chemotherapie: (▶ Kap. 22)	Amiodaron	Chlorprothixen	Chloroquin	Allopurinol	Mangel B-Vitamine
	Clofibrat	Glutethimid	Chloramphenicol	Colchicin	Überdosierung: Pyridoxin
	Perhexilen	Phenelzin	Dapson	Cyclosporin A	
	Propafenon	Phenytoin	Ethambutol	Dichloroacetat	
	Statine (?)			Disulfiram	

Tab. 13.2: Beispiele für medikamenteninduzierte PNP – Fortsetzung

Tumortherapie	Kardiovaskulär	ZNS wirksame Substanzen	Antimikrobielle Substanzen und Virostatika	Andere	Vitamine
Brentuximab vedotin			Fluoroquinolone		
				Etanercept	
Trastuzumab emtansine			Linezolid	Gold	
			Metronidazol	Hydralazin	
Anderer Mechanismus: ICI (▶ Kap. 21)			Nitrofurantoin	Infliximab	
			Tuberkulostatika		
			Nucleoside Analoga	Interferone alpha 2a and 2b	
			Sulfasalazin	Leflunomid	
				d-Penicillamin	
				Tacrolimus	

CIPN = Chemotherapie induzierte Polyneuropathien, ICI = Immuncheckpoint-Inhibitoren

13.2.3 Mehrphasige Toxizität am Beispiel der Organophosphate (OPD)

Bei einigen Substanzen, besonders den OPD, kommt es zu einem mehrphasigen Verlauf. Ein Beispiel sind die OPD (Abdollahi and Karami-Mohajeri 2012).

OPD verursachen zunächst ein akutes cholinerges Syndrom, gefolgt von einem »intermediären« Syndrom. Dieses führt zu Schwäche der Nacken, proximalen Glieder- und Atemmuskulatur und Hirnnervenausfällen (Haliga et al. 2018).

Die dritte Form ist die Spätform: »Organophosphate-induced delayed polyneuropathy (OPIDP)«, die mit Sensibilitätsstörungen, gefolgt von einer distal axonalen sensomotorischen Polyneuropathie mit Ataxie, einhergeht. Beispiele sind die zahlreichen Beschreibungen von Triorthokresylphosphat Intoxikationen (Vasconcellos et al. 2002). In Deutschland war es nach dem zweiten Weltkrieg »U Boot« Öl (o. V. 1982), welches zu schweren Polyneuropathien führte.

Andere Insektizide sind Pyrethoide (Srinivasan et al. 2016) und Carbamate, die Sensibilitätsstörungen und Polyneuropathien verursachen können.

13.2.4 Indirekte Auswirkungen

Die Neurotoxizität wird durch Auslösung eines anderen, vorwiegend immunologischen Prozesses bewirkt.

Beispiele sind *Sulfonamide*, bei der Vaskulitiden (Lehr 1972) (und PNP) auftreten können.

In der Onkologie tritt verspätete, auf immunologischer Basis auftretende Toxizität bei der Verwendung von ICI auf (▶ Kap. 21).

»Porcine« Aerosole bei der Zerlegung von Schweinekadavern:
Bei der Häufung von immunmediierten Polyneuropathien in einem Betrieb, in der Gehirne aus toten Schweinen entnommen wurden, wurde angenommen, dass die Aerosole, die bei der Hirnentnahme auftraten, ZNS und PNS Antigene enthielten, welche in weiterer Folge immun – mediierte PNP auslösten (Adjemian et al. 2009).

Weitere Beispiele für indirekte Auswirkungen sind das noch nicht im detail geklärte Spanische Ölsyndrom (Gelpí et al. 2002) oder die toxischen Auswirkungen der Gold-Therapie in der Rheumatologie (Grisold und Mamoli 1984).

> Neben der »klassischen« Neurotoxizität, welche direkt durch die einwirkende Substanz verursacht wird, können auch »indirekte »toxische Effekte, wie die Auslösung einer Immun bedingten PNP, auftreten.

13.2.5 Lokale Toxizität

Zahlreiche Substanzen können lokale Toxizität verursachen.

Ein Beispiel sind Paravasate, die bei medizinischen Interventionen vorkommen. Bei Zytostatika kann es laut Paravasat Leitlinien zu verschiedenen Schäden kommen (Fehm et al. 2008).

Lokale Applikation von toxischen Substanzen

Lokale Perfusion von Gliedmaßen bei Tumoren (Busse et al. 1983).

Lokale Chemotherapie in Hohlräumen, wie intrathekale Chemotherapie. Einerseits mit oft verwendeten Substanzen (Cytosin Arabinosid, MTX) (Pan et al. 2016) oder bei versehentlicher Applikation von kontraindizierten Substanzen (z. B. Vinka Alkaloiden) (Saha et al. 2016). Auch bei lokaler intraperitonealer Applikation von Zytostatika, können Polyneuropathie auftreten (Lim et al. 2010).

> Lokale Neurotoxizität kann sowohl bei Therapien als auch durch lokale Einwirkungen von Toxinen beispielswiese bei industriellen Vorgängen vorkommen.

Anderes

Lokale Toxizität durch physikalische Einwirkung:

Kälte, Wärme und ionisierende Strahlen führen zu unterschiedlichen Nervenschäden.

Durch Hochdruck Verletzungen durch Pumpen und Hochdruckapparate (»High pressure injection injury«) werden Substanzen wie Öle und Schmierstoffe subkutan akzidentell eingebracht. Dabei kommt es zu lokaler Reizung, Nekrosen und Nervenschäden (Emre and Unal 2009).

13.2.6 Umweltgifte und Alternativ-Medizin

> Umweltgifte können in großem Stil neurotoxische Auswirkungen haben. Selten beachtet sind mögliche Verunreinigungen oder Beimengungen bei alternativmedizinischen Substanzen.

Bei zahlreichen Umweltkatastrophen sind neurologische Auswirkungen von Substanzen beschrieben (Arsen, Quecksilber, Dioxin u. a.).

Zunehmend Bedeutung gewinnt die Analyse von Trinkwasser und Oberflächenwasser, in dem Spuren von Zytostatika gefunden wurden (Franquet-Griell et al. 2015). Die Verlagerung der Tumortherapie in den ambulanten und häuslichen Bereich führt zu einer vermehrten und unkontrollierten Abgabe durch die Ausscheidungen der Patienten. Obwohl in diese Konzentration nicht direkt neurotoxisch sind, werden kumulative Auswirkungen auf vulnerable Personen diskutiert.

Alternativmedizin

Alternativmedizinische Produkte sind beliebt, und werden oft als »natürliche« Alternative zu möglicherweise nebenwirkungsreichen Medikamenten eingesetzt. Diese Substanzen unterliegen nicht den strengen Prüfungen und Kontrollen wie zugelassene Medikamente. Verunreinigung mit As, anderen Schwermetallen, Kortison und Statinen sind u. a. beschrieben (Singh et al. 2009; Jatau et al. 2016).

> **Cave:**
>
> Genetische Dispositionen für die Entwicklungen von PNP kann vorhanden sein. Beispiele sind die Porphyrie, oder die verstärkte Neurotoxizität mancher Zytostatika bei Patienten mit CMT.

13.2.7 Andere Ursachen

Genetische Disposition

Zwei genetische Dispositionen sind erwähnenswert: einerseits die Porphyrie bei der Attacken von Polyneuropathie durch Nahrung ausgelöst werden können (Stein et al. 2017), andererseits die hereditäre PNP vom Typ der Charcot Marie Tooth (CMT) (Ibañez-Juliá et al. 2018), bei der es unter Chemotherapie zu dramatischen Verschlechterungen der PNP kommen kann.

13.3 Diagnose

Die Diagnose der toxischen Neuropathie stützt auf die neurologische Untersuchung und die Elektrophysiologie. Kenntnis der potenziell toxischen Substanz und Expositionszeit sollte den Bradford-Hill-Kriterien folgen. Der Nachweis kann einfach bei der Identifikation der Noxe oder mit langwierigen Untersuchungen verbunden sein.

Indirekte Auswirkungen sind oft immunologisch bedingt (▶ Kap. 21).

13.4 Therapie

Ziel ist es einerseits das Toxin zu identifizieren, die Exposition zu reduzieren und wenn möglich, die toxische Exposition zu beenden. Therapien bei toxischen Neuropathien sind einerseits kausal, andererseits symptomatisch.

13.4.1 Kausal

Akute Toxizität

Bei akuter Toxizität sind substanzabhängig Maßnahmen bekannt (▶ Kap. 22).

Lokale Ursachen wie Einwirkungen auf Hautnerven, Schleimhäute, Paravasate benötigen lokale Maßnahmen.

Chronische Toxizität

Auch hier gilt nach Erkennen des Toxins, die Entfernung oder bei Medikamenten der Ersatz durch Alternativen.

Andere Mechanismen

Andere Mechanismen sind beispielsweis eallergisch, immunologisch; und erfordern eine andere Strategie. Am Beispiel der ICI werden anhand einer Toxizitätsskala die Therapieempfehlungen angepasst.

13.4.2 Symptomatische Therapie

Die symptomatische Therapie besteht aus der Behandlung von sensorischen und motorischen Defiziten, zusätzlich nach Prinzipien der Schmerztherapie des neuropathischen Schmerzes.

13.5 Prognose

Die Prognose einer toxischen PNP hängt einerseits von der Substanz, andererseits auch von den entsprechenden Wirkmechanismen ab. Bei vielen Substanzen bessert sich durch Entfernung der Noxe die PNP.

13.6 Diskussion

Die Ursachen von toxischen Neuropathien sind vielfältig und hängen von der Substanz, Wirkweise und Exposition ab. Die häufigste Form ist die kumulative Polyneuropathie, welche als längenabhängige sensorische und sensomotorische Polyneuropathie in Erscheinung tritt.

Bei manchen Substanzen kommt es auch zu indirekten Folgen nach Exposition von Noxen – z. B. Sulfonamide, ICI zu Vaskulitiden und demyelinisierenden PNP. In diesen Fällen kommt es substanzabhängig zu einer immun-mediierten PNP, die ein anderes Profil als kumulative PNP aufweist.

13.7 Zusammenfassung

- Toxische Neuropathien können fokal oder symmetrisch auftreten. Es handelt sich vorwiegend um axonale Neuropathien.
- Die häufigste Form sind chronisch kumulative PNP, wobei aber auch Akutformen, Spätformen und indirekte ausgelöste Toxizität beschrieben werden.
- Symptomatische Therapien sind immer indiziert.

Literatur

Abdollahi M, Karami-Mohajeri S (2012) A comprehensive review on experimental and clinical findings in intermediate syndrome caused by organophosphate poisoning. Toxicol Appl Pharmacol 258(3): 309–314.

Adjemian JZ, Howell J, Holzbauer S, Harris J, Recuenco S, McQuiston J, Chester T, Lynfield R, Devries A, Belay E, Sejvar J (2009) A clustering of immune-mediated polyradiculoneuropathy among swine abattoir workers exposed to aerosolized porcine brains, Indiana, United States. Int J Occup Environ Health 15(4): 331–338.

Busse O, Aigner K, Wilimzig H (1983) Peripheral nerve damage following isolated extremity perfusion with cis-platinum. Recent Results Cancer Res Fortschritte Krebsforsch Progres Dans Rech Sur Cancer 86: 264–267.

Costa LG, Giordano G, Guizzetti M, Vitalone A (2008) Neurotoxicity of pesticides: a brief review. Front Biosci J Virtual Libr 13: 1240–1249.

Emre U, Unal A (2009) Median Nerve Injury Due to High-Pressure Water Jet Injection: A Case Report and Review of Literature. Eur J Trauma Emerg Surg Off Publ Eur Trauma Soc 35(4): 411.

Fehm T, Marme A, Lipp H-P, Schumacher K (2008) Paravasation von Zytostatika: Prävention, Früherkennung und Behandlung. Gynäkol 41(8): 607–612.

Franquet-Griell H, Gómez-Canela C, Ventura F, Lacorte S (2015) Predicting concentrations of cytostatic drugs in sewage effluents and surface waters of Catalonia (NE Spain). Environ Res 138: 161–172.

Gelpí E, de la Paz MP, Terracini B, Abaitua I, de la Cámara AG, Kilbourne EM, Lahoz C, Nemery B, Philen RM, Soldevilla L, Tarkowski S, WHO/CISAT Scientific Committee for the Toxic Oil Syndrome. Centro de Investigación para el Síndrome del Aceite Tóxico (2002) The Spanish toxic oil syndrome 20 years after its onset: a multidisciplinary review of scientific knowledge. Environ Health Perspect 110(5): 457–464.

Grisold W, Mamoli B (1984) The syndrome of continuous muscle fibre activity following gold therapy. J Neurol 231(5): 244–249.

Haliga RE, Morarasu BC, Ursaru M, Irimioaia V, Sorodoc L (2018) New insights into the organophosphate-induced intermediate syndrome. Arh Hig Rada Toksikol 69(2): 191–195.

Hill AB (1965) The environment and disease: association or causation? Proc R Soc Med 58: 295–300.

Ibañez-Juliá MJ, Berzero G, Reyes-Botero G, Maisonobe T, Lenglet T, Slim M, Louis S, Balaguer A, Sanson M, Le Guern E, Latour P, Ricard D, Stojkovic T, Psimaras D (2018) Antineoplastic agents exacerbating Charcot Marie Tooth disease: red flags to avoid permanent disability. Acta Oncol Stockh Swed 57(3): 403–411.

Jatau AI, Aung MMT, Kamauzaman THT, Chedi BAZ, Sha'aban A, Rahman AFA (2016) Use and toxicity of complementary and alternative medicines among patients visiting emergency department: Systematic review. J Intercult Ethnopharmacol 5(2): 191–197.

Julian T, Glascow N, Syeed R, Zis P (2019) Alcohol-related peripheral neuropathy: a systematic review and meta-analysis. J Neurol 266(12): 2907–2919.

Lehr D (1972) Sulfonamide vasculitis. J Clin Pharmacol New Drugs 12(5): 181–189.

Lim C, Tordjmann D, Gornet J-M, Nemeth J, Valleur P, Pocard M (2010) Prospective study of quality of life after cytoreductive surgery and hyperthermic intraperitoneal chemotherapy using oxaliplatin for peritoneal carcinomatosis. Bull Cancer (Paris) 97(9): 1053–1060.

Mellion ML, Silbermann E, Gilchrist JM, Machan JT, Leggio L, de la Monte S (2014) Small-fiber degeneration in alcohol-related peripheral neuropathy. Alcohol Clin Exp Res 38(7): 1965–1972.

National Cancer Institute. Common Terminology Criteria for Adverse Events (CTCAE) of the US National Cancer Institute. Common Terminology Criteria for Adverse Events (CTCAE). v5.0. 2017; Accessed 2020-07-22.

o. V. (1982) Vergiftungen: Vortrefflich geeignet. Der Spiegel 1982, Band 22.

Pan Y, Wang C, Wang H, Tao Q, Xiong S, Zhai Z (2016) Transverse myelopathy occurring with intrathecal administration of methotrexate and cytarabine chemotherapy: A case report. Oncol Lett 11(6): 4066–4068.

Peel N, Kandler R (1990) Localized neuropathy following jellyfish sting. Postgrad Med J 66(781): 953–954.

Saha AS, Islam MF, Bhattacharya S, Giri PP (2016) Clinical Presentation of Inadvertent Intrathecal Vincristine Masquerading Guillain-Barre Syndrome. Indian J Hematol Blood Transfus Off J Indian Soc Hematol Blood Transfus 32(Suppl 1): 59–61.

Sharma P, Sharma R (2011) Toxic optic neuropathy. Indian J Ophthalmol 59(2): 137–141.

Singh S, Mukherjee KK, Gill KD, Flora SJS (2009) Lead-induced peripheral neuropathy following Ayurvedic medication. Indian J Med Sci 63(9): 408–410.

Srinivasan M, Amin R, Thunga G, Nagiri SK, Kudru CU (2016) Pharmacokinetic Potentiation of Mixed Organophosphate and Pyrethroid Poison Leading to Prolonged Delayed Neuropathy. J Clin Diagn Res JCDR 10(11): FD01–FD02.

Stein PE, Badminton MN, Rees DC (2017) Update review of the acute porphyrias. Br J Haematol 176(4): 527–538.

Vasconcellos LFR, Leite AC, Nascimento OJM (2002) Organophosphate-induced delayed neuropathy: case report. Arq Neuropsiquiatr 60(4): 1003–1007.

14 Polyneuropathie als Ursache von Medikamenten

Juliane Klehmet und Frauke Stascheit

14.1 Einleitung

Periphere Neuropathien zählen zu den häufigsten neurotoxischen Komplikationen von Medikamenten, welche schätzungsweise 2–4 % der Ursachen von Neuropathien bedingen (Pratt und Weimer 2005).

Die meisten medikamenteninduzierten Polyneuropathien manifestieren sich als distal-symmetrische, axonale Polyneuropathie und sind vorrangig sensibel (Umapathi und Chaudhry 2005; Peltier und Russell 2006; Weimer und Sachdev 2009).

Zu den Medikamenten, die am häufigsten Polyneuropathien auslösen können, zählen die klassischen Chemotherapeutika (Morawska et al. 2015). Immer mehr Fallberichte gibt es jedoch zu neueren antikörperbasierten Therapien wie Immuncheckpoint-Inhibitoren (ICI) (Dubey et al. 2019), aber auch immunmodulatorische Therapien im eigentlichen Sinne.

In diesem Kapitel soll es vorrangig um die Diagnostik und Therapien der nicht-Chemotherapeutika-induzierten Neuropathien gehen, welche exemplarisch bei ICI sowie immunmodulatorischen Therapien dargestellt werden.

14.2 Fallbeispiel

Teriflunomid-assoziierte Polyneuropathie: 45-jähriger Patient mit einer erstmals im Jahr 1999 diagnostizierten Multiplen Sklerose (MS)

Der Patient wurde seit dem Dezember 2014 mit Teriflunomid behandelt, nachdem er zuvor insuffizient mit Glatirameracetat, Natalizumab und Dimethylfumarat behandelt worden war.

Im Oktober 2017 stellte sich der Patient mit neu aufgetretenen Missempfindungen im Bereich der Fußsohlen sowie der Waden vor. Unter dem Verdacht eines sensiblen Schubes erfolgte zunächst eine Hochdosis-Kortison-Therapie, worunter es zu einer partiellen Besserung der Beschwerden kam. Bei der nachfolgenden Vorstellung im Februar 2018 berichtete der Patient jedoch, dass sich die Taubheitsgefühle verschlechtert hätten. Im neurologischen Untersuchungsbefund fand sich nun ein polyneuropathisches Syndrom. Es erfolgte eine elektroneurografische Untersuchung, in der sich das Bild einer rein sensiblen, axonalen Polyneuropathie darstellte. Labordiagnostisch zeigte sich kein wegweisender Anhalt für metabolische, malnutritive, toxische, infektiöse, paraproteinämische oder rheumatologisch/autoimmunologische Genese.

Unter dem Verdacht einer Teriflunomid-assoziierten Polyneuropathie wurde das Medikament sofort abgesetzt und in Analogie zur Therapie einer Leflunomid-assoziierten Polyneuropathie (Antonio-Valdiviezo et al. 2010) mit Colestyramin ausgewaschen.

Der Patient wurde nachfolgend bei erneuter Krankheitsaktivitätszunahme auf eine B-Zell-depletierende Therapie eingestellt, eine milde sensible Polyneuropathie besteht bis heute.

Basierend auf den Daten aus der Zulassungsstudie für Teriflunomid TOWER und TEMSO treten Neuropathien mit einer Prävalenz von 2 % auf und werden als mild bis moderat beschrieben (Confavreux et al. 2014). Darüber hinaus sind die Beschreibungen des polyneuropathischen Erscheinungsbildes in der Literatur jedoch eher rar. Da Teriflunomid der aktive Metabolit von Leflunomid ist, kann hier auf die länger bestehende klinische Erfahrung in der Rheumatologie zurückgegriffen werden. Für Leflunomid sind Neuropathien bei der Behandlung in ca. 1,5–2 % der Fälle bekannt. In einer retrospektiven Analyse von 80 an die Federal Disease Agency (FDA) gemeldeten Fällen zeigte sich der Phänotyp einer distal symmetrischen sensiblen oder sensomotorischen Polyneuropathie, welches typischerweise sechs Monate nach Beginn der Therapie mit Leflunomid auftrat. Die Remission der Symptome war assoziiert mit dem frühen Absetzen und Auswaschen der Medikation innerhalb von dreißig Tagen (Bonnel und Graham 2004). Die zugrunde liegenden Pathomechanismen sind letztlich ungeklärt. Klinische und elektrodiagnostische Präsentation legen einen neurotoxischen Mechanismus nahe (Peltier und Russell 2002). Ein engmaschiges neurologisches Monitoring im Hinblick auf das Auftreten einer medikamentenassoziierten Neuropathie sowie eine ausführliche Aufklärung des Patienten sind daher dringend von Nöten.

14.3 Diagnose

14.3.1 Immuncheckpoint-Inhibitoren

Immuncheckpoint-Inhibitoren (ICI) werden zunehmend zur Behandlung fortgeschrittener Stadien von metastasierten Malignomen eingesetzt (Eggermont et al. 2016; Hoos 2016). ICI sind monoklonale Antikörper (Ak), die die regulatorischen Effekte von aktivierten T-Zellen inhibieren (Hoos 2016). Durch die Inhibition werden die normale Immunsurveillance und Selbsttoleranz aufgehoben, sodass es häufig zu immunvermittelten Nebenwirkungen aller möglichen Organe kommen kann (Larkin et al. 2017). Die Rate an ICI Neuropathien ist mit 0,7 % vergleichsweise gering. Klinisch treten sie sehr heterogen in Erscheinung (Dubey et al. 2019; Johnson et al. 2013). In einer kürzlich publizierten Fallserie waren die häufigsten Formen eine kraniale Neuropathie (vorwiegend Faszialisparese), Polyradikulopathien, seltener Mononeuritiden multiplex oder rein sensible Neuropathie (Dubey et al. 2019), welche sowohl demyelinisierend als auch axonal sein können sowie Small-Fiber-Neuropathien. Zudem wurde das Auftreten einer akut inflammatorisch-demyelinisierenden Polyneuropathie (AIDP) beschrieben (Johnson et al. 2013). Insgesamt scheint die Inzidenz höher bei einer Kombinationstherapie als bei einer Monotherapie zu liegen.

In Abgrenzung zu den toxisch-bedingten Neuropathien nach Chemotherapie ist der Beginn bei ICI-Polyneuropathien in der Regel akut bis subakut (Dubey et al. 2019). Des Weiteren scheint es keinen Zusammenhang zwischen Auftreten der Neuropathie und der Anzahl der durchgeführten Administrationen zu geben, sodass die Patienten engmaschig monitoriert werden sollten.

14.3.2 Immunmodulatoren am Beispiel von TNF-α-Inhibitoren

TNF-α-Inhibitoren werden in der Behandlung vieler Autoimmunerkrankungen eingesetzt. Paradoxerweise können sie selbst demyelinisierende Erkrankungen, wie das Guillain-Barré-Syndrom (Patwala et al. 2017), chronisch inflammatorisch demyelinisierende Polyneuropathie (Stübgen 2008; Alshekhlee et al. 2010), AIDP (Eguren et al. 2009), multifokal motorische Neuropathie (Carrilho et al. 2010) sowie Lewis-Sumner-Syndrom (Hooper et al. 2008) hervorrufen. Dabei lagen Wochen bis zu zwei Jahre zwischen der Therapieinitiierung und dem Auftreten der Erkrankung. Pathophysiologisch wird eine medikamenteninduzierte Immunreaktion gegen periphere Myelinepitope vermutet. Die genauen Mechanismen bleiben jedoch unklar (Stübgen 2008).

> **Cave:**
>
> Der Phänotyp einer medikamenteninduzierten Polyneuropathe ist klinisch sehr heterogen und kann axonal oder demyelinisierend sein. Der Verlauf ist meist akut bis subakut, eine zeitnahe Diagnostik ist meist in einem spezialisierten Zentrum nötig.

C Toxische Polyneuropathie

Tab. 14.1: Übersicht über relevante, medikamentös bedingte Polyneuropathien

Medikament	Neuropathie	Remission
Amiodaron	Subakut-chronisch sensomotorisch distal symmetrische Polyneuropathie, vorrangig demyelinisierend	Partiell reversibel nach Dosisreduktion oder Absetzen
Bortezumib	Dosisabhängige, vorrangig sensible, axonale Polyneuropathie mild-moderater Ausprägung	langsame Remission nach Absetzen
Colchizin	Subakut-chronische distal-symmetrische, sensible Neuropathie mit proximaler Myopathie mit leichter CK-Erhöhung	Langsame Remission nach Absetzen
Checkpoint-Inhibitoren	Akut-subakuter Beginn mit variabler klinischer Erscheinung (kraniale Neuropathie, Polyradikulopathien, Mononeuritiden multiplex, rein sensible demyelinisierende als auch axonale Neuropathie	Remission nach Gabe von Kortikosteroiden, ggf. intravenöse Immunglobuline
Nukleosidanaloga	Dosisabhängige, vorrangig axonale und schmerzhafte Polyneuropathie mit abruptem Beginn, teilweise auch motorische Beteiligung	mögliche Remission
Statine	Dosisabhängige, Small-Fiber, aber auch sensomotorische Neuropathie	mögliche Remission
TNF-alpha-Inhibitoren	Demyelinisierende Polyneuropathien (akut und chronisch), Miller-Fisher-Syndrom, Leweis-Sumner-Syndrom; Keine klare Dosisabhängigkeit	nach Absetzen mögliche Remission

14.4 Therapie und Prognose

14.4.1 Immuncheckpoint-Inhibitoren

In Abgrenzung zu den durch die klassischen Chemotherapeutika ausgelösten Polyneuropathien bilden sich die neurologischen Defizite nach Initiierung einer Therapie mit Kortison oder intravenösen Immunglobulinen (IVIG) gut zurück. Bei Wiederaufnahme der ICI-Therapie mit dem gleichen oder einem Präparat kann es jedoch häufig zu einem neuerlichen Schub kommen (Johnson et al. 2013; Dubey et al. 2019).

14.4.1 Immunmodulatorische Therapien

Im kurzzeitigen Verlauf kam es bei allen ausgelösten, demyelinisierenden Erkrankungen nach Absetzen des TNF-α-Inhibitors zu einer Remission der Beschwerden. Oftmals wurde supportiv eine Immuntherapie mit Kortikosteroiden, IVIGs oder Plasmapherese durchgeführt (Stübgen 2008). Jedoch bleibt unklar, ob die durchgeführte immunmodulatorische Therapie immer notwendig ist (mit Ausnahme des Guillain-Barré Syndroms).

Im Langzeitverlauf zeigte sich zum einen, dass auch nach Absetzen der TNF-α-Therapie spontan erneute Schübe auftreten können, zum anderen sich aber auch eine mild ausgeprägte Neuropathie bei Fortführung einer niedrigdosierten TNF-α-Therapie stabilisieren kann (Lozeron et al. 2009).

> **Cave:**
>
> Bei der Mehrzahl der medikamentös bedingten Polyneuropathien kommt es nach Absetzen des Präparates zu einer klinischen Besserung. ICI-assoziierte Polyneuropathien müssen jedoch mit Kortikosteroiden behandelt werden.

14.5 Diskussion

Medikamenten-induzierte Polyneuropathien stellen eine häufige Ursache von erworbenen Polyneuropathien dar. Dabei ist das Spektrum der von den immunmodulatorischen oder anti-neoplastischen Therapien ausgelösten Neuropathien sehr breit. Durch den zunehmenden Einsatz dieser Medikamente ist ein umfassendes Wissen über die mögliche Neurotoxizität des jeweiligen Präparates essenziell, um die Diagnose einer iatrogenen Polyneuropathie rasch zu stellen und eine entsprechende Therapie einzuleiten. Basierend auf der existierenden Literatur ist es vertretbar, ein individuelles Therapiekonzept für das bestmögliche Therapieergebnis in Abhängigkeit von der Grunderkrankung zu entwickeln.

14.6 Zusammenfassung

- Iatrogene Polyneuropathien stellen eine zunehmend häufige Ursache von Polyneuropathien dar.

- Der Phänotyp ist klinisch sehr heterogen und kann axonal oder demyelinisierend sein.
- Der Verlauf ist meist akut bis subakut, eine zeitnahe Diagnostik ist meist in einem spezialisierten Zentrum nötig.
- Im Gegensatz zu den Chemotherapie-induzierten Polyneuropathien kommt es in der Regel nach Absetzen des ICI und Gabe von Kortikosteroiden oder IVIG zu einer Remission, jedoch meist zu einem erneuten Schub bei Wiederaufnahme.
- Bei Neuropathien durch immunmodulatorische Medikamente kommt es in der Mehrzahl der Fälle nach Absetzen des Präparates zu einer klinischen Besserung.
- In Abhängigkeit der Grunderkrankung sollte ein individuelles Therapiekonzept für das bestmögliche Patienten-Outcome entwickelt werden.

Literatur

Alshekhlee A, Basiri K, Miles JD, Ahmad SA, Katirji B (2010) Chronic inflammatory demyelinating polyneuropathy associated with tumor necrosis factor-alpha antagonists. Muscle Nerve 41(5): 723–727.

Antonio-Valdiviezo A, Peña-Santos G, Martínez-Torres J (2010) Peripheral neuropathy caused by leflunomide. A case reported with a brief review. Rev Medica Inst Mex Seguro Soc 48(5): 567–570.

Bonnel RA, Graham DJ (2004) Peripheral neuropathy in patients treated with leflunomide. Clin Pharmacol Ther 75(6): 580–585.

Carrilho PEM, Araújo ACF, Alves O, Kotze PG (2010) Motor neuropathy with multiple conduction blocks associated with TNF-alpha antagonist. Arq Neuropsiquiatr 68(3): 452–454.

Confavreux C, O'Connor P, Comi G, Freedman MS, Miller AE, Olsson TP, Wolinsky JS, Bagulho T, Delhay J-L, Dukovic D, Truffinet P, Kappos L, TOWER Trial Group (2014) Oral teriflunomide for patients with relapsing multiple sclerosis (TOWER): a randomised, double-blind, placebo-controlled, phase 3 trial. Lancet Neurol 13(3): 247–256.

Dubey D, David WS, Amato AA, Reynolds KL, Clement NF, Chute DF, Cohen JV, Lawrence DP, Mooradian MJ, Sullivan RJ, Guidon AC (2019) Varied phenotypes and management of immune checkpoint inhibitor-associated neuropathies. Neurology 93(11): e1093–e1103.

Eggermont AMM, Chiarion-Sileni V, Grob J-J, Dummer R, Wolchok JD, Schmidt H, Hamid O, Robert C, Ascierto PA, Richards JM, Lebbé C, Ferraresi V, Smylie M, Weber JS, Maio M, Bastholt L, Mortier L, Thomas L, Tahir S, Hauschild A, Hassel JC, Hodi FS, Taitt C, de Pril V, de Schaetzen G, Suciu S, Testori A (2016) Prolonged Survival in Stage III Melanoma with Ipilimumab Adjuvant Therapy. N Engl J Med 375(19): 1845–1855.

Eguren C, Díaz Ley B, Daudén E, García-Diez A, Losada M (2009) Peripheral neuropathy in two patients with psoriasis in treatment with infliximab. Muscle Nerve 40(3): 488–489.

Hooper DR, Tarnopolsky MA, Baker SK (2008) Lewis-Sumner syndrome associated with infliximab therapy in rheumatoid arthritis. Muscle Nerve 38(4): 1318–1325.

Hoos A (2016) Development of immuno-oncology drugs – from CTLA4 to PD1 to the next generations. Nat Rev Drug Discov 15(4): 235–247.

Johnson DB, Wallender EK, Cohen DN, Likhari SS, Zwerner JP, Powers JG, Shinn L, Kelley MC, Joseph RW, Sosman JA (2013) Severe cutaneous and neurologic toxicity in melanoma patients during vemurafenib administration following anti-PD-1 therapy. Cancer Immunol Res 1(6): 373–377.

Larkin J, Chmielowski B, Lao CD, Hodi FS, Sharfman W, Weber J, Suijkerbuijk KPM, Azevedo S, Li H, Reshef D, Avila A, Reardon DA (2017) Neurologic Serious Adverse Events Associated with Nivolumab Plus Ipilimumab or Nivolumab Alone in Advanced Melanoma, Including a Case Series of Encephalitis. The Oncologist 22(6): 709–718.

Lozeron P, Denier C, Lacroix C, Adams D (2009) Long-term course of demyelinating neuropathies occurring during tumor necrosis factor-alpha-blocker therapy. Arch Neurol 66(4): 490–497.

Morawska M, Grzasko N, Kostyra M, Wojciechowicz J, Hus M (2015) Therapy-related peripheral neuropathy in multiple myeloma patients. Hematol Oncol 33(4): 113–119.

Patwala K, Crump N, De Cruz P (2017) Guillain-Barré syndrome in association with antitumour necrosis factor therapy: a case of mistaken identity. BMJ Case Rep 2017.

Peltier AC, Russell JW (2002) Recent advances in drug-induced neuropathies. Curr Opin Neurol 15(5): 633–638.

Peltier AC, Russell JW (2006) Advances in understanding drug-induced neuropathies. Drug Saf 29(1): 23–30.

Pratt RW, Weimer LH (2005) Medication and toxin-induced peripheral neuropathy. Semin Neurol 25(2): 204–216.

Stübgen J-P (2008) Tumor necrosis factor-alpha antagonists and neuropathy. Muscle Nerve 37(3): 281–292.

Umapathi T, Chaudhry V (2005) Toxic neuropathy. Curr Opin Neurol 18(5): 574–580.

Weimer LH, Sachdev N (2009) Update on medication-induced peripheral neuropathy. Curr Neurol Neurosci Rep 9(1): 69–75.

D Metabolisch-Endrokrinologische Ursachen von Polyneuropathien

15 Diabetiker mit Polyneuropathie

Kathrin Doppler

15.1 Einleitung

Der Diabetes mellitus gilt als häufigste Ursache einer Polyneuropathie in den Industrieländern. Ca. 50 % der Patienten mit Diabetes mellitus entwickeln eine diabetische Polyneuropathie (Iqbal et al. 2018). Dabei kann die diabetische Polyneuropathie bereits im Stadium einer pathologischen Glucosetoleranz auftreten (Stino und Smith 2017). Bei der diabetischen Polyneuropathie können alle Nervenfasertypen betroffen sein, häufig sind jedoch die kleinen Nervenfasern, die die Schmerz- und Temperaturempfindung und autonome Funktionen vermitteln betroffen. Am häufigsten ist die distal-symmetrische diabetische Polyneuropathie, seltenere Formen der diabetischen Neuropathie umfassen Mononeuropathien (z. B. der Hirnnerven, Engpasssyndrome), die diabetische Radikuloplexopathie (früher als diabetische Amyotrophie bezeichnet), die autonome Neuropathie oder die Therapie-induzierte Neuropathie. Eine Herausforderung im klinischen Alltag kann bei Diabetikern die Abgrenzung der diabetischen Polyneuropathie zu anderen, insbesondere therapierbaren Formen der Polyneuropathie sein. Ein weiteres häufiges Problem stellt der bei der diabetischen Polyneuropathie oft im Vordergrund stehende neuropathische Schmerz dar.

15.2 Fallbeispiel

Eine 52-jährige Patientin mit zwei Jahre zuvor diagnostiziertem Diabetes mellitus Typ 2 (HbA1c 6,7 %) stellt sich aufgrund zunehmender stark einschränkender Schmerzen der Füße und Unterschenkel vor. Sie berichtet von einem leichten Taubheitsgefühl der Zehen, das sich über die letzten Jahre entwickelt habe, einem eingeschränkten Temperaturempfinden an den Füßen und starken Brennschmerzen der Füße. Diese seien manchmal auch einschnürend oder drückend, würden sie am Einschlafen hindern und oft bis in die Oberschenkel ziehen. Die Familienanamnese hinsichtlich neuropathischer Symptome ist negativ. In der klinisch-neurologischen Untersuchung fällt eine Kältehypästhesie der Fingerbeeren, Füße und Unterschenkel auf, eine Hypästhesie für Berührung vom Knie abwärts und eine Allodynie der Füße. Die Zweipunktediskrimination ist an der Fingerbeere grenzwertig, an der Großzehe nicht mehr messbar. Es zeigt sich eine Hypalgesie der Vorfüße. Die Pallästhesie am Großzehengrundgelenk beträgt 6/8, der Lagesinn ist intakt. Die Muskeleigenreflexe sind mittellebhaft auslösbar, Paresen finden sich nicht.

Unter der Verdachtsdiagnose einer diabetischen Polyneuropathie werden zunächst Neurografien durchgeführt. Hier zeigen sich in allen untersuchten Nerven Normalbefunde. Laborchemisch finden sich bis auf den Diabetes mellitus keine alternativen Ursachen einer Polyneuropathie. Nachdem eine Dysfunktion der großen Nervenfasern neurografisch nicht nachweisbar war und klinisch v. a. eine Dysfunktion der kleinen Nervenfasern feststellbar war, werden Zusatzuntersuchungen für eine Small-Fiber-Neuropathie durchgeführt: In der Quantitativ Sensorischen Testung (QST) lässt sich eine Dysfunktion der A-delta-Fasern (reduzierte Kaltempfindung) detektieren. In der Hautbiopsie findet sich eine längenabhängige Abnahme der intraepidermalen Nervenfaserdichte als Hinweis auf eine Neuropathie der kleinen Nervenfasern.

Nachdem sich kein Hinweis auf eine alternative Ursache der Small-Fiber-Neuropathie ergibt, wird eine diabetische Neuropathie diagnostiziert. Die ausgeprägten neuropathischen Schmerzen werden mit Duloxetin behandelt, worunter es zu einer Linderung kommt (von 8–9 Punkten auf der numerischen Rating-Skala auf 5–6 Punkte). In regelmäßigen neurologischen Kontrolluntersuchungen zeigt sich die Small-Fiber-Dysfunktion unter weiterhin sehr guter Diabeteseinstellung stabil und es kommt sogar zu einer Besserung der neuropathischen Schmerzen, sodass der Schmerz zeitweise auch ohne die Einnahme von Duloxetin tolerabel ist. Eine Beteiligung der großen Fasern ist auch sechs Jahre später nicht nachweisbar. Es handelt sich somit um eine isolierte Small-Fiber-Neuropathie, die eine Unterform der distal-symmetrischen Polyneuropathie, die meistens auch die großen bemarkten Nervenfasern betrifft, darstellt.

15.2.1 Subformen der diabetischen Neuropathie

Verschiedene Formen einer diabetischen Neuropathie

Bei der diabetischen Neuropathie werden verschiedene Subformen unterschieden, die sich in ihrer klinischen Präsentation unterscheiden, aber auch in Kombination auftreten können. Am häufigsten ist die distal-symmetrische Polyneuropathie, ebenfalls häufig, aber sehr wahrscheinlich unterdiagnostiziert, ist die autonome diabetische Polyneuropathie.

15.2.2 Distal-symmetrische Polyneuropathie

Im Vordergrund der distal-symmetrischen diabetischen Polyneuropathie steht die sensible Symptomatik, aber auch motorische und autonome Symptome kommen vor. Die Sensibilitätsstörungen umfassen sowohl Positivsymptome wie z.B. neuropathische Schmerzen, Dys-/Parästhesien oder eine Allodynie als auch Negativsymptome wie ein Taubheitsgefühl, vermindertes Temperatur- und Schmerzempfinden und Einschränkungen des Vibrations- und Lageempfindens (Galer et al. 2000; Daousi et al. 2004; Abbott et al. 2011). Es handelt sich elektrophysiologisch überwiegend um eine axonale Polyneuropathie, jedoch können auch Zeichen der Demyelinisierung auftreten. Eine Sonderform stellt die reine Small-Fiber-Neuropathie dar, bei der isoliert die unmyelinisierten und dünn myelinisierten A-delta- und C-Fasern geschädigt sind. Die Patienten klagen entsprechend über Einschränkungen des Temperatur- und Schmerzempfindens und Brennschmerzen. Die Neurografien sind unauffällig, aber in der Hautbiopsie lässt sich eine Reduktion der intraepidermalen Nervenfaserdichte nachweisen (Lauria et al. 2010). Eine Komplikation der diabetischen Polyneuropathie ist das diabetische Fußsyndrom, das multifaktoriell entsteht und neben der diabetischen sensiblen und autonomen Polyneuropathie auch durch die diabetische Angiopathie begünstigt wird. Es kann zur diabetischen Osteoarthropathie kommen, die zu Fußdeformitäten führt, im Vollbild auch als »Charcot-Fuß« bezeichnet (Trieb 2016).

15.2.3 Diabetische Radikuloplexopathie (Syn. Diabetische Amyotrophie, Bruns-Garland-Syndrom)

Diese seltenere Form der diabetischen Neuropathie ist oft eindrücklich, da sie relativ akut auftritt und mit starken neuropathischen Schmerzen und Lähmungen einhergeht. Meist ist der Plexus lumbosacralis betroffen, in der Regel zunächst einseitig (Dyck und Windebank 2002). Es kommt entsprechend zu starken Schmerzen mit Ausstrahlung in den Oberschenkel, einer proximalen Schwäche und recht rasch auftretender Muskelatrophie. Auch sensible und autonome Nervenfasern sind betroffen, meist jedoch klinisch nicht im Vordergrund stehend. Der subakute Verlauf, die Asymmetrie und die motorische Beteiligung erschweren oft die Abgrenzung gegenüber autoimmun-entzündlichen Polyneuropathien, insbesondere auch gegenüber der chronisch inflammatorischen demyelinisierenden Polyradikuloneuropathie (CIDP), da auch bei der diabetischen Radikuloplexopathie das Liquoreiweiß häufig erhöht ist (Dyck et al. 2001). Es kommt jedoch meist nach Wochen und Monaten zu einer spontanen Besserung (Coppack und Watkins 1991). Pathophysiologisch wird eine vaskulär-entzündliche Ursache diskutiert und entsprechend können Glukokortikoide therapeutisch effektiv sein (Thaisetthawatkul and Dyck 2010).

15.2.4 Autonome Neuropathie

Bei der autonomen Neuropathie kommen je nach betroffenem Organsystem verschiedene Symptome vor (Vinik et al. 2013): Im Gastrointestinaltrakt kann es zu Motilitätsstörungen und dementsprechend zu Diarrhöen, Obstipation oder auch gastroösophagealem Reflux kommen. Im Urogenitalbereich ist bei männlichen Patienten die erektile Dysfunktion ein häufiges Problem, seltener auch eine Ejakulationsstörung. Die erektile Dysfunktion ist oft multifaktoriell und wird durch diabetische Gefäß- und Bindegewebsveränderungen und einen Testosteronmangel begünstigt (Gandhi et al. 2017). Bei Frauen kann es zu einer verminderten vaginalen Lubrikation kommen. Ein weiteres urogenitales Symptom ist die diabetische Zystopathie (Vinik et al. 2013). Durch eine gestörte Blasenentleerung mit Restharn und einen reduzierten Urinfluss werden Harnwegsinfekte begünstigt. Potenziell lebensbedrohlich kann die Beteiligung der kardialen und vasomotorischen autonomen Nervenfasern sein: Es kann zu schwerer orthostatischer Dysregulation und Herzrhythmusstörungen kommen (Hilsted et al. 1981). Häufig sind bei Diabetikern auch klinisch stumme Myokardinfarkte und eine verminderte Wahrnehmung von Hypoglykämiesymptomen die Folge.

15.2.5 Diabetische Mononeuropathien

Die diabetischen Mononeuropathien betreffen am häufigsten den N. oculomotorius und N. abducens (Said 2007). Die Symptomatik tritt meist subakut auf und ist oft schmerzhaft, hat aber eine gute Prognose. Weitere bei Diabetikern gehäuft auftretende Mononeuropathien umfassen die Nervenkompressionssyndrome, z. B. das Karpaltunnelsyndrom oder das Sulcus-ulnaris-Syndrom. In der Therapie unterscheiden sich diese jedoch nicht von Nervenkompressionssyndromen bei Nicht-Diabetikern (Thomsen et al. 2009).

15.2.6 Therapie-induzierte Neuropathie

Hierbei handelt es sich um eine seltene, aber sehr wahrscheinlich unterdiagnostizierte Form der diabetischen Neuropathie (Gibbons und Freeman 2015). Sie tritt meist subakut wenige Wochen nach der Optimierung einer Diabetestherapie auf und ist mit einem raschen Abfall des HbA1c assoziiert (Gibbons und Freeman 2010). Es handelt sich um eine schmerzhafte längenabhängige Small-Fiber-Neuropathie, teilweise auch mit autonomer Beteiligung (Archer et al. 1983; Knopp et al. 2013).

> **Cave:**
>
> Rasche und ausgeprägte Blutzuckeroptimierungen können eine Polyneuropathie verursachen.

Aufgrund des raschen Auftretens nach Therapiebeginn wurde diese Form früher auch als »Insulin-Neuritis« bezeichnet, da eine entzündliche Ursache ausgelöst durch das Insulin vermutet wurde. Die Therapie-induzierte Neuropathie tritt jedoch auch nach oraler/diätetischer Diabetestherapie auf, wenn es zu einem raschen Abfall des HbA1c kommt. Die Pathogenese ist weitgehend unklar, diskutiert werden ischämische und hypoglykämische und evtl. auch entzündliche Faktoren. Bei Auftreten einer Therapie-induzierten Neuropathie sollte die Blutzuckeroptimierung nur langsam erfolgen (Gibbons und Freeman 2015). Von der Therapie-induzierten Neuropathie abzugrenzen ist die hypoglykämische Neuropathie, die v. a. bei Patienten mit Insulinom beschrieben ist und durch rezidivierende Hypoglykämien verursacht wird (Mohseni 2001). Es resultiert eine axonale motorisch-betonte Neuropathie.

15.3 Diagnose

Bei Patienten mit bekanntem Diabetes mellitus wird ein jährliches Screening auf Symptome einer diabetischen Neuropathie durch den Hausarzt empfohlen. Dieses sollte die gezielte Anamnese, auch autonomer Symptome, die Inspektion trophischer Störungen der Füße und die Pallästhesie, Berührungsempfinden und Achillessehnenreflex umfassen und bei Auffälligkeiten die eingehende Untersuchung von Sensibilität, distaler Kraft und Muskeleigenreflexen. Umgekehrt ist die Testung auf das Vorliegen eines Diabetes mellitus bei allen Patienten mit Polyneuropathiesyndrom obligat. Bei unauffälligem HbA1c und Blutzuckertagesprofil sollte ein oraler Glucosetoleranztest ergänzt werden. Die Diagnosestellung der distal-symmetrischen diabetischen Polyneuropathie basiert dann auf dem typischen klinischen Bild einer überwiegend sensiblen langsam progredienten distal-symmetrischen Polyneuropathie in Assoziation mit einem Diabetes mellitus. Wichtig ist jedoch die Abgrenzung zu anderen Polyneuropathieursachen, die auch bei Diabetikern auftreten können. Da die Gabe von Metformin einen Vitamin-B12-Mangel begünstigen kann, sollte der Vitamin-B12-Spiegel regelmäßig überprüft werden (Wile und Toth 2010).

Folgende »Red flags« sollten Anlass für eine eingehendere Abklärung alternativer Polyneuropathie-Ursachen sein:

- Akuter/subakuter Beginn und/oder rascher Progress
- Beginn an der oberen Extremität
- Überwiegen von motorischen Symptomen
- Asymmetrisches oder multifokales Verteilungsmuster
- Fortschreiten trotz optimaler Stoffwechsellage
- Positive Familienanamnese einer Polyneuropathie
- Zusätzliche neurologische Symptome

15.4 Therapie der diabetischen Polyneuropathie

Eine krankheitsmodifizierende Therapie der diabetischen Polyneuropathie ist leider nicht verfügbar. Eine optimale Diabetestherapie wird empfohlen und reduziert zumindest bei Typ-1-Diabetikern das Risiko einer diabetischen Polyneuropathie (Callaghan et al. 2012). Jüngere Studien konnten eindrücklich Übergewicht und ein metabolisches Syndrom als weiteren Risikofaktor für die Entwicklung einer diabetischen Polyneuropathie identifizieren, sodass die Reduktion von Übergewicht und körperliche Betätigung sowie das frühzeitige Entgegenwirken gegen ein metabolisches Syndrom eine sinnvolle Therapie darstellen (Hanewinckel et al. 2016; Stino und Smith 2017; Callaghan et al. 2018; Andersen et al. 2018; Schlesinger et al. 2019).

Ein Schwerpunkt der symptomatischen Therapie liegt in der Behandlung neuropathischer Schmerzen. Tabelle 15.1 gibt einen Überblick über mögliche Therapieoptionen. Bis auf die Opioide, die direkt wirksam sind, müssen diese jedoch über einen ausreichend langen Zeitraum (mindestens vier Wochen) in der Zieldosis eingenommen werden, um einen Therapieeffekt beurteilen zu können. Therapieziele sind die Schmerzreduktion um 30–50 %, eine Verbesserung der Lebens- und Schlafqualität und der sozialen und beruflichen Aktivität.

Symptomatische Therapie der diabetischen Polyneuropathie

Die symptomatische Therapie der autonomen Symptome umfasst bei der orthostatischen Dysregulation die ausreichende Flüssigkeits- und Kochsalzzufuhr, Kompressionsstrümpfe und in schweren Fällen auch eine medikamentöse Therapie mit Fludrocortison oder Midodrin (Spallone et al. 2011). Bei diabetischer Zystopathie können Parasympathomimetika oder (sofern keine orthostatische Dysfunktion vorliegt) selektive Alpha-Blocker verordnet werden. Für die Obstipation stehen neben einer ausreichenden Flüssigkeitszufuhr und ballaststoffreichen Ernährung Laxantien und Prokinetika zur Verfügung. Eine erektile Dysfunktion kann mit Phosphodiesterase-5-Hemmern unter Beachtung der kardialen Kontraindikationen behandelt werden (Vinik und Erbas 2001).

Tab. 15.1: Symptomatische medikamentöse Therapie der schmerzhaften diabetischen Polyneuropathie

Wirkstoff	Dosierung	Häufigste Nebenwirkungen
Pregabalin	Start mit 2 x 25 mg, Steigerung um 25 mg/d auf Zieldosis von 150–600 mg/d	Benommenheit/Schwindel, Gewichtszunahme, gastrointestinale Nebenwirkungen, Ödeme
Gabapentin	Start mit 3 x 100 mg, Steigerung um 300 mg alle 3d auf Zieldosis von 1.800–3.600 mg/d	Benommenheit/Schwindel, Gewichtszunahme
Amitriptylin	Beginn mit 25 mg am Abend, Steigerung um 25 mg/d auf Zieldosis von 25–150 mg möglich	Benommenheit/Schwindel, anticholinerge Nebenwirkungen
Duloxetin	Beginn mit 60 mg am Morgen, Steigerung auf 120 mg möglich	Schwindel, gastrointestinale Nebenwirkungen
Capsaicin 8 % Pflaster (lokal)	Max. vier Pflaster gleichzeitig, Applikation alle drei Monate	Hautirritationen (lokal), direkt nach Applikation Zunahme der Schmerzen möglich
Schwache Opioide (z. B. Tramadol)	Für Tramadol Einzeldosis von 50–100 mg, max. 400 mg/d	Obstipation, Benommenheit/Schwindel, Übelkeit, Mundtrockenheit

15.5 Zusammenfassung

- Die diabetische Polyneuropathie ist eine häufige Komplikation des Diabetes mellitus und tritt meist als distal-symmetrische Form auf.
- Es handelt sich überwiegend um eine sensibel-betonte Polyneuropathie, die in manchen Fällen auch als isolierte Small-Fiber-Neuropathie auftreten kann.
- Eine autonome Neuropathie ist häufig.
- Seltenere Formen umfassen die diabetische Radikuloplexopathie, die Therapie-induzierte Neuropathie oder Mononeuropathien.
- Die diabetische Polyneuropathie kann bereits im Stadium der pathologischen Glucosetoleranz auftreten.
- In ca. der Hälfte der Fälle handelt es sich um eine schmerzhafte Neuropathie, sodass die Therapie mit gegen neuropathische Schmerzen gerichteten Medikamenten eine wichtige Rolle spielt.

Literatur

Abbott CA, Malik RA, van Ross ERE, Kulkarni J, Boulton AJM (2011) Prevalence and characteristics of painful diabetic neuropathy in a large community-based diabetic population in the U.K. Diabetes Care 34(10): 2220–2224. (https://doi.org/10.2337/dc11-1108).

Andersen ST, Witte DR, Dalsgaard E-M, Andersen H, Nawroth P, Fleming T, Jensen TM, Finnerup NB, Jensen TS, Lauritzen T, Feldman EL, Callaghan BC, Charles M (2018) Risk Factors for Incident Diabetic Polyneuropathy in a Cohort With Screen-Detected Type 2 Diabetes Followed for 13 Years: ADDITION-Denmark. Diabetes Care 41(5): 1068–1075. (https://doi.org/10.2337/dc17-2062).

Archer AG, Watkins PJ, Thomas PK, Sharma AK, Payan J (1983) The natural history of acute painful neuropathy in diabetes mellitus. J Neurol Neurosurg Psychiatry 46(6): 491–499. (https://doi.org/10.1136/jnnp.46.6.491).

Callaghan BC, Gao L, Li Y, Zhou X, Reynolds E, Banerjee M, Pop-Busui R, Feldman EL, Ji L (2018) Diabetes and obesity are the main metabolic drivers of peripheral neuropathy. Ann Clin Transl Neurol 5(4): 397–405. (https://doi.org/10.1002/acn3.531).

Callaghan BC, Little AA, Feldman EL, Hughes RA (2012) Enhanced glucose control for preventing and treating diabetic neuropathy. The Cochrane database of systematic reviews 13;6(6): CD007543.

Coppack SW, Watkins PJ (1991) The natural history of diabetic femoral neuropathy. Q J Med 79(288): 307–313.

Daousi C, MacFarlane IA, Woodward A, Nurmikko TJ, Bundred PE, Benbow SJ (2004) Chronic painful peripheral neuropathy in an urban community: a controlled comparison of people with and without diabetes. Diabet Med J Br Diabet Assoc 21(9): 976–982. (https://doi.org/10.1111/j.1464-5491.2004.01271.x).

Dyck PJ, Norell JE, Dyck PJ (2001) Non-diabetic lumbosacral radiculoplexus neuropathy: natural history, outcome and comparison with the diabetic variety. Brain J Neurol 124(Pt 6): 1197–1207. (https://doi.org/10.1093/brain/124.6.1197).

Dyck PJB, Windebank AJ (2002) Diabetic and nondiabetic lumbosacral radiculoplexus neuropathies: new insights into pathophysiology and treatment. Muscle Nerve 25(4): 477–491. (https://doi.org/10.1002/mus.10080).

Galer BS, Gianas A, Jensen MP (2000) Painful diabetic polyneuropathy: epidemiology, pain description, and quality of life. Diabetes Res Clin Pract 47(2): 123–128. (https://doi.org/10.1016/s0168-8227(99)00112-6).

Gandhi J, Dagur G, Warren K, Smith NL, Sheynkin YR, Zumbo A, Khan SA (2017) The Role of Diabetes Mellitus in Sexual and Reproductive Health: An Overview of Pathogenesis, Evaluation, and Management. Curr Diabetes Rev 13 (6): 573–581. (https://doi.org/10.2174/1573399813666161122124017).

Gibbons CH, Freeman R (2010) Treatment-induced diabetic neuropathy: a reversible painful autonomic neuropathy. Ann Neurol 67(4): 534–541. (https://doi.org/10.1002/ana.21952).

Gibbons CH, Freeman R (2015) Treatment-induced neuropathy of diabetes: an acute, iatrogenic complication of diabetes. Brain J Neurol 138(Pt 1): 43–52. (https://doi.org/10.1093/brain/awu307).

Hanewinckel R, Drenthen J, Ligthart S, Dehghan A, Franco OH, Hofman A, Ikram MA, van Doorn PA (2016) Metabolic syndrome is related to polyneuropathy and impaired peripheral nerve function: a prospective population-based cohort study. J Neurol Neurosurg Psychiatry 87(12): 1336–1342. (https://doi.org/10.1136/jnnp-2016-314171).

Hilsted J, Madsbad S, Krarup T, Sestoft L, Christensen NJ, Tronier B, Galbo H (1981) Hormonal, metabolic, and cardiovascular responses to hypoglycemia in diabetic autonomic neuropathy. Diabetes 30(8): 626–633. (https://doi.org/10.2337/diab.30.8.626).

Iqbal Z, Azmi S, Yadav R, Ferdousi M, Kumar M, Cuthbertson DJ, Lim J, Malik RA, Alam U (2018) Diabetic Peripheral Neuropathy: Epidemiology, Diagnosis, and Pharmacotherapy. Clin Ther 40(6): 828–849. (https://doi.org/10.1016/j.clinthera.2018.04.001).

Knopp M, Srikantha M, Rajabally YA (2013) Insulin neuritis and diabetic cachectic neuropathy: a review. Curr Diabetes Rev 9(3): 267–274. (https://doi.org/10.2174/1573399811309030007).

Lauria G, Hsieh ST, Johansson O, Kennedy WR, Leger JM, Mellgren SI, Nolano M, Merkies ISJ, Polydefkis M, Smith AG, Sommer C, Valls-Solé J, European Federation of Neurological Societies, Peripheral Nerve Society (2010) European Federation of Neurological Societies/Peripheral Nerve Society Guideline on the use of skin biopsy in the diagnosis of small fiber neuropathy. Report of a joint task force of the European Federation of Neurological Societies and the Peripheral Nerve Society. Eur J Neurol 17(7): 903–912, e44-49. (https://doi.org/10.1111/j.1468-1331.2010.03023.x).

Mohseni S (2001) Hypoglycemic neuropathy. Acta Neuropathol (Berl) 102(5): 413–421. (https://doi.org/10.1007/s004010100459).

Said G (2007) Diabetic neuropathy – a review. Nat Clin Pract Neurol 3(6): 331–340. (https://doi.org/10.1038/ncpneuro0504).

Schlesinger S, Schwingshackl L, Neuenschwander M (2019) Dietary fat and risk of type 2 diabetes. Curr Opin Lipidol 30(1): 37–43. (https://doi.org/10.1097/MOL.0000000000000567).

Spallone V, Ziegler D, Freeman R, Bernardi L, Frontoni S, Pop-Busui R, Stevens M, Kempler P, Hilsted J, Tesfaye S, Low P, Valensi P (2011) Cardiovascular autonomic neuropathy in diabetes: clinical impact, assessment, diagnosis, and management. Diabetes/metabolism research and reviews 27(7): 639–53.

Stino AM, Smith AG (2017) Peripheral neuropathy in prediabetes and the metabolic syndrome. J Diabetes Investig 8(5): 646–655. (https://doi.org/10.1111/jdi.12650).

Thaisetthawatkul P, Dyck PJB (2010) Treatment of diabetic and nondiabetic lumbosacral radiculoplexus neuropathy. Curr Treat Options Neurol 12(2): 95–99. (https://doi.org/10.1007/s11940-010-0059-8).

Thomsen NOB, Cederlund R, Rosén I, Björk J, Dahlin LB (2009) Clinical outcomes of surgical release among diabetic patients with carpal tunnel syndrome: prospective follow-up with matched controls. J Hand Surg 34(7): 1177–1187. (https://doi.org/10.1016/j.jhsa.2009.04.006).

Trieb K (2016) The Charcot foot: pathophysiology, diagnosis and classification. Bone Jt J 98-B(9): 1155–1159. (https://doi.org/10.1302/0301-620X.98B9.37038).

Vinik AI, Erbas T (2001) Recognizing and treating diabetic autonomic neuropathy. Cleve Clin J Med 68(11): 928–930, 932, 934–944. (https://doi.org/10.3949/ccjm.68.11.928).

Vinik AI, Nevoret M-L, Casellini C, Parson H (2013) Diabetic neuropathy. Endocrinol Metab Clin North Am 42(4): 747–787. (https://doi.org/10.1016/j.ecl.2013.06.001).

Wile DJ, Toth C (2010) Association of metformin, elevated homocysteine, and methylmalonic acid levels and clinically worsened diabetic peripheral neuropathy. Diabetes Care 33(1): 156–161. (https://doi.org/10.2337/dc09-0606).

16 Patientin mit Hypothyreose und Polyneuropathie

Helmar C. Lehmann und Georg Mansmann

16.1 Einleitung

Hypothyreose und Polyneuropathie: Koinzidenz oder Kausalität?

Die Prävalenz der Hypothyreose wird auf 2,9–4,6 % geschätzt (Hollowell et al. 2002; Khattak et al. 2016). Milde Funktionsstörungen mit isolierter TSH-Erhöhung (latente Hypothyreose) sind deutlich häufiger als manifeste Hypothyreosen mit erniedrigten Schilddrüsenhormonen (ca. 93 % vs. 7 %). Typische Ursachen sind neben der Autoimmunthyreoiditis durch Schilddrüsenoperation, Radiojodtherapie oder Bestrahlung bedingte Hypothyreosen. Sekundäre Störungen auf dem Boden hypophysärer oder hypothalamische Erkrankung sind seltener, können aber bei alleiniger Bestimmung des TSH übersehen werden, da es aufgrund des gestörten Regelkreislaufs nicht zu einem TSH-Anstieg kommen muss (Persani et al. 2018).

Eine Hypothyreose kann Engpasssyndrome, z. B. ein Karpaltunnelsyndrom auslösen, oder selten auch eine periphere Neuropathie (< 1 %, < 3 % aller Polyneuropathien) (Lubec et al. 1999; Verghese et al. 2001; Hanewinckel et al. 2016). Da sowohl Polyneuropathien als auch Hypothyreosen häufig sind, stellt sich die Frage einer Kausalität oder lediglich einer Koinzidenz dieser Konstellation.

16.2 Fallbeispiel

Eine 52-jährige Patientin berichtet über Sensibilitätsstörungen der Füße und Unterschenkel, die seit etwa sechs Monaten bestünden und im Verlauf zunehmen würden. Angegeben werden auch Durchschlafstörungen, Müdigkeit, innere Unruhe, Depressionen, Gewichtszunahme und Obstipation. Die Patientin hatte seit mindestens neun Monaten kein Schilddrüsenhormon eingenommen, nachdem zuvor eine Substitution über ca. 20 Jahre nach Thyreoidektomie bei Struma benigna erfolgt war. Klinisch zeigen sich erloschene Muskeleigenreflexe an den unteren Extremitäten, eine strumpfförmige Hypästhesie, eine Pallhypästhesie (2/8 bimalleolär, 4/8 Genu) sowie ein unsicherer Rombergversuch. Die Perkussion der Muskulatur ist unauffällig. Die Elektroneurografie zeigt folgendes Ergebnis:

Nerv	DML	Amplitude	NLG	F-Wellen-latenz
	ms	mV	m/s	ms
N. ulnaris rechts	2,2	7,2	46	29
N. tibialis rechts	2,8	5,6	41	53
N. peronaeus rechts	2,2	2,5	45	51

Nerv	Amplitude	NLG
	µV	m/s
N. ulnaris rechts	7	46
N. suralis rechts	2	34
N. suralis links	3	39

Tab. 16.1: Elektroneurografie: Untersucht wurden motorisch der N. tibialis, der N. ulnaris rechts, sensibel beide Nn. surales und der N. ulnaris rechts. Werte der Elektroneurografie: Pathologische Befunde sind fett markiert. Es zeigt sich das Bild einer sensiblen Polyneuropathie der Beine.

Das zusätzlich durchgeführte EMG ist unauffällig. Im Routinelabor ist ein erhöhtes TSH 74,8 µU/ml (Referenzbereich 0,4–3,5) auffällig. Die weitere Abklärung zeigt ein erniedrigtes freies T4 1.3 pg/ml (7,0–18,0) und freies T3 1,0 pg/ml (1,8–4,2). In der Ultraschalluntersuchung findet sich kein relevanter Schilddrüsenrest. Die Creatinkinase (CK) ist normwertig.

16.3 Diagnose

Bei der Patientin wird eine Polyneuropathie bei manifester Hypothyreose diagnostiziert. Diese ist in der Regel – wie bei der Patientin – leichtgradig und sensibel betont (▶ Tab 16.1). Obwohl es sich um eine längenabhängige symmetrische Polyneuropathie handelt, kann aufgrund der hohen Komorbidität mit einem Karpaltunnelsyndrom (Inzidenz 29–32 %) (Duyff et al. 2000; Eslamian et al. 2011) der Eindruck entstehen, dass die Neuropathie an den Armen stärker ausgeprägt ist. Hier handelt es sich aber um verschiedene Pathomechanismen der gemeinsamen Grunderkrankung.

Polyneuropathie bei Hypothyreose ist eine typische längenabhängige sensible Polyneuropathie.

Ein Karpaltunnelsyndrom ist bei Hypothyreose häufig, allerdings eine Hypothyreose bei Karpaltunnelsyndrom äußerst selten. Ältere Empfehlungen, die bei jedem Patienten mit Karpaltunnelsyndrom eine Untersuchung auf eine Hypothyreose nach sich ziehen sollen, sind in Anbetracht der nur geringen diagnostischen Ausbeute (< 2 %) kritisch zu sehen (de Rijk et al. 2007).

Bei schweren Fällen einer Hypothyreose kann neben verzögerten oder fehlenden Muskeleigenreflexen unter Umständen das Woltman-Zeichen (Video unter Iwasaki und Fukaya 2018) beobachtet werden: Bei Auslösen eines Muskeleigenreflexes kehrt die Extremität nur verzögert in die Ausgangslage zurück. Die Relaxationszeit des Achillessehnenreflex wurde in älteren Arbeiten häufig als diagnostisches Kriterium propagiert, hat aber nur geringe diskriminatorische Wertigkeit (Indra et al. 2004).

Tab. 16.2: Symptome einer Polyneuropathie bei Hypothyreose: Häufigkeit in einem Kollektiv von 38 Patienten mit Hypothyreose, von denen 25 % eine Polyneuropathie hatten (%-Zahlen beziehen sie auf die 25 Patienten mit V. a. Polyneuropathie) (nach Beghi et al. 1989)

Symptome	Häufigkeit
Parästhesien	80 %
Muskelkrämpfe	40 %
Muskelschmerzen	28 %

Elektrophysiologisch findet sich am häufigsten reduzierter Amplituden und NLG im Bereich des N. suralis und N. medianus (möglicherweise auf eine begleitendes Karpaltunnelsyndrom hinweisend (Beghi et al. 1989). Pathologisch findet sich ein Untergang großer und klein-kalibriger myelinisierter Nervenfasern.

Eine wichtige neuromuskuläre Differenzialdiagnose ist eine Myopathie bei Hypothyreose. Diese geht mit teilweise überlappenden Symptomen

- Muskelkrämpfe,
- Muskelschwäche und
- Myoödem (lokale Schwellung nach Perkussion des Muskels)

einher. Neuropathie und Myopathie können gemeinsam auftreten.

Bei führender Myopathie ist die CK in der Regel allerdings deutlich erhöht. Im EMG finden sich myogene Potenziale, ggfs. komplexrepetitive Entladungserien (Sindoni et al. 2016).

Die Differenzialdiagnose einer Myopathie wurde bei der Patientin aufgrund der klinischen Präsentation, der normwertigen CK und auch des normalen EMG verworfen.

Die Pathogenese der Hypothyreose-bedingten Polyneuropathie ist nicht eindeutig geklärt. Neben Degeneration klein- und großkalibriger Nervenfasern sowie kompressionsbedingten Schäden (vor allem N. medianus) gibt es auch elektrophysiologische Untersuchungen, die darauf hinweisen, dass die Nervenexzitabilität bei Patienten mit Hypothyreose beeinträchtigt ist (Yerdelen et al. 2010). Dies könnte auch eine Erklärung dafür sei, dass Patienten Parästhesien entwickeln, ohne dass elektrophysiologisch eine Polyneuropathie nachgewiesen ist.

Eine Polyneuropathie wurde auch bei milder, d. h. latenter Hypothyreose beobachtet (Misiunas et al. 1995). Häufiger wurden in der Literatur jedoch Fälle mit manifester Hypothyreose beschrieben. Es ist davon auszugehen, dass Auftreten und Schweregrad der Neuropathie mit der Höhe der freien Schilddrüsenhormone und der Dauer der Schilddrüsenerkrankung korreliert, auch wenn bei manifester Hypothyreose kleinere Fallserien keinen Zusammenhang mit TSH und Erkrankungsdauer nachweisen konnten (Beghi et al. 1989).

> Der TSH-Spiegel ist bei älteren (70–79-Jährige: 5,9 mU/l; ≥ 80-Jährige: 7,5 mU/l) oder adipösen Patienten häufig höher, ohne dass diese eine Behandlungsindikation darstellt. Auch Medikamente wie Amiodaron können zur Erhöhung des TSH-Wertes führen.

Eine manifeste Hypothyreose liegt nur bei erhöhtem TSH und erniedrigtem T4 vor, bei isolierter Erhöhung des TSH spricht man von einer latenten Hypothyreose.

- Bei einmalig erhöhtem TSH sollte eine Wiederholungsmessung erfolgen.
- Für die Diagnostik der Hypothyreose ist neben der Ermittlung des TSH auch eine Bestimmung des freien T4, ggf. auch des freien T3 sinnvoll.
- Um den Verdacht auf eine Autoimmunthyreoiditis zu klären, kann eine Antikörperbestimmung, insbesondere die der TPO-Ak, erfolgen. Bei einem TSH > 10 mU/l ist eine Ultraschalluntersuchung hilfreich, um die Genese der Hypothyreose zu klären.
- Eine Abfrage »typischer« Symptome ist in der Regel nicht zielführend, da diese unspezifisch sind.

Eine seltene Differenzialdiagnose der Konstellation aus Hypothyreose und einer Polyneuropathie ist das POEMS-Syndrom (Caimari et al. 2019). Bei dieser Multisystemerkrankung findet sich neben der Polyneuropathie in über 50 % der Fälle eine Hypothyreose, aber auch weitere Endokrinopathien, eine Organomegalie sowie eine monoklonale plasmatisch-proliferative Störung und Hautveränderungen.

16.4 Therapie

Die Möglichkeit einer kausalen Assoziation einer Polyneuropathie mit einer im Labor nachgewiesenen Hypothyreose ist insofern relevant, da die Polyneuropathie als »Endorganschaden« eine Hormonsubstitutionstherapie indiziert, welche bei asymptomatischen Patienten mit einem TSH < 10 mU/l ansonsten nicht unbedingt notwendig wäre. In der Regel wird mit L-Thyroxin in einer anfänglichen Dosis von 25–75 μg/Tag behandelt (Garber et al. 2012). Nach Therapieeinleitung dauert es in der Regel acht

Wochen, bis der TSH Wert reagiert, daher ist erst nach diesem Zeitraum eine Laborkontrolle sinnvoll. Im Verlauf von Monaten sollte sich eine Besserung der Beschwerden (im Sinne einer Diagnosis ex juvantibus) einstellen.

Bei der Patientin wurde die frühere Substitutionsbehandlung mit L-Thyroxin 88 μg täglich wieder aufgenommen. Nach einem halben Jahr erfolgte eine Wiedervorstellung, TSH und freie Schilddrüsenhormone hatten sich normalisiert. Die Patientin berichtet über einen Rückgang der Symptome.

16.5 Prognose

Die Prognose einer Polyneuropathie wird, wenn sie durch eine Hypothyreose bedingt ist, allgemein als günstig angesehen. Fallserien berichten über einen Rückgang klinischer Symptome und eine Normalisierung der Nervenleitgeschwindigkeiten in einem Zeitraum von drei Monaten nach Beginn der Schilddrüsenhormonsubstitution (Kececi und Degirmenci 2006). Bei Patienten mit längerer Krankheitsdauer wurde ein schlechteres Ansprechen beobachtet (Duyff et al. 2000; Kececi und Degirmenci 2006).

16.6 Diskussion

Aufgrund der hohen Prävalenzen a) rein sensibler Polyneuropathien als auch b) Hypothyreosen (basierend auf einem erhöhten TSH-Wert) ist das gemeinsame Auftreten beider Krankheitsbilder häufig, ohne dass diese sich zwingend kausal bedingen müssen. Laborabnormalitäten finden sich bei > 50 % von Patienten mit Polyneuropathie, sind aber in weniger als 10 % diagnostisch zu verwerten (England et al. 2009).

Wir empfehlen daher folgendes Vorgehen:

a. Gibt es Hinweise für eine zeitliche Koinzidenz zwischen Hypothyreose und Polyneuropathie (mit einem Korridor von wenigen Wochen/Monaten)? (Seit wann besteht eine Schilddrüsendysfunktion, seit wann bestehen die Symptome?
b. Passt das Muster der Polyneuropathie (rein sensibel, längenabhängig, möglicherweise begleitendes Karpaltunnelsyndrom)?
c. Gibt es abseits der Polyneuropathie andere anamnestische Hinweise, die eine klinisch relevante Hypothyreose wahrscheinlich machen (Garber et al. 2012): Dokumentierte Schilddrüsenerkrankungen oder chirur-

gische Eingriff an der Schilddrüse? Kopf-Hals-Bestrahlung oder Radiojodtherapie zur Therapie einer Hyperthyreose? Psychiatrische Erkrankungen (Depression), andere Autoimmunerkrankungen? Medikamente mit Wechselwirkungen auf die Schilddrüsenfunktion wie Amiodaron oder Lithium? Schilddrüsenerkrankungen bei Verwandten ersten Grades?

d. Bessern sich die Symptome der Polyneuropathie nach Hormonsubstitution?

16.7 Zusammenfassung

- Eine Hypothyreose kann eine Polyneuropathie auslösen, beide Erkrankungen sind allerdings so häufig, dass sie auch koinzidentell gemeinsam auftreten können.
- Klinisch handelt es sich um eine in der Regel leichtgradige sensible, längenabhängige symmetrische Polyneuropathie.
- Ein begleitendes Karpaltunnelsyndrom ist häufig.
- Die Genese und die Krankheitsdauer korrelieren nicht mit der Schwere oder sind prädiktiv für das Auftreten einer Polyneuropathie bei Hypothyreose.
- Eine manifeste Polyneuropathie mit einer im Labor nachgewiesenen Hypothyreose ist eine Indikation für eine Hormonsubstitutionstherapie. Bei latenter Hypothyreose kann ggf. eine probatorische Therapie erfolgen.
- Die Prognose einer Hypothyreose-bedingten Polyneuropathie ist günstig. Bei längerer Krankheitsdauer sind residuelle Schädigungen möglich.

Literatur

Beghi E, Delodovici ML, Bogliun G et al (1989) Hypothyroidism and polyneuropathy. J Neurol Neurosurg Psychiatry 52: 1420–1423.
Caimari F, Keddie S, Lunn MP et al. (2019) Prevalence and Course of Endocrinopathy in POEMS Syndrome. J Clin Endocrinol Metab 104: 2140–2146.
de Rijk MC, Vermeij FH, Suntjens M, van Doorn PA (2007) Does a carpal tunnel syndrome predict an underlying disease? J Neurol Neurosurg Psychiatry 78: 635–637.
Duyff RF, Van den Bosch J, Laman DM et al (2000) Neuromuscular findings in thyroid dysfunction: a prospective clinical and electrodiagnostic study. J Neurol Neurosurg Psychiatry 68: 750–755.

England JD, Gronseth GS, Franklin G et al. (2009) Practice Parameter: evaluation of distal symmetric polyneuropathy: role of laboratory and genetic testing (an evidence-based review). Report of the American Academy of Neurology, American Association of Neuromuscular and Electrodiagnostic Medicine, and American Academy of Physical Medicine and Rehabilitation. Neurology 72: 185–192.

Eslamian F, Bahrami A, Aghamohammadzadeh N et al. (2011) Electrophysiologic changes in patients with untreated primary hypothyroidism. J Clin Neurophysiol 28: 323–328.

Garber JR, Cobin RH, Gharib H et al (2012) Clinical practice guidelines for hypothyroidism in adults: cosponsored by the American Association of Clinical Endocrinologists and the American Thyroid Association. Endocr Pract 18: 988–1028.

Hanewinckel R, Drenthen J, van Oijen M et al (2016) Prevalence of polyneuropathy in the general middle-aged and elderly population. Neurology 87: 1892–1898.

Hollowell JG, Staehling NW, Flanders WD et al (2002) Serum TSH, T(4), and thyroid antibodies in the United States population (1988 to 1994): National Health and Nutrition Examination Survey (NHANES III). J Clin Endocrinol Metab 87: 489–499.

Indra R, Patil SS, Joshi R et al (2004) Accuracy of physical examination in the diagnosis of hypothyroidism: a cross-sectional, double-blind study. J Postgrad Med 50: 7–11.

Iwasaki Y, Fukaya K (2018) Woltman's Sign of Hypothyroidism. N Engl J Med 379: e23.

Kececi H, Degirmenci Y (2006) Hormone replacement therapy in hypothyroidism and nerve conduction study. Neurophysiol Clin 36: 79–83.

Khattak RM, Ittermann T, Nauck M et al (2016) Monitoring the prevalence of thyroid disorders in the adult population of Northeast Germany. Popul Health Metr 14: 39. (https://doi.org/10.1186/s12963-016-0111-3).

Lubec D, Müllbacher W, Finsterer J, Mamoli B (1999) Diagnostic work-up in peripheral neuropathy: an analysis of 171 cases. Postgrad Med J 75: 723–727.

Misiunas A, Niepomniszcze H, Ravera B et al. (1995) Peripheral neuropathy in subclinical hypothyroidism. Thyroid 5: 283–286.

Persani L, Brabant G, Dattani M et al (2018) 2018 European Thyroid Association (ETA) Guidelines on the Diagnosis and Management of Central Hypothyroidism. Eur Thyroid J 7: 225–237.

Sindoni A, Rodolico C, Pappalardo MA et al. (2016) Hypothyroid myopathy: A peculiar clinical presentation of thyroid failure. Review of the literature. Rev Endocr Metab Disord 17: 499–519.

Verghese J, Bieri PL, Gellido C et al. (2001) Peripheral neuropathy in young-old and old-old patients. Muscle Nerve 24: 1476–1481.

Yerdelen D, Ertorer E, Koç F (2010) The effects of hypothyroidism on strength-duration properties of peripheral nerve. J Neurol Sci 294: 89–91.

17 Vitaminmangel als Ursache einer Polyneuropathie

Gilbert Wunderlich

17.1 Einleitung

Mangelerscheinungen verschiedener Vitamine können unter anderem zu Polyneuropathien führen. Vitamine müssen mit der Nahrung oder entsprechenden Supplementen aufgenommen werden und zählen daher zu den essenziellen Stoffen. Sie werden unterteilt in fettlösliche (hydrophile) und wasserlösliche (hydrophile) Vitamine.

Ursache von Hypovitaminosen ist neben einer unzureichenden externen Zufuhr die mangelhafte Resorption. Bei solchen Malassimilationssyndromen wird unterschieden zwischen Maldigestion und Malabsorption (Berges und Töpper 2003). Vitaminmangel tritt in ökonomisch entwickelten Ländern meist bedingt durch Malabsorption als Folge entzündlicher oder atrophischer Magen-Darm-Erkrankungen auf. Seltene Ursachen können hereditäre Stoffwechselstörungen sein, z. B. ein Vitamin E-Mangel bei Defekt des α-Tocopherol-Transferproteins (Ataxie mit isoliertem Vitamin E-Mangel, AVED). Mangelernährung ist in unterentwickelten Ländern immer noch eine wichtige Ursache von Neuropathien.

Maldigestion vs. Malabsorption

17.2 Fallbeispiel

Eine 57-jährige Patientin stellte sich vor mit einem Taubheitsgefühl der Extremitäten. Eine Kraftminderung wurde nicht berichtet, auch keine Gangunsicherheit. Das Taubheitsgefühl bestehe auch in den Händen, beeinträchtige sie aber nicht im Alltag. Die Symptomatik habe sich im Verlauf der letzten 3–4 Monate entwickelt.

Die Patientin gab an, keine Vorerkrankungen zu haben. Ein Diabetes mellitus sei nicht bekannt, Alkohol trinke sie nur selten, auch nehme sie keine Medikamente ein.

In der klinisch-neurologischen Untersuchung fand sich ein unauffälliger Befund im Hirnnervenbereich. Formale Paresen bestanden nicht, die Patientin gab eine Hypästhesie an, die Pallästhesie war regelrecht, es bestand weder eine Gangataxie noch Gangunsicherheit. Auffällig war ein deutlich abgeschwächter Patellasehnenreflex bds. und ein nicht erhältlicher Achillessehnenreflex bds.

Mit der Verdachtsdiagnose einer sensiblen Polyneuropathie erfolgte eine Elektroneurografie (▶ Tab. 17.1), und anschließend eine Labordiagnostik, die einen Vitamin B12-Mangel (127 pg/ml) zeigte. Differenzialblutbild, Leber- und Nierenwerte, Schilddrüsenwerte, Gesamteiweiß, Albumin, Vitamin B1, Vitamin B6 und Folsäure waren normwertig. Die Tibialis-SSEP waren bds. nicht ableitbar, und die Medianus-SSEP wiesen bds. eine Amplitudenminderung sowie eine leichtgradige Latenzverzögerung auf. Für eine zentrale (erstmotoneuronale) Schädigung ergab sich klinisch und ausweislich der motorisch evozierten Potenziale kein Anhalt.

Tab. 17.1: Werte der Elektroneurografie: Pathologische Befunde sind fett markiert

Motorische Neurografie

Nerv	dmL (ms)	Amplitude (mV)	NLG (m/s)	F-Wellen-Latenz (ms)
N. ulnaris	2,5	13,8	51	28,7
N. tibialis	4,2	8,3	45	54,8

Sensible Neurografie

Nerv	Amplitude (µV)	NLG (m/s)
N. ulnaris	6	46
N. suralis	Keine Reizantwort	–

Auf Nachfragen gab die Patientin an, dass sie sich strikt vegan ernähre und keine bzw. nur unregelmäßig Vitaminpräparate einnehme. Es erfolgte eine Therapie mit Vitamin B12 (zunächst Injektionen mit 1.000 µg über fünf Tage, anschließend oral). Innerhalb von zwei Monaten bildete sich das Taubheitsgefühl deutlich zurück. Eine nochmalige Elektroneurografie sechs Monate nach Beginn der Substitutionstherapie mit Vitamin B12 zeigte eine deutliche Befundbesserung mit jetzt wieder messbarem N. suralis bds. bei noch vermindertem SNAP.

17.3 Diagnose

Cave:

Wichtige anamnestische Hinweise für eine durch Vitaminmangel ausgelöste Polyneuropathie sind chronischer (übermäßiger) Alkoholkonsum sowie Anorexie und Mangelernährung.

Einseitige Ernährung (mit Mais oder Hirse) sowie Erkrankungen des Gastrointestinaltraktes (z. B. stellen chronische Magen-Darm-Erkrankungen mit Diarrhöen oder Pankreasinsuffizenz oder parasitäre Infektionen zusätzliche Risiken für einen Vitamin B3-Mangel dar). Für einen Vitamin B6-Mangel sind Medikamente mit Pyridoxin-antagonisierender Wirkung (Isoniazid, Hydralazin, Penicillamin) von Bedeutung. Mehrere Fälle wurden als Komplikation der Behandlung von Morbus Parkinson mit intestinalen Duodopa-Pumpen (Santos-Garcia et al. 2012) und nach rascher Gewichtsabnahme beschrieben. Selten ist eine genetische Disposition. Ein Vitamin B9-(Folsäure-)Mangel kann wegen Medikamenteninteraktionen durch verschiedene Substanzen (z. B. Carbamazepin, Methotrexat, Phenytoin, Valproinsäure) ausgelöst werden, auch eine Anämie bzw. Dialyse sind entsprechend disponierende Faktoren. Für einen Vitamin B12-Mangel sind oft ein Z. n. Magen(teil)resektion, ein Magenkarzinom, Colitis ulcerosa, Sprue, Ileumresektion, Ileitis terminalis, Morbus Crohn sowie selten ein parasitärer Befall (Fischbandwurm) von Bedeutung. Neben einer Malabsorption kann einer isolierten Vitamin E-Defizienz ein autosomal rezessiv vererbter Vitamin E-Mangel (AVED) zugrunde liegen. Das Bassen-Kornzweig-Syndrom, eine Abetalipoproteinämie, folgt ebenfalls einem autosomal rezessiven Erbgang.

Ursachen einer Hypovitaminose

> **Merke:**
>
> Die Labordiagnostik im Hinblick auf eine Polyneuropathie sollte immer Vitamin B6, Vitamin B9 (Folsäure) und Vitamin B12 als häufigste Formen enthalten.

Hypervitaminose

Bei Vitamin B6 ist zu beachten, dass auch eine Hypervitaminose eine Polyneuropathie auslösen kann (Ghavanini und Kimpinski 2014), weswegen eine unkontrollierte Einnahme vermieden werden sollte.

Bei spezifischen anamnestischen Hinweisen (s. o.) sollte eine entsprechende Labordiagnostik gezielt erfolgen. Eine Übersicht über die Diagnostik gibt Tabelle 17.2.

Die Differenzialdiagnose der überwiegend sensiblen Neuropathien umfasst eine toxische (z. B. Chemotherapie), immunvermittelte (z. B. Sjögren-Syndrom), infektiöse (z. B. HIV) paraneoplastische und idiopathische Genese (chronische idiopathische axonale Polyneuropathie, CIAP).

Tab. 17.2: Übersicht über Diagnostik und Klinik (modifiziert nach Grehl und Reinhardt 2016)

Vitamin	Diagnostik	Klinik
B1 Thiamin	• Thiamindiphosphat i. E. • Aktivität Erythrozyten-Transketolase • Pyruvat und Laktat i. S.	• sensomotorische Polyneuropathie (Beriberi) • Wernicke-Enzephalopathie • Strachan-Syndrom
B3 Niacin	• Niacin und Tryptophan i. S. • NAD+, NADH+, N-Methylnicotinamid-Ausscheidung i. U.	• Pellagra • Enzephalopathie • Polyneuropathie • psychische Störungen
B6 Pyridoxin	• Pyridoxalphosphat i. P. • Pyridoxinsäureexkretion i. U. • Tryptophanabbau-Funktionstest	• sensomotorische Neuropathie • Krampfanfälle bei Neugeborenen
B9 Folsäure	• Folsäure i. S. • Homocystein i. S. • Methylmalonsäure i. S. • Figlu-Test	• sensible Polyneuropathie • Restless legs-Syndrom • funikuläre Myelose • Depression
B12 Cobalamin	• Vitamin B12 i. S. • Cobalamin i. S. • Homocystein i. S. • Methylmalonsäure i. S. • Holotranscobalamin	• funikuläre Myelose • sensible Polyneuropathie
E Tocopherol	• Tocopherol i. S.	• spinozerebelläres Syndrom • axonale Neuropathie • AVED • Bassen-Kornzweig-Syndrom

i. U. – im Urin; i. S. – im Serum; i. P. – im Plasma; i. E. – in Erythrozyten; AVED – autosomal rezessiv vererbter Vitamin E-Mangel

17.4 Therapie

Ein Vitaminmangel sollte immer unverzüglich behandelt werden.

Nach Feststellung eines Vitaminmangels sollte umgehend mit der Substitution begonnen werden (▶ Tab. 17.3). Während und insbesondere nach Beendigung der Therapie sollte der entsprechende Vitaminspiegel regelmäßig kontrolliert werden. Zur Vermeidung eines Vitaminmangels (z. B. infolge strikter vegetarischer/veganer Ernährung bzw. einer dafür bekannten Medikation) ist eine prophylaktische Substitution erforderlich. So ist z. B. die Gabe von Vitamin B6 (50 mg/die) ebenso obligat zur Polyneuropathie-Prophylaxe bei tuberkulostatischer Therapie mit Isoniazid wie die Einnahme von Vitamin B9 (Folsäure) bei einer Therapie mit Methotrexat.

Vitamin	Therapie (Tagesdosis)
B1 Thiamin	• Thiamin 2 x 50 mg p. o. (Beriberi) • 100–200 mg i. v. (Wernicke)
B3 Niacin	• Nicotinamid 3 x 200 mg p. o. oder 2–4 x 25 mg i. v. • Erhaltung: 1–3 x 100 mg
B6 Pyridoxin	• Pyridoxin-HCl 20–300 mg • Erhaltung: 20–30 mg
B9 Folsäure	• Folsäure 15 mg i. m. • Erhaltung: 2–3 x 5 mg p. o.
B12 Cobalamin	• Vitamin B12 1.000 µg i.m./s. c. täglich über 1–7 Tage, dann wöchentlich über 1–3 Monate • Erhaltung: 1.000 µg i. m./s. c. 1 x/Monat (alternativ oral)
E Tocopherol	• α-Tocopherol 3–5 x 400 mg • AVED 800 mg • Erhaltung: 100 mg

Tab. 17.3: Substitutionstherapie verschiedener Vitamine

p. o. – per os; i. v. – intravenös; s. c. – subkutan

17.5 Prognose

Das frühzeitige Erkennen und Behandeln des Vitaminmangels führen in der Regel zu einer vollständigen Rückbildung der Symptome. Im Falle eines länger bestehenden Mangelsyndroms mit fortgeschrittener Symptomatik ist die Funktionswiederherstellung oft inkomplett.

17.6 Diskussion

Ein Vitamin B12-Mangel kann zu einem subakuten Beschwerdebild mit Kribbelparästhesien der Füße, sensibler Ataxie und Hypästhesie führen. Paresen kommen selten vor. Unbehandelt können sich eine Optikusatrophie, eine Depression oder eine Demenz entwickeln (Kumar 2014). Sind die Aβ-Fasern und die Hinterstränge des Rückenmarks beteiligt, liegt eine kombinierte Myeloneuropathie vor. Diese ist das Korrelat gesteigerter Muskeleigenreflexe und positiver Pyramidenbahnzeichen, woran diese Form der Polyneuropathie leichter zu erkennen ist. Möglich ist aber auch, so wie bei dem Fall der hier vorgestellten Patientin, eine isolierte (sensible) Polyneuropathie. Bei etwa der Hälfte der Patienten mit neurologischen Symptomen ist die für einen Vitamin B12-Mangel typische makrozytäre Anämie nicht nachweisbar bzw. kann durch einen gleichzeitigen Eisenmangel maskiert sein, was die Diagnose erschweren kann (Lesho und Hyder 1999).

Außer einer unzureichenden Aufnahme mit der Nahrung kommt eine Malabsorption als Ursache eines Vitamin B12-Mangels in Betracht. Diesem wiederum können gastrointestinale Erkrankungen zugrunde liegen, weswegen sich eine entsprechende weitergehende Diagnostik (z. B. Ösophago-Gastro-Duodenoskopie, Bestimmung von Intrinsic-Faktor und Parietalzell-Antikörpern) und ggf. Therapie der Grunderkrankung anschließen sollte.

17.7 Zusammenfassung

- Bei Mangel von Vitamin B1, B2, B6 und B12 treten symmetrische und überwiegend sensible Polyneuropathien auf.
- Beim Vitamin B12-Mangel steht die Myelopathie gegenüber der Neuropathie oft im Vordergrund.
- Vitamin E-Mangel führt zu einer sensiblen axonalen Neuropathie mit deutlicher Ataxie.
- Durch frühzeitiges Erkennen und Behandeln des Mangelsyndroms lässt sich eine Verbesserung der Symptome erreichen. In fortgeschrittenen Stadien ist die Wirkung oft inkomplett.

Literatur

Berges W, Töpper R (2003) Gastrointestinaltrakt, Resorptionsstörungen. In: Berlit, P, Sawicki P (Hrsg.) Neurologie – Innere Medizin interdisziplinär. Stuttgart: Thieme. S. 115–120.

Ghavanini AA, Kimpinski K (2014) Revisiting the evidence for neuropathy caused by pyridoxine deficiency an excess. J Clin Neuromuscul Dis 16: 25–31.

Grehl H, Reinhardt F (2016) Checkliste Neurologie. 6. Aufl. Stuttgart: Thieme. S. 504.

Kumar N (2014) Neurologic aspects of cobalamin (B12) deficiency. Handb Clin Neurol 120: 915–926.

Lesho EP, Hyder A (1999) Prevalence of subtle cobalamin deficiency. Arch Intern Med 159: 407.

Santos-Garcia D, de la Fuente-Feranadez R, Valldeoriola F et al. (2012) Polyneuropathy while on duodenal levodopa infusion: we must be alert. J Neurol 259: 1668–72.

E   Hereditäre Polyneuropathien

18 Patient mit hereditärer Transthyretin-Amyloidose

Maike F. Dohrn

18.1 Einleitung

Die hereditäre Transthyretin-(ATTRv) Amyloidose ist eine autosomal dominant vererbte Systemerkrankung, die sich häufig in Form einer progredienten sensomotorischen und autonomen Polyneuropathie manifestiert, im Verlauf aber auch Herz, Nieren, Gastrointestinaltrakt und Augen betreffen kann (Andrade 1952). Verursacht wird sie durch amyloidogene Mutationen im *TTR*-Gen, die das zirkulierende Transportprotein Transthyretin (TTR) destabilisieren und so seine Ablagerung im Gewebe begünstigen. Die mittels Kongorotfärbung nachweisbaren extrazellulären Fibrillen nennt man Amyloid. Wurde bei Verdacht die Erkrankung mittels Gentest bestätigt, so sollte unmittelbar eine ursächliche Therapie begonnen werden. Das TTR-stabilisierende »Small Molecule Tafamidis« kann in Tablettenform eingenommen werden. Das intravenös zu verabreichende Medikament Patisiran und die subkutan zu gebende Substanz Inotersen reduzieren die Produktion des zur Erkrankung führenden Eiweißes in der Leber. Unbehandelt verläuft die Erkrankung tödlich. Die Beratung blutsverwandter Angehörige und Früherkennung möglicher Anlagenträger ist wichtiger Bestandteil der Patientenbetreuung.

18.2 Fallbeispiel

Ein 37-jähriger Mann leide seit etwa zwei Jahren unter brennenden und stechenden Missempfindungen zunächst an den Zehen, dann im Bereich beider Füße und schließlich auch an den Unterschenkeln. Er habe das Gefühl, vor allem bei Dunkelheit unsicherer zu gehen. Früher sei er »eigentlich nie krank gewesen«, bis aufgrund infizierter Wunden an beiden Füßen Zehen hätten amputiert werden müssen. Auf explizite Nachfrage gibt er an, seit bereits fünf Jahren unter einer Erektionsstörung zu leiden. Der Patient habe in der letzten Zeit ungeplant an Gewicht verloren.

Die aus Portugal stammende Mutter des Patienten sei mit 43 Jahren an einer nicht näher bekannten Erkrankung verstorben.

Die klinisch-neurologische Untersuchung ergibt eine symmetrische, strumpfförmige Minderung des Berührungs- und Temperaturempfindens sowie der Spitz-Stumpf-Diskrimination bei erloschenen Achillessehnenreflexen. Es besteht eine leichte afferente Gangataxie. Das Vibrationsempfinden ist intakt, und Paresen bestehen nicht. Elektroneurografisch findet sich eine sensomotorische Polyneuropathie führend axonaler Qualität mit Betonung der Beinnerven. Eine Nervensonografie zeigt keine fokalen oder globalen Verdickungen der Nervenquerschnitte. Bereits im Vorfeld ist eine N. suralis Biopsie veranlasst worden, die eine axonale Neuropathie mit extrazellulären, Kongorot-positiven Ablagerungen ergab.

Die Befundkonstellation einer vergleichsweise rasch progredienten, gemischt sensiblen und autonomen Neuropathie mit früher afferenter Gangataxie lässt insbesondere bei jungem Patientenalter, fehlenden Risikofaktoren für erworbene Neuropathien, portugiesischer Herkunft und Nachweis von Amyloid in einer Nervenbiopsie mit hohem Verdacht an eine ATTRv Amyloidose denken. Wir veranlassen die genetische Testung des *TTR*-Gens, deren Ergebnis uns bereits nach wenigen Tagen vorliegt: Unser Patient trägt die bekannt pathogene Veränderung p.Val50Met in heterozygoter Form. Die Diagnose ist somit gesichert. Zum Ausschluss weiterer Organmanifestationen veranlassen wir umfangreiche kardiologische (Echokardiografie, 24h-Holter-EKG, Skelettszintigrafie, Kardio-MRT) und ophthalmologische (Tonometrie, Fundoskopie, Perimetrie) Screeninguntersuchungen, die erfreulicherweise alle unauffällig sind.

Neben der Einleitung symptomatischer Maßnahmen wie einer medikamentösen Schmerztherapie, der Anleitung zum Wundmanagement und dem Angebot von Physiotherapie beginnen wir unmittelbar eine kausale Therapie. Weil dem Patienten eine orale Medikation in seiner Situation als berufstätiger Familienvater zugutekommt, und weil für die p.Val50Met Mutation eine vergleichsweise gute Datenlage zur Therapie mit Tafamidis zur Verfügung steht, entscheiden wir uns gemeinsam für eine First-line Therapie mit diesem Small Molecule. Hierunter stabilisiert sich der Erkrankungsverlauf für zwei Jahre. Im Rahmen unserer halbjährlichen Verlaufskontrollen fällt dann allerdings eine neuerliche Verschlechterung vor allem der autonomen Symptome, aber auch der distalen Muskelkraft und der Feinmotorik auf. Wir stellen die Behandlung auf eine translationsmodifizierende Therapie mit Patisiran um, welches der Patient seitdem alle drei Wochen intravenös verabreicht bekommt. Nach drei unkomplizierten Erstgaben in der Klinik wird er seitdem mit gutem Ansprechen in einem Home Nursing Programm behandelt.

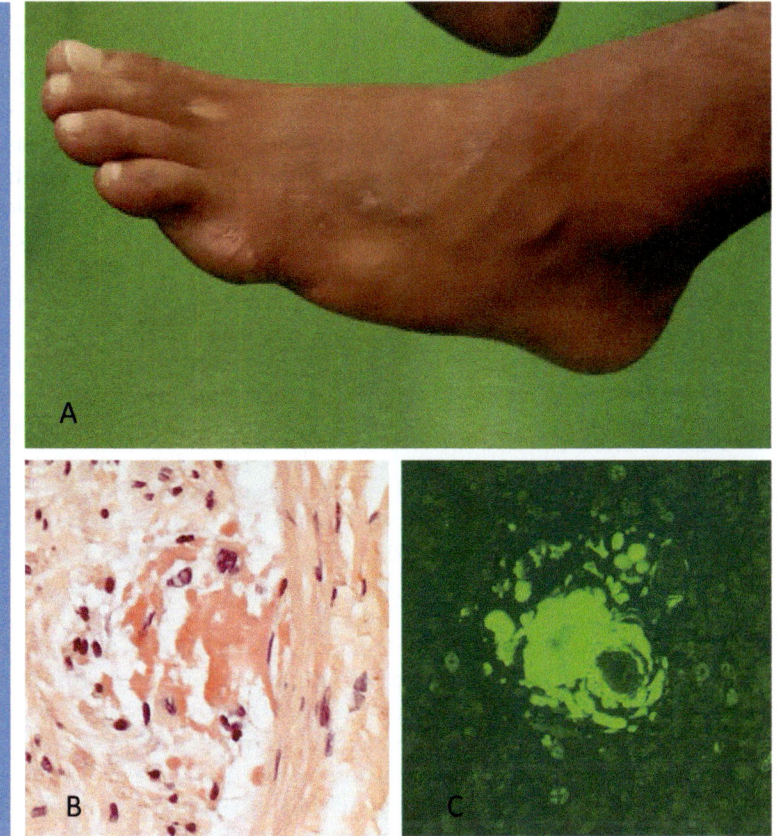

Abb. 18.1:
Klinik und Histologie: Fuß eines 37-jährigen Patienten mit Z. n. Zehenamputation (A). Suralisbiopsie mit Nachweis Kongorot- (B) und Thioflavin S-positiver (C) Amyloidablagerungen. Foto: Dr. Maike Dohrn; Histologie: mit freundlicher Genehmigung von Professor Joachim Weis, Institut für Neuropathologie, Universitätsklinikum Aachen.

18.3 Diagnose

Gesichert wird die Diagnose einer ATTRv Amyloidose bei klinischem Verdacht durch den molekulargenetischen Nachweis einer amyloidogenen Mutation im *TTR*-Gen. Diese Diagnostik wird unabhängig von der Sequenzierungsmethode (Sanger- oder next generation sequencing, ▶ Kap. 3) in Deutschland von den Krankenkassen übernommen.

> **Merke:**
>
> Der histologische Amyloidnachweis ist zur Diagnosesicherung bzw. für die Therapieindikation nicht zwingend erforderlich. Empfohlen wird er allerdings in unklaren Fällen wie z. B. bei komorbidem Diabetes mellitus. Manche Patienten werden durch Amyloidnachweis als

> Zufallsbefund in anderweitig indizierten Gewebeproben erstdiagnostiziert.

Gentest bei V. a. ATTRv Mit inzwischen allseits zugänglichem Gentest besteht die eigentliche Herausforderung nicht mehr aus der Sicherung, sondern vielmehr dem Stellen der Verdachtsdiagnose. Die Erkrankung ist in Deutschland sehr selten. Insgesamt sind im Jahr 2020 ca. 400 Fälle bekannt (Dohrn et al. 2020). In endemischen Regionen wie Nordportugal liegt die Prävalenz wesentlich höher. Die dort beschriebenen Patienten haben, wie auch unser Patient, einen Erkrankungsbeginn im Alter von ca. 30 Jahren und entwickeln dann eine führend sensible (neuropathische Schmerzen, sensible Defizite) und autonome (vermindertes Schwitzen, erektile Dysfunktion und Blasenentleerungsstörungen, gastrointestinale Passagestörungen mit ungeplantem Gewichtsverlust, orthostatische Dysfunktion), später auch motorische (distale Paresen bis hin zur Tetraplegie, Atrophien) Neuropathie. Marginalie: Organmanifestation bei ATTRv Andere Organbeteiligungen einschließlich der neben Kachexie und Infektionsneigung meist lebenslimitierenden Kardiomyopathie treten im Verlauf auf. In nicht-endemischen Regionen wie auch in Deutschland ist der sogenannte late-onset Phänotyp vorherrschend. Diese Patienten erkranken in wesentlich höherem Alter von 60–80 Jahren und entwickeln vergleichsweise früh eine Kardiomyopathie. Autonome Symptome sind dagegen oft weniger ausgeprägt bzw. durch altersbedingte Erscheinungen weniger offensichtlich.

Elektroneurografisch zeigt sich sowohl bei early- als auch bei late-onset Patienten typischerweise ein axonales Schädigungsmuster, jedoch sind in einzelnen Fällen auch eine Verlangsamung von Nervenleitgeschwindigkeiten und die Aufsplitterung von Antwortpotenzialen beschrieben.

> **Cave:**
>
> Eine der häufigsten Fehldiagnosen ist die chronische inflammatorische demyelinisierende Polyradikuloneuropathie (CIDP).

Weitere Differenzialdiagnosen sind in Tabelle 18.1 aufgelistet.

> **Merke:**
>
> Jede progrediente Polyneuropathie ungeklärter Ursache sollte an eine ATTRv Amyloidose denken lassen. Eine leere Familienanamnese, ein fortgeschrittenes Erkrankungsalter oder das gleichzeitige, ursächlich aber nicht hinreichende Vorliegen anderer Risikofaktoren sollten die Indikationsstellung zur genetischen Testung nicht verzögern.

Erkrankung	Wegweisende Befunde
Chronisch Idiopathische Axonale Polyneuropathie (CIAP)	Ausschlussdiagnose, langsam progredienter Verlauf, weniger autonome Symptome
Chronisch Inflammatorische Demyelinisierende Polyneuropathie (CIDP)	Klinischer Verlauf ggf. zunächst ähnlich, elektroneurografisch Nachweis von Leitungsblöcken und Chronodispersion, nervensonografisch inhomogen verdickte Nervenquerschnittsflächen, typischerweise (aber nicht in allen Fällen nachweisbar) erhöhtes Liquoreiweiß
Charcot-Marie-Tooth Erkrankung (CMT)	Langsam progrediente, meist führend motorische Neuropathie, Beginn zu 90 % in der ersten Dekade, Hohlfüße, Krallenzehen, Wadenatrophien, typischerweise keine oder wenig autonomen Symptome
Diabetische Polyneuropathie	Klinischer Verlauf und Elektroneurografie ggf. zunächst ähnlich, laborchemisch Nachweis eines erhöhten HbA1c-Wertes oder einer gestörten Glukosetoleranz, Verlaufsstabilisierung unter Blutzuckereinstellung
Hereditäre Sensible und Autonome Neuropathie (HSAN)	Klinischer Verlauf und Elektroneurografie ggf. ähnlich, Verlauf meist langsam progredient, keine anderen Organbeteiligungen, sichere Abgrenzung mittels molekulargenetischer Diagnostik (*SPTLC1*, *SPTLC2*, *ATL1*, ...)
Leichtketten-(AL) Amyloidose mit Polyneuropathie	Demyelinisierende Polyneuropathie, schwere Systemerkrankung mit rasch progredienter Kardiomyopathie und Niereninsuffizienz, erhöhte Leichtketten in Blut und Urin, negative Skelettszintigrafie
Morbus Fabry	Reine Small-Fiber-Neuropathie, Niereninsuffizienz, vaskuläre Komplikationen wie Schlaganfälle, X-chromosomaler Erbgang (keine Weitergabe vom Vater an Söhne), Sequenzierung des *GLA*-Gens
(Idiopathische/hereditäre) Small-Fiber-Neuropathie (SFN)	Keine systemische oder Large Fiber Beteiligung, Verlauf stabil oder langsam progredient, autonome Beteiligung möglich, ggf. Veränderungen in den Genen *SCN9A*, *SCN10A*, *SCN11A*
Vaskulitische Polyneuropathie	Schubförmiger, meist sehr rasch progredienter Verlauf, z. T. begleitende Hautläsionen, Nieren- oder Lungenbeteiligung, erhöhte systemische Inflammationsmarker

Tab. 18.1: Differenzialdiagnosen

18.4 Therapie

Solange sich Patienten im Stadium 1 der Polyneuropathie befinden, d. h., dass die Gehfähigkeit ohne Hilfsmittel erhalten ist (Coutinho et al. 1980), kommen zur Therapie der ATTRv Amyloidose alle drei Medika-

Medikamentöse Therapie der ATTRv

mente, das TTR-stabilisierende Small molecule Tafamidis (Coelho et al. 2012) und die beiden mRNA-degradierenden Substanzen Patisiran (Adams et al. 2018) und Inotersen (Benson et al. 2018) infrage. Aufgrund der unterschiedlichen Studiendesigns kann nach aktueller Datenlage nicht verbindlich vorhergesagt werden, welches Medikament für welche Patienten »am besten« geeignet ist. Das individuelle Komorbiditäten- und Risikoprofil und die Präferenzen der Patienten bilden die Grundlage zur Therapieentscheidung.

Tafamidis wird in Tablettenform eingenommen und verursacht bis auf gelegentliche Harnwegsinfekte und gastrointestinale Symptome meist keine wesentlichen Nebenwirkungen. Etwa 70 % der Patienten erfahren eine erhebliche Verlangsamung des Erkrankungsverlaufes (Monteiro et al. 2019). Patisiran ist ein doppelsträngiges RNA-Interferenz-Medikament, welches, um nicht gleich renal eliminiert, sondern stattdessen selektiv in die Leber aufgenommen zu werden, in einer Lipidnanopartikelformulierung alle drei Wochen intravenös verabreicht wird. Zur Vermeidung von Infusionsreaktionen ist eine Prämedikation mit H1- und H2-Rezeptorblockern, niedrig dosierten Kortikosteroiden und Paracetamol erforderlich (Adams et al. 2018). Inotersen ist ein Antisense-Oligonukleotid, das wöchentlich subkutan verabreicht wird. Weil es in der Zulassungsstudie in 60 % der Fälle zu einer Thrombopenie kam, müssen die Thrombozyten sowie zusätzlich die Nierenfunktion engmaschig kontrolliert werden (Benson et al. 2018).

Erweist sich die Neuropathie eines Patienten unter der zuerst gewählten Therapiemodalität als progredient, sollte unmittelbar, also nicht erst nach Überschreiten von Stadiengrenzen, über eine Anpassung der Behandlung nachgedacht werden (Dohrn et al. 2020). Im Stadium 2 der Neuropathie, wenn also das Gehen nur mit Gehhilfen möglich ist (Coutinho et al. 1980), sind nur noch Patisiran und Inotersen zugelassen. Asymptomatische Anlagenträger und nicht mehr gehfähige Patienten im Stadium 3 können noch nicht bzw. nicht mehr in-label kausal behandelt werden.

- Durch Austausch der Hauptsynthesequelle für TTR stellte die Lebertransplantation über einen Zeitraum von 20 Jahren die einzige Pathomechanismus-basierte Therapie dar (Ericzon et al. 2015). Aufgrund ihrer hohen Invasivität ist sie allerdings seit Verfügbarkeit neuer Medikamente zunehmend in den Hintergrund getreten.

	Tafamidis (Vyndaqel™)	Patisiran (Onpattro™)	Inotersen (Tegsedi™)
Zugelassen für Coutinho-Stadium	1	1 und 2	1 und 2
Applikationsform	oral	i. v.	s. c.
Häufigkeit der Gaben	1 x/d	1 x/3 Wochen	1 x/Woche
Prämedikation	Keine	Paracetamol, Prednisolon, H1- und H2-Blocker	Keine
Schwerwiegende Nebenwirkungen	Keine	Infusionsreaktionen	6 SAEs in der Studie: 3 x Thrombopenie, 3 x Glomerulonephritis

Tab. 18.2: **Therapieüberblick.** Dargestellt sind die wichtigsten Eigenschaften der drei in der EU und in den USA zugelassenen Medikamente Tafamidis, Patisiran und Inotersen.

i. v. – intravenös; s. c. – subcutan; H1/H2 – Histaminrezeptoren; SAE – serious adverse event

18.5 Prognose

Unbehandelt verläuft die ATTRv Amyloidose meist binnen 6–11 Jahren tödlich. Je früher eine kausale Therapie begonnen wird, desto positiver wirkt sich dies auf die Lebensqualität der Patienten aus. Studien zum Langzeitüberleben stehen allerdings noch nicht zur Verfügung. Es ist möglich, dass langfristig behandelte und damit länger überlebende Patienten zukünftig vermehrt zerebrale Manifestationen der Erkrankung entwickeln werden, die zuvor im Gesamtbild der rasch verlaufenden Systemerkrankung in den Hintergrund getreten sind.

18.6 Diskussion

Als Systemerkrankung erfordert die ATTRv Amyloidose einen interdisziplinären Behandlungsansatz. Damit ist nicht nur die Einbeziehung kardiologischer, gastroenterologischer und ophthalmologischer Kollegen gemeint, sondern auch das Adressieren psychosozialer und familiärer Bedürfnisse. Manche Patienten haben bereits den Leidensweg ihrer Eltern und Geschwister begleitet; gleichzeitig wird die Sorge, die amyloidogene Mutation an die eignen Kinder weitergegeben zu haben, oft als äußerst belastend empfunden. Eine fundierte Beratung erfordert deshalb vergleichsweise viel Zeit und ggf. die Hinzuziehung von Humangenetikern und Psychotherapeuten. Sie ist von entscheidender Bedeutung für die Schaffung eines Vertrauensverhältnisses, die Reduktion von Ängsten und somit auch die Gewährleistung einer bestmöglichen Compliance von Patientenseite.

18.7 Zusammenfassung

- Die ATTRv-Amyloidose ist eine autosomal dominant vererbte Multisystemerkrankung, die sich typischerweise mit einer progredienten sensiblen oder sensomotorischen und autonomen Polyneuropathie erstmanifestiert.
- In Deutschland ist die Erkrankung selten und damit leider auch im Bewusstsein involvierter Kliniker »nicht endemisch«.
- Bei klinischem Verdacht sollte schnellstmöglich eine genetische Testung des *TTR*-Gens veranlasst werden. Gewebebiopsien sind zur Diagnosesicherung nicht zwingend erforderlich, können in unklaren Fällen aber hilfreich sein.
- Nach genetischer Diagnosesicherung stehen drei zugelassene Medikamente, Tafamidis, Patisiran und Inotersen, zur Behandlung der sonst tödlich verlaufenden Erkrankung zur Verfügung.
- Je früher eine verlaufsmodifizierende Therapie begonnen wird, desto besser ist die Prognose.

Literatur

Adams D, Gonzalez-Duarte A, O'Riordan WD et al. (2018) Patisiran, an RNAi Therapeutic, for Hereditary Transthyretin Amyloidosis. N Engl J Med 379: 11–21.

Andrade C (1952) A peculiar form of peripheral neuropathy; familiar atypical generalized amyloidosis with special involvement of the peripheral nerves. Brain 75: 408–427.

Benson MD, Waddington-Cruz M, Berk JL et al. (2018) Inotersen Treatment for Patients with Hereditary Transthyretin Amyloidosis. N Engl J Med 379: 22–31.

Coelho T, Maia LF, Martins da Silva A et al. (2012) Tafamidis for transthyretin familial amyloid polyneuropathy: a randomized, controlled trial. Neurology 79: 785–792.

Coutinho P, Lázaro Da Silva A, Lopes J et al. (1980) Forty years of experience with type I amyloid neuropathy. Review of 483 cases. Amyloid and amyloidosis, 88–98.

Dohrn MF, Auer-Grumbach M, Baron R, et al (2020) Chance or challenge, spoilt for choice? New recommendations on diagnostic and therapeutic considerations in hereditary transthyretin amyloidosis with polyneuropathy: the German/Austrian position and review of the literature. J Neurol 268(10). (https://doi.org/10.1007/s00415-020-09962-6).

Ericzon B-G, Wilczek HE, Larsson M et al. (2015) Liver Transplantation for Hereditary Transthyretin Amyloidosis: After 20 Years Still the Best Therapeutic Alternative? Transplantation 99: 1847–1854.

Monteiro C, Mesgazardeh JS, Anselmo J et al. (2019) Predictive model of response to tafamidis in hereditary ATTR polyneuropathy. JCI Insight 4(12): e126526.

19 *MFN2*-assoziierte hereditäre Polyneuropathie

Martin Krenn

19.1 Einleitung

Hereditäre Polyneuropathien stellen sowohl klinisch als auch genetisch eine äußerst heterogene Gruppe an Erkrankungen dar, die allesamt durch eine genetisch bedingte Degeneration peripherer Nerven gekennzeichnet sind.

Einteilung hereditärer Neuropathien
Die hereditäre motorisch-sensible Neuropathie (HMSN) wird traditionell auch als Charcot-Marie-Tooth-Erkrankung (CMT) bezeichnet und kann anhand elektrophysiologischer Befunde grob in demyelinisierende (CMT1) und axonale (CMT2) Formen unterteilt werden. Darüber hinaus sind auch rein motorische und rein sensible Formen Teil des Spektrums der hereditären Neuropathien. Fortschritte im Bereich der Molekulargenetik erlauben mittlerweile häufig eine detailliertere Klassifizierung anhand der genetischen Ursache (Pipis et al. 2019).

Der bekannteste Subtyp (CMT1A) wird durch Veränderungen im Gen *PMP22* verursacht. Die zunehmende Anwendung von Next-Generation Sequencing (NGS) hat in den vergangenen Jahren allerdings zur Detektion von zahlreichen weiteren Krankheitsgenen geführt. Diese modernen Methoden ermöglichen immer häufiger eine exakte Diagnosestellung für eine Vielzahl von Patienten im klinischen Routinealltag. Eine Sonderform nehmen genetische Multisystemerkrankungen ein, bei denen die Neuropathie nicht das vordergründige Symptom ist, jedoch einen wesentlichen Teil des bekannten klinischen Spektrums darstellt.

Tabelle 19.1 stellt die typischen klinischen Manifestationsformen hereditärer Neuropathien den genetischen Multisystemerkrankungen gegenüber, bei denen häufig auch Polyneuropathien als Teil eines klinischen Bildes auftreten. Es gilt jedoch hervorzuheben, dass die beiden Gruppen nicht mehr scharf voneinander getrennt werden können, da sich viele hereditäre Neuropathien zunehmend als komplexere Phänotypen mit Beteiligung diverser Organsysteme (u. a. Augen, ZNS, Gastrointestinaltrakt) herausstellen (Pipis et al. 2019).

Hereditäre Neuropathien	Neuropathien als Zusatzsymptom bei genetischen Multisystemerkrankungen
Hereditäre motorisch-sensible Neuropathie (CMT)	Familiäre Amyloidose
Hereditäre Neuropathie mit Neigung zu Drucklähmungen (HNPP)	Lipidspeichererkrankungen (z. B. Morbus Fabry)
Hereditäre sensible (und autonome) Neuropathien	Porphyrien
Hereditäre motorische Neuropathien	Mitochondriale Erkrankungen
Hereditäre neuralgische Amyotrophie	Hereditäre Ataxien (z. B. Friedreich-Ataxie)
	Hereditäre spastische Paraparesen

Tab. 19.1: Klinische Formen relevanter hereditärer Neuropathien, entweder als primäre Manifestation oder als Teil des Spektrums genetischer Systemerkrankungen (modifiziert nach Reilly und Shy 2009).

19.2 Fallbeispiel

Ein 19-jähriger Patient ohne wesentliche Vorerkrankungen stellt sich in der neurologischen Ambulanz vor, da er seit mehreren Wochen elektrisierende und ziehende Schmerzen in beiden Beinen verspüren würde. Abgesehen davon hätte sich auch sein Gangbild verändert. Vor allem beim Treppensteigen käme es zu einer Schwäche sowie zu einer Verstärkung der genannten Schmerzen.

In der klinisch-neurologischen Untersuchung zeigt sich neben den schmerzhaften Dysästhesien in beiden unteren Extremitäten eine geringe Tonuserhöhung in beiden Beinen mit gesteigerten Muskeleigenreflexen. In der Einzelkraftprüfung sind jedoch keine Paresen fassbar.

Im Rahmen einer stationären Abklärung ergibt sich kein Hinweis auf eine erworbene bzw. strukturelle Ursache der Symptomatik. Eine MRT des Schädels und der gesamten Wirbelsäule liefert ebenso wenig einen erklärenden Befund wie umfassende Blutlabor- und Liquoranalysen. In der Elektroneurografie finden sich jedoch Zeichen einer sensomotorischen, axonal-demyelinisierenden Polyneuropathie (Amplitudenreduktion im N. suralis und N. tibialis sowie Verlangsamung der maximal motorischen Nervenleitgeschwindigkeit im N. peroneus und N. tibialis mit Zeichen einer temporalen Dispersion). Die Familienanamnese ergibt keine Hinweise auf primär neurologische Erkrankungen bei nahen Verwandten.

Mit der Verdachtsdiagnose einer hereditären Neuropathie bzw. einer hereditären spastischen Paraparese wird als nächster Schritt eine *Exom-Sequenzierung* zur genetischen Diagnostik veranlasst. Hierbei kann eine heterozygote Nonsense-Variante c.1252C>T, p.(Arg418*) im Gen *MFN2* (Transkript: NM_014874.3) als wahrscheinliche Ursache der genannten Symptomatik nachgewiesen werden (▶ Abb. 19.1).

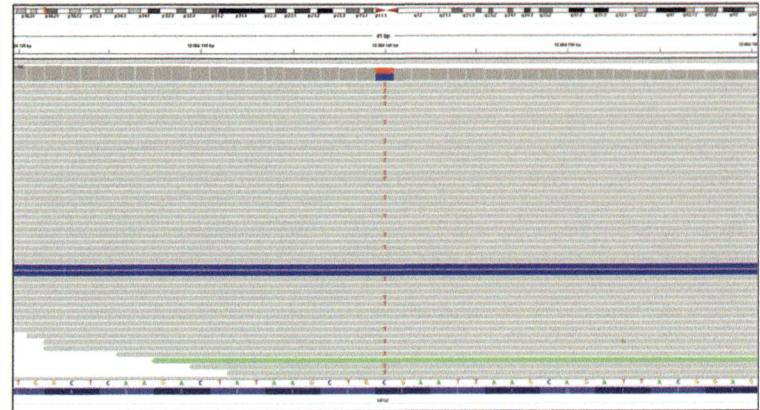

Abb. 19.1: Darstellung der wahrscheinlich pathogenen, heterozygoten Nonsense-Variante c.1252C>T, p.(Arg418*) im Gen *MFN2* (NM_014874.3) mittels diagnostischer Exom-Sequenzierung (Visualisierung im IGV-Browser).

Im weiteren Verlauf zeigt der Patient eine im Wesentlichen stabile, vorwiegend sensible Symptomatik, die im Verlauf in geringerem Ausmaß auch die oberen Extremitäten betrifft. Unter einer Therapie mit Pregabalin gibt der Patient nach wie vor störende Parästhesien, schmerzhafte Dysästhesien sowie eine Hypästhesie mit socken- und handschuhförmigem Verteilungsmuster an.

19.3 Diagnose

Die initiale diagnostische Abklärung beinhaltet – ähnlich wie bei nichthereditären Neuropathien – ein ausführliches *Anamnesegespräch* sowie eine *klinisch-neurologische Untersuchung*. Die häufig bereits daraus resultierende Verdachtsdiagnose einer Neuropathie kann in vielen Fällen durch eine *Elektroneurografie* erhärtet werden. Diese erlaubt auch eine Differenzierung zwischen demyelinisierender und axonaler Pathologie.

Eine Abklärung speziell im Hinblick auf eine hereditäre Neuropathie wird üblicherweise bei entsprechender Symptomatik und nach Ausschluss erworbener Ursachen (wie z. B. Entzündungen, nutritiv-toxischen oder metabolischen Ätiologien) veranlasst. Hierzu kann mitunter die Durchführung einer *Lumbalpunktion* oder spezieller bildgebender Verfahren (z. B. Nervensonografie) sinnvoll sein. In manchen Fällen lassen ein junges Erkrankungsalter und eine positive Familienanamnese eine genetische Ursache vermuten.

Mittlerweile wurden mehr als 100 Gene mit Neuropathien assoziiert (Rossor et al. 2016). Die bei Weitem häufigste genetische Ätiologie ist die klassische CMT1A, eine demyelinisierende Polyneuropathie, die zumeist durch Duplikationen des Gens *PMP22* am kurzen Arm von Chromosom 17 verursacht wird. Folglich sollte bei klinischem Verdacht auf CMT1A zuerst ein Screening nach Duplikationen, z.B. mittels MLPA (Multiplex Ligation-dependent Probe Amplification), erfolgen. Bei negativem Ergebnis soll eine NGS-Teststrategie (z.B. Exom-Sequenzierung) angeschlossen werden. In anderen Fällen, z.B. bei komplexen, syndromalen Phänotypen oder primär axonalen Neuropathien gilt eine NGS-Analyse mittlerweile als Methode der ersten Wahl (Pipis et al. 2019) (▶ Abb. 19.2).

> **Merke:**
>
> Mithilfe der modernen NGS-Analysen kann in etwa einem Drittel der *PMP22*-negativen Fälle eine genetische Diagnose gestellt werden (Cortese et al. 2020).

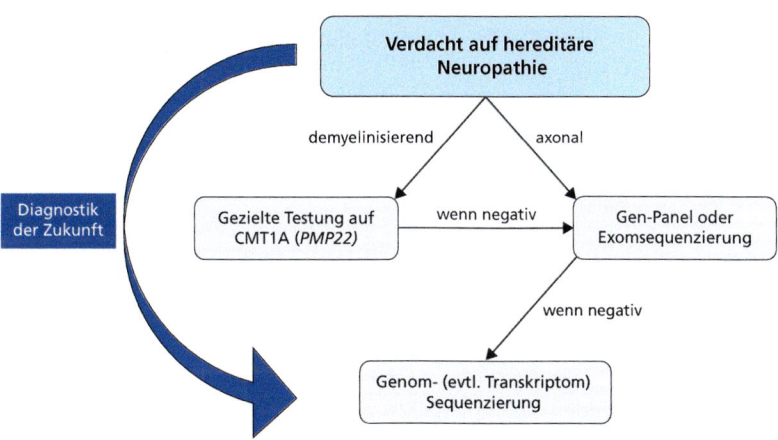

Abb. 19.2: Vereinfachte Darstellung eines genetisch-diagnostischen Workflows bei klinischem Verdacht auf hereditäre Neuropathie.

Die hereditären Neuropathien können sich je nach genetischer Ursache und abhängig von weiteren genetischen und nicht-genetischen (krankheitsmodifizierenden) Faktoren wesentlich in ihrem klinischen Bild unterscheiden. Auch ein und derselbe genetische Subtyp kann somit eine signifikante phänotypische Variabilität aufweisen.

Klinische und genetische Charakteristika der *MFN2*-assoziierten Neuropathie sind (zusammengefasst nach Zuchner 2005):

- Autosomal-dominanter Erbgang in 90 %, autosomal-rezessiv in 10 %

- Medianes Erkrankungsalter von zwölf Jahren (dominant) bzw. acht Jahren (rezessiv)
- Primär axonale Neuropathie mit vorwiegendem Befall der unteren Extremitäten
- Mögliche Zusatzsymptome: Optikusatrophie, *Pes cavus*, posturaler Tremor, Zeichen des 1. Motoneurons

19.4 Therapie

Gegenwärtig ist bis auf die ATTRv (▶ Kap. 18) keine kausale Therapie für hereditäre Neuropathien zugelassen. Eine essenzielle Säule im Management ist daher eine detaillierte Aufklärung über die Diagnose sowie eine humangenetische Beratung. Von neurologischer Seite steht eine symptomatische Behandlung der Beschwerden im Vordergrund, die häufig eine medikamentöse Therapie gegen neuropathische Schmerzen beinhaltet. Weitere Eckpfeiler stellen physio- und ergotherapeutische Maßnahmen dar. Gemeinsames Ziel der therapeutischen Anwendungen ist eine bestmögliche Symptomkontrolle, die Optimierung der motorischen Funktionen sowie die Steigerung der Lebensqualität der Patienten.

Symptomatische Therapie

Je nach Ausprägung kann eine Behandlung von zusätzlichen Symptomen in Betracht gezogen werden. Im Falle von Fußdeformitäten oder Skoliosen sollte jedenfalls eine orthopädische Vorstellung wie auch eine Orthesenverordnung erfolgen. Bei konservativ therapierefraktären Fällen kann eine chirurgische Korrektur notwendig werden.

Gegenwärtig liegt der Fokus der Forschung auf molekularen, krankheitsmodifizierenden Therapien (Morena et al. 2019). Für *MFN2* (Mitofusin-2) existieren präliminäre Daten zu Therapien mit Koenzym Q10-Supplementen und Mitofusin-Agonisten, welche vielversprechende Konzepte darstellen, wenngleich der Nachweis eines klinisch relevanten Nutzens noch ausständig ist (Rocha et al. 2018; Takahashi et al. 2012).

19.5 Prognose

Die Prognose hereditärer Neuropathien unterscheidet sich ebenfalls wesentlich je nach zugrunde liegender genetischer Ursache. Dabei kann sowohl das Krankheitsgen, der Erbgang (dominant oder rezessiv) als auch die Art der genetischen Variation (Missense-, Nonsense-, Frameshift-Mutation) den Krankheitsverlauf relevant beeinflussen.

> **Merke:**
>
> Die *MFN2*-assoziierte Neuropathie hat im Vergleich zur klassischen CMT1A grundsätzlich eine ungünstigere Prognose mit früherem Krankheitsbeginn und früherem Verlust der Gehfähigkeit (Zuchner 2005).

Neben der Prognoseabschätzung stellt die humangenetische Familienberatung einen essenziellen Aspekt im Management der Patienten dar. Anhand einer genetischen Diagnose lässt sich häufig die Wahrscheinlichkeit bestimmen, mit der Nachkommen von Betroffenen erkranken. Für autosomal-dominante Erkrankungen (wie in unserem Fall) liegt diese bei 50 %.

19.6 Diskussion

Der hier beschriebene Fall einer *MFN2*-assoziierten hereditären Polyneuropathie soll einerseits die Komplexität einer äußerst heterogenen Erkrankungsgruppe aufzeigen und andererseits die Nützlichkeit breit angelegter genomischer Testverfahren veranschaulichen.

Unser Patient zeigte primär neuropathische Beschwerden, jedoch auch zentrale Zeichen in der klinischen Untersuchung (gesteigerte Muskeleigenreflexe, Tonuserhöhung), sodass ursprünglich auch die Differenzialdiagnose einer hereditären spastischen Paraparese erwogen wurde. Nach genetischer Diagnostik und Durchsicht der Literatur wird jedoch klar, dass *MFN2*-assoziierte Neuropathien in manchen Fällen mit zusätzlichen Zeichen einer ZNS-Manifestation einhergehen können (Ando et al. 2017; Del Bo et al. 2008). Dies zeigt, dass ein wesentlicher Vorteil einer Exom-Sequenzierung darin besteht, dass atypische klinische Präsentationen mitberücksichtigt werden, die in der initialen klinischen Abklärung womöglich als irreführend wahrgenommen werden (Krenn et al. 2020). Andererseits birgt eine derart umfassende Analyse auch Herausforderungen im Hinblick auf die Interpretation genetischer Varianten. Es werden häufig Varianten unklarer Signifikanz (VUS) berichtet, deren kausaler Zusammenhang mit dem Phänotyp nicht als gesichert gilt. Aufgrund des kontinuierlichen Wissenszuwachses kann daher eine Re-Analyse von solchen Befunden im weiteren Verlauf die diagnostische Ausbeute erhöhen (Liu et al. 2019). In jedem Fall ist es von zentraler Bedeutung, bei der Varianteninterpretation die strikten Richtlinien des *American College of Medical Genetics and Genomics* (ACMG) zu berücksichtigen (Richards et al. 2015).

Neben unklaren Befunden besteht bei Exom-Sequenzierungen auch die Möglichkeit, dass Nebenbefunde detektiert werden, also Varianten in Genen, die nicht mit der primären Indikation der Sequenzierung zusammenhängen. Im Falle einer klinischen Relevanz (z. B. bei genetischer Prädisposition für maligne Erkrankungen) werden diese häufig in Befunden mitgeteilt. Solche Nebenbefunde mit klinischer Handlungskonsequenz sind bei ca. 2 % der durchgeführten Exom-Sequenzierungen zu erwarten (Amendola et al. 2015).

Es ist nach wie vor Gegenstand kontroverser Diskussionen, welcher exakte diagnostische Algorithmus in der klinischen Praxis Anwendung finden soll. Die meisten Zentren forcieren in der klinischen Routinediagnostik mittlerweile relativ früh den Einsatz von NGS-Analysen (Multigen-Panels oder Exom-Sequenzierungen). Es ist jedoch davon auszugehen, dass es in Anbetracht der stetig sinkenden Kosten zukünftig zu einem vermehrten Einsatz der Genomsequenzierung kommen wird, die bald als Methode der ersten Wahl gelten könnte.

19.7 Zusammenfassung

- Hereditäre Neuropathien stellen eine klinisch und genetisch äußerst *heterogene Gruppe an Erkrankungen* dar.
- Polyneuropathien können als vordergründiges Symptom hereditärer Erkrankungen (*hereditäre Neuropathien*) oder als Symptom von genetischen *Multisystemerkrankungen* (z. B. Mitochondriopathien, Amyloidose) auftreten.
- Das Gen *PMP22* ist für den Großteil der hereditären Neuropathien verantwortlich, gefolgt von den Genen *GJB1*, *MFN2* und *MPZ*.
- Zur genetischen Diagnosestellung werden mittlerweile vor allem *Next-Generation Sequencing-Anwendungen* (v. a. Multigen-Panels und Exom-Sequenzierung) eingesetzt.
- Rasante Fortschritte im Bereich der Molekulargenetik ermöglichen die Entwicklung *gezielter genetischer Therapien*.

Literatur

Amendola LM et al. (2015) Actionable exomic incidental findings in 6503 participants: challenges of variant classification. Genome Res 25: 305–15.
Ando M et al. (2017) Clinical and genetic diversities of Charcot-Marie-Tooth disease with MFN2 mutations in a large case study. J Peripher Nerv Syst 22: 191–199.

Cortese A et al. (2020) Targeted next-generation sequencing panels in the diagnosis of Charcot-Marie-Tooth disease. Neurology 94: e51–e61.

Del Bo R et al. (2008) Mutated mitofusin 2 presents with intrafamilial variability and brain mitochondrial dysfunction. Neurology 71: 1959–66.

Krenn M et al. (2020) Genotype-guided diagnostic reassessment after exome sequencing in neuromuscular disorders: experiences with a two-step approach. Eur J Neurol 27: 51–61.

Liu P et al. (2019) Reanalysis of Clinical Exome Sequencing Data. N Engl J Med 380: 2478–2480.

Morena J, Gupta A, Hoyle JC (2019) Charcot-Marie-Tooth: From Molecules to Therapy. Int J Mol Sci 20(14): 3419.

Pipis M et al. (2019) Next-generation sequencing in Charcot-Marie-Tooth disease: opportunities and challenges. Nat Rev Neurol 15: 644–656.

Reilly MM, Shy ME (2009) Diagnosis and new treatments in genetic neuropathies. J Neurol Neurosurg Psychiatry 80: 1304–14.

Richards S et al. (2015) Standards and guidelines for the interpretation of sequence variants: a joint consensus recommendation of the American College of Medical Genetics and Genomics and the Association for Molecular Pathology. Genet Med 17: 405–24.

Rocha AG et al. (2018) MFN2 agonists reverse mitochondrial defects in preclinical models of Charcot-Marie-Tooth disease type 2A. Science 360: 336–341.

Rossor AM, Tomaselli PJ, Reilly MM (2016) Recent advances in the genetic neuropathies. Curr Opin Neurol 29: 537–48.

Takahashi R et al. (2012) Coenzyme Q10 therapy in hereditary motor sensory neuropathy type VI with novel mitofusin 2 mutation. Intern Med 51: 791–3.

Zuchner S. (2005) MFN2 Hereditary Motor and Sensory Neuropathy. In: Adam MP, Ardinger HH, Pagon RA, Wallace SE, Bean LJH, Stephens K, Amemiya A (Hrsg.) GeneReviews. Vol. Seattle (WA).

F   Polyneuropathie bei Krebspatienten

20 Paraneoplastische Polyneuropathien

Petra Hühnchen

20.1 Einleitung

Paraneoplastische Syndrome in der Neurologie zählen mit einer ungefähren Prävalenz von 4 pro 100.000 Einwohner in Mitteleuropa (Vogrig et al. 2020) zu den selteneren Erkrankungen, deren Diagnose aber umso wichtiger ist, da sie in ca. 2/3 der Fälle dem Tumor oft um Monate bis Jahre vorausgehen können (Giometto et al. 2012; Dalmau und Rosenfeld 2020). Mit der Ausnahme des Lambert-Eaton myasthenen Syndroms (LEMS) und der Myasthenia gravis (MG) treten neurologische paraneoplastische Syndrome bei weniger als 1 % aller Tumorpatienten auf (Rudnicki und Dalmau 2000). Der Altersgipfel liegt zwischen dem 60.–80. Lebensjahr (Vogrig et al. 2020), jedoch können Personen aller Altersgruppen einschließlich Kinder betroffen sein. Da paraneoplastische Syndrome alle Strukturen des Nervensystems betreffen können, ist die klinische Präsentation vielfältig. Paraneoplastische Syndrome des peripheren Nervensystems (PNS), der neuromuskulären Endplatte und der Muskeln sind auch zusammengenommen deutlich seltener als Manifestationen im zentralen Nervensystem (ZNS) (~ 12 % vs. ~ 88 %). Epidemiologische Studien zeigen, dass Bronchial- und Mammakarzinome neben Lymphomen und gastrointestinalen Tumoren zu den häufigsten malignen Erkrankungen zählen, die mit paraneoplastischen neurologischen Syndromen assoziiert sind (Vogrig et al. 2020). Bei einigen Betroffenen lassen sich onkoneuronale Antikörper nachweisen, deren pathophysiologische Relevanz unterschiedlich gut belegt ist (Antoine und Honnorat 2000). Man spricht daher von gut charakterisierten Antikörpern (> 95 % Assoziation zu einem Tumor), teil charakterisierten Antikörpern (prädiktiver Wert bzgl. Paraneoplasie unklar) oder fakultativ paraneoplastischen Antikörpern (treten mit oder ohne Tumor auf) (Leypoldt 2012). Insgesamt wird davon ausgegangen, dass paraneoplastische Syndrome immunvermittelte Erkrankungen sind, bei denen Antikörper mit neuronalen Strukturen interagieren, die auch durch den Tumor der Betroffenen exprimiert werden (Dalmau und Rosenfeld 2008). Da die Prognose paraneoplastischer Syndrome von einer rasch eingeleiteten und effizienten Tumorbehandlung abhängt und für Syndrome des PNS oft besser ist als für Manifestation im ZNS, ist eine gezielte und zeitnahe Diagnosestellung essenziell.

Häufigkeit paraneoplastischer neurologischer Syndrome

20.2 Fallbeispiel

Eine 50-jährige Patientin berichtet, dass sie vor ca. einem Jahr eine über wenige Tage progrediente Kraftminderung beider Beine wahrgenommen habe. Zudem seien in der Folge rezidivierend Hypotonien mit Synkopen aufgetreten, sodass ihre antihypertensive Medikation abgesetzt wurde. Nach einer initialen Besserung über ca. vier Wochen kam es kurz vor Wiederaufnahme ihrer Berufstätigkeit zu einer erneuten akuten Verschlechterung der Gangstörung, zudem habe sich die Stimmung abrupt deutlich verschlechtert und sie habe aus Appetitlosigkeit kaum noch etwas gegessen. In einer extern durchgeführten neurologischen Diagnostik fand sich eine führend motorische Polyneuropathie. In der Lumbalpunktion ließ sich eine normwertige Zellzahl bei leicht erhöhtem Liquoreiweiß sowie oligoklonale Banden im Liquor nachweisen. Die umfangreiche Labordiagnostik inklusive onkoneuronaler Antikörper, rheumatologischer Diagnostik und Infektionsdiagnostik war normwertig. Eine CT Thorax/Abdomen sowie eine gynäkologische Untersuchung inklusive Mammografie blieben unauffällig. Zu diesem Zeitpunkt konnte die Patientin nur noch mit dem Rollator gehen. Die Patientin wurde anschließend zur Behandlung der depressiven Störung in die Psychiatrische Abteilung verlegt. Hier sei es ihr unter Medikation mit Sertralin langsam besser ergangen. Es traten jedoch weiterhin Blutdruckschwankungen mit Synkopen auf, zudem einschießende heftige schmerzhafte Zuckungen der Beine bei Bewegung und ein nun neues Taubheitsgefühl der Hände und Füße. Nach initialer Besserung des Affekts sei es nach Entlassung aus der zweimonatigen Rehabilitation zu einer erneuten Verschlechterung der Stimmung und der Gangstörung gekommen. Insgesamt habe die Patientin über einen Zeitraum von zwölf Monaten ca. 20 kg Gewicht abgenommen.

Bei der anschließenden elektiven Vorstellung in unserem Haus findet sich in der klinischen Untersuchung ein ausgeprägtes Tetrasyndrom mit beinbetonter, leicht asymmetrischer (zu Ungunsten links) Kraftminderung aller Extremitäten von 3–4/5 bei generalisiert hypotropher Muskulatur und Areflexie ab dem Bizepssehnenreflex (BSR) bzw. Patellarsehnenreflex (PSR) abwärts. Zudem wird eine distal betonte, ebenfalls leicht asymmetrische (zu Ungunsten links) Hypästhesie der unteren Extremitäten bis ca. Th10 und der oberen Extremitäten bis zum Ellenbogen angegeben mit ebenfalls distal betonter Pallan- bzw. Pallhypästhesie. Das Gehen ist aufgrund der Kraftminderung und einer deutlichen, führend sensiblen Ataxie stark eingeschränkt und nur mithilfe möglich. Nebenbefundlich fällt eine Umfangszunahme des linken Oberschenkels auf.

Die elektrophysiologische Diagnostik zeigt eine überwiegend axonale sensomotorische Polyneuropathie mit Beteiligung aller Extremitäten und in geringerem Ausmaß auch des Rumpfes. Von allen untersuchten Muskeln fanden sich lediglich im M. rectus femoris links gering ausgeprägte Floriditätszeichen im Sinne von pathologischer Spontanaktivität. Eine Funktionsstörung des ersten Motoneurons lässt sich in den motorisch evozierten Potenzialen nicht nachweisen. Die Lumbalpunktion zeigt eine unauffällige Zellzahl und normwertiges Liquoreiweiß bei jedoch isoliert im Liquor positiven oligoklonalen Banden. Die umfangreiche Erregerdiagnostik aus Liquor und Serum bleibt erneut ohne wegweisende Befunde. Die onkoneuronalen Antikörper (Yo, Hu, Ri, Ma1 und Ma2, CV2, Amphyphysin) sind negativ. In der PET CT findet sich ein großer maligne imponierender Tumor im linken Femur, der am ehesten im Sinne eines primären Knochenmalignoms (Osteosarkom) mit ausgedehnter lokaler Infiltration und Destruktion des proximalen Femurs, des Hüftgelenks sowie des angrenzenden Beckenknochens gewertet wird. Außerdem zeigen sich multiple am ehesten ossäre Metastasen links thorakal im Bereich zweier Rippen sowie LWK 4/5 mit Deckplatteneinbruch LWK 5 sowie pulmonale Raumforderungen dorsal im rechten Unterlappen mit pathologisch erhöhtem Glukosestoffwechsel und der Nachweis multipler stoffwechselaktiver zervikaler, mediastinaler sowie axillärer Lymphknoten bds. Eine gynäkologische Untersuchung inklusive Mammografie und eine Bronchoskopie bleiben unauffällig. In der Biopsie des linken Femurs findet sich das Bild einer aseptischen Knochennekrose ohne Hinweise auf Malignität. In der Biopsie eines axillären Lymphknotens zeigt sich schließlich das histologische Bild eines hochmalignen Non-Hodgkin B-Zell-Lymphoms.

Unter dem Verdacht auf eine paraneoplastische sensomotorische führend axonale Polyneuropathie ohne Antikörpernachweis behandeln wir die Patientin mit intravenösen Immunglobulinen (IVIG, 0,5 g/kg Körpergewicht). Darunter zeigt sich protrahiert nach ca. zehn Tagen eine deutliche Besserung des sensiblen Tetrasyndroms mit Besserung der Hypästhesie an der oberen Extremität, leichter Besserung der Ataxie sowie deutlicher Besserung von Schmerz- und Temperaturdiskrimination. Allerdings kehren darunter auch die zuvor abgeklungenen, neuropathischen Schmerzen der Patientin zurück, sodass wir symptomatisch zunächst mit Gabapentin und bei Unverträglichkeit schließlich mit Pregabalin behandeln. Darunter bessern sich die Schmerzen deutlich. Das bei Aufnahme schwere depressive Syndrom behandeln wir mit Venlafaxin und Mirtazapin, welches darunter weitgehend abklingt. Anschließend verlegen wir die Patientin zur chemotherapeutischen Behandlung in unsere Onkologische Abteilung.

20.3 Diagnose

Klassische paraneoplastische Syndrome

Die Diagnosestellung einer paraneoplastischen Neuropathie stützt sich auf die Klinik sowie Zusatzinformationen aus laborchemischer und apparativer Diagnostik. Es gibt einige klinisch-neurologische Syndrome, welche sehr sensitiv für das Vorliegen einer paraneoplastischen Genese neurologischer Beschwerden sind und daher als »klassische paraneoplastische Syndrome« bezeichnet werden. Dazu gehören die limbische Enzephalitis, Enzephalomyelitis, subakute Kleinhirndegeneration, Opsoklonus-Myoklonus-Syndrom, subakute sensorische Neuronopathie, chronische intestinale Pseudoobstruktion, Lambert-Eaton-Myasthenie-Syndrom und die Dermatomyositis (Graus et al. 2004). Das periphere Nervensystem ist bei Patienten mit malignen Grunderkrankungen bzw. paraneoplastischen Syndromen häufig beteiligt und kann allein oder in Kombination mit einer der anderen o. g. Hirnregionen betroffen sein (Koike und Sobue 2013), sodass bei Diagnose einer Neuropathie und dem gleichzeitigen Vorliegen eines oder mehrerer der o. g. Syndrome auch eine paraneoplastische Genese der Neuropathie vordringlich diskutiert werden muss. Schwierigkeiten kann die Diagnosestellung bei Patienten bereiten, deren einzige Präsentation eine Neuropathie ist und diese nicht einer subakuten sensorischen Neuronopathie entspricht.

> **Merke:**
>
> *Klinisch* muss an das Vorliegen einer paraneoplastischen Neuropathie daher unbedingt bei Patienten gedacht werden, bei denen sich die Beschwerdesymptomatik rasch innerhalb von Tagen bis Wochen entwickelt.

Auch das Vorliegen von ausgeprägten autonomen Symptomen lässt an eine paraneoplastische Genese der Neuropathie denken (Heuß 2019). Zudem sollten immer Begleitsymptome einer möglichen zugrunde liegenden malignen Erkrankung (Nachtschweiß, Gewichtsverlust, altersungemäße Infektionen, Substanzanamnese) erfragt werden.

Die *elektrophysiologische Untersuchung* gibt jenseits des Ausmaßes wesentliche Hinweise über das Verteilungsmuster. Paraneoplastische Neuropathien können als Neuronopathien, sensomotorische Neuropathien, vaskulitische oder autonome Neuropathien auftreten. Bei den sensomotorischen Neuropathien zielt die Untersuchung auf die Unterscheidung eines primär axonalen, axonal-demyelinisierenden oder primär demyelinisierenden Schadens ab.

Wenn bereits klinisch und elektrophysiologisch der Verdacht einer paraneoplastischen Neuropathie besteht, empfiehlt sich insbesondere bei den sensiblen Neuronopathien (Denny-Brown-Syndrom) und den subakut autonomen Neuropathien *laborchemisch* die Bestimmung der onkoneuronalen Antikörper gegen intrazelluläre Antigene (anti-Hu, -Yo, -CV2, -Ma1, -Ma2, -Ri, -Amphiphysin).

> **Cave:**
>
> Sensomotorische paraneoplastische Neuropathien zeigen oft keinen Antikörpernachweis.

Sollte eine Gammopathie detektiert werden, kann bei entsprechendem elektrophysiologischem Befund unter Umständen die Bestimmung weiterer Antikörper bzw. Laborparameter sinnvoll sein. Tabelle 20.1 gibt eine Übersicht zu in der Literatur beschriebenen positiven Antikörperbefunden verschiedener paraneoplastischer Neuropathien und den damit assoziierten Tumoren.

Tab. 20.1: Übersicht der paraneoplastischen Neuropathien mit klinischer Präsentation und Antikörperbefunden (zusammengetragen aus Graus et al. 2004; Leypoldt 2012; Heuß 2019; Dalmau und Rosenfeld 2020)

Neuropathie	Klinisches Bild	Assoziierte Tumore	Antikörper, andere Biomarker
Subakut-sensorische Neuronopathie (Ganglionitis, Denny-Brown-Syndrom)	Subakuter Beginn: sensible, schmerzhafte Missempfindungen in Händen und Füßen *Verlauf:* ausgeprägte sensible Ataxie, autonome Beteiligung möglich	SCLC, Thymom, Lymphom, Mammakarzinom, Keimzelltumor (Hoden, Ovar)	Typisch Hu > Amphiphysin, CRMP5/CV2, Ma/Ta
Sensomotorische Neuropathie ohne Gammopathie			
Axonal	Oft distal symmetrische motorisch und sensible Neuropathie	Lymphom	Üblich keine, sehr selten Yo oder Ma2
Axonal-demyelinisierend	Subakute oder chronische, beinbetonte symmetrische motorisch und sensible Neuropathie	SCLC, Thymom	CV2/CRPMP5
Demyelinisierend	Rasch progrediente motorisch > sensorische GBS-ähnliche Verläufe oder CIDP-artige Progression	Lymphom	Selten CV2/CRMP5
Sensomotorische Neuropathie mit Gammopathie			
Axonal	Schmerzhafte sensorische Neuropathie (ähnlich Small-Fiber-Neuropathien)	AL Amyloidose, Myelom	Freie Leichtketten
Demyelinisierend	Chronisch progrediente, führend sensible distal-symmetrische Neuropathie (IgM-MAG), aber	M. Waldenström, Lymphom	IgM-MAG, IgM-GM1

Tab. 20.1: Übersicht der paraneoplastischen Neuropathien mit klinischer Präsentation und Antikörperbefunden (zusammengetragen aus Graus et al. 2004; Leypoldt 2012; Heuß 2019; Dalmau und Rosenfeld 2020) – Fortsetzung

Sensomotorische Neuropathie mit Gammopathie			
	auch subakute distalen > proximale überwiegend motorische Neuropathie möglich (IgM-GM1)		
Axonal-demyelinisierend	POEMS-Syndrom: Polyneuropathie (aufsteigende distal-symmetrische, CIDP-ähnliche Neuropathie), Organomegalie, Endokrinopathie, Monoklonale Gammopathie, Hautveränderungen	Myelom, Plasmozytom	IgG VEGF
Vaskulitische Neuropathie	Sich subakut entwickelnde, fokale oft asymmetrische, z. T. schmerzhafte Neuropathie mit sensiblen und motorischen Ausfällen (Mononeuritis multiplex) > längenabhängige distal-symmetrische, schmerzhafte Neuropathie	SCLC, Lymphom, Karzinome Typ 1 monoklonale Kryoglobulinämie (MGUS, Multiples Myelom, Waldenström, CLL)	Selten Hu Kryoglobuline und niedriges Komplement
Autonome Neuropathie	Orthostatische Hypotension, Arrhythmien, *gastrointestinale Pseudoobstruktion*, Hypo- oder Anhidrose, erektile Dysfunktion, Sphinkterstörungen	SCLC, Lymphom, Pankreaskarzinom, Hodenkarzinom, Karzinoidtumore	Hu, CV2/CRMP5, ganglionäre AChR

Anmerkungen: Klassische paraneoplastische neurologische Syndrome sind kursiv gesetzt. *Abkürzungen:* CIDP – chronisch inflammatorische demyelinisierende Polyneuropathie; CLL – chronisch-lymphatische Leukämie; GBS – Guillain-Barré-Syndrom; MAG – Myelin-assoziiertes Glykoprotein; MGUS – monoklonale Gammopathie unklarer Signifikanz; MMN – multifokale motorische Neuropathie; SCLC – kleinzelliges Bronchialkarzinom; VEGF – vascular endothelial growth factor

> **Merke:**
>
> Da sich klinisch oft paraneoplastische Neuropathien nicht ausreichend von Neuropathien, die im Rahmen von rheumatologischen Grunderkrankungen vorkommen, unterscheiden lassen, empfiehlt sich aus der klinischen Erfahrung heraus zusätzlich die Bestimmung von ACE, sIL2R, Rheumafaktor ANA, ENA-Screening, ANCA, zirkulierender Immunkomplexe, C3 und C4 im Sinne der Ausschlussdiagnostik.

Gesichertes paraneoplastisches Syndrom:

- klassisches paraneoplastisches Syndrom und Nachweis eines Tumors innerhalb von fünf Jahren nach Beschwerdebeginn oder
- nicht-klassisches paraneoplastisches Syndrom, welches sich nach einer Tumorbehandlung ohne begleitende Immuntherapie bessert oder zurückbildet oder
- nicht-klassisches paraneoplastisches Syndrom, Nachweis onkoneuraler Antikörper sowie Tumornachweis innerhalb von fünf Jahren nach Beschwerdebeginn oder
- neurologisches Syndrom und Nachweis gut charakterisierter onkoneuraler Antikörper (anti-Hu, -Yo, -CV2, -Ri, -Ma1, -Ta/Ma2 oder -Amphiphysin) ohne Tumornachweis

Wahrscheinliches paraneoplastisches Syndrom:

- klassisches paraneoplastisches Syndrom ohne Tumornachweis und ohne Nachweis onkoneuraler Antikörper, aber mit einem hohen Risiko eines zugrundeliegenden Tumors oder
- neurologisches Syndrom und Nachweis teilweise charakterisierter onkoneuraler Antikörper (anti-Tr, -Zic4, -SOX1, -PCA2, -ANNA3, -NMDAR, -VGKC, -Caspr2, -LGI1, -AMPAR, -GABAAR, -GABABR, -mGluR5, -AK5, -IgLON5, -DPPX, -KLHL11) ohne Tumornachweis oder
- nicht-klassisches paraneoplastisches Syndrom ohne Nachweis onkoneuraler Antikörper aber mit Tumornachweis innerhalb von zwei Jahren nach Beschwerdebeginn

Während bei ~ 40 % der Patienten mit paraneoplastischen Syndromen eine milde Pleozytose im *Liquor* (Median 6 Zellen/µl) – insbesondere in der frühen Phase der Erkrankung – auftritt, so ist diese jedoch vor allem bei paraneoplastischen Syndromen des ZNS zu finden und weniger bei paraneoplastischen Neuropathien. Bei Letzteren zeigt der Liquor oft *keine* Pleozytose, jedoch signifikant häufiger eine leichte Proteinerhöhung (Median 100 mg/dl) und teilweise Nachweis oligoklonaler Banden (Psimaras et al. 2010). Auch bei Patienten mit paraneoplastischen Neuropathien lassen sich onkoneuronale Antikörper im Liquor nachweisen, jedoch finden sich deutlich niedrigere Titer im Vergleich zu Patienten mit paraneoplastischen Syndromen des ZNS und überwiegend fehlt eine intrathekale Synthese dieser Antikörper (Schwenkenbecher et al. 2016).

Basierend auf dem Konsensus einer Expertenkommission (Graus et al. 2004, Dalmau 2007; Leypoldt 2012) wurden bereits 2004 folgende *Diagnosekriterien* erarbeitet, welche die Diagnosestellung eines paraneoplastischen Syndroms (beinhaltet alle Manifestationsorte des Nervensystems) erlauben:

Liquorbefunde bei paraneoplastischen Syndromen

Der wahrscheinlichste Primarius kann oftmals aufgrund des klinischen Syndroms und des ggf. vorliegenden positiven Antikörperbefundes (▶ Tab 20.1) in Kombination mit weiteren klinisch-anamnestischen Merkmalen (Alter, Geschlecht, Familien- und Substanzanamnese) eingegrenzt werden, sodass sich ein Stufenplan der Tumordiagnostik ergibt. Bei Verdacht auf Vorliegen eines Bronchialkarzinoms, Thymoms oder Lymphoms sollte primär ein CT Thorax (+Abdomen) und falls negativ im zweiten Schritt ein FDG-PET durchgeführt werden. Bei Mammakarzinomen sind die Mammografie und bei Ovarialkarzinomen/-teratomen der transvaginale Ultraschall und in zweiter Instanz eine MRT der Mamma bzw. des Abdomens zu bevorzugen (Leypoldt 2012). Bei suspekten Befunden muss eine zeitnahe bioptische Sicherung angestrebt werden. Da paraneoplastische Syndrome sehr häufig dem Tumornachweis teilweise um Jahre vorausgehen (Candler et al. 2004), ist bei initial negativen Befunden die Wiederholung der Tumorsuche in sechsmonatigen Abständen für fünf Jahre unbedingt zu empfehlen.

> **Merke:**
>
> Ein essenzieller Bestandteil der Diagnostik paraneoplastischer Syndrome ist die *Tumorsuche*.

20.4 Therapie

Die suffiziente onkologische *Tumorbehandlung* ist die zentrale Therapie paraneoplastischer Syndrome und allein bereits teilweise mit einer Stabilisierung oder Verbesserung der neurologischen Beschwerdesymptomatik assoziiert (Graus et al. 2001; Candler et al. 2004).

> **Merke:**
>
> Begleitend zur Tumortherapie bzw. bei Patienten mit (mutmaßlichen) paraneoplastischen Syndromen ohne Tumornachweis wird eine *Immuntherapie* empfohlen.

Bei paraneoplastischen Syndromen und Nachweis von Antikörpern gegen intrazelluläre Epitope führen T-Zell vermittelte Immunmechanismen zu einer frühen, raschen und oft irreversiblen Zerstörung neuronaler Strukturen, sodass der schnellen Einleitung einer Tumortherapie hier ein besonderer Stellenwert zukommt (Keime-Guibert et al. 1999). Dies gilt insbesondere für paraneoplastische Syndrome mit anti-Hu, -CRMP5/CV2 und -Ma2 Nachweis, die therapeutisch besser ansprechen als paraneoplastische Syndrome mit anti-Yo Nachweis (Sadeghian und Vernino 2010).

Kontrollierte prospektive randomisierte Studien zu Immuntherapien liegen aufgrund der Seltenheit paraneoplastischer Syndrome nicht vor. Vielmehr stützen sich die Daten auf retrospektive Analysen und Kohortenstudien mit einer jeweils limitierten Patientenzahl und diskriminieren oftmals nur unzureichend zwischen paraneoplastischen Syndromen des ZNS und PNS. Immunologisch betrachtet sollte die Wahl des Immunsuppressivums aber den Antikörperbefund berücksichtigen. Paraneoplastische Neuropathien mit Nachweis von Antikörpern gegen intrazelluläre Antigene werden aufgrund der primär T-Zell vermittelten Immunmechanismen pragmatisch mit Cortison in Form einer Methylprednisolon Pulstherapie (3–5 x 1 g/Tag) und anschließender oraler Prednisoloneinnahme von initial 1 mg/kg Körpergewicht behandelt, welche im Verlauf schrittweise unter klinischer Kontrolle reduziert wird. Es liegen limitierte Daten zu einer Behandlung mit Tacrolimus in Kombination mit Prednisolon vor, welche zeigen, dass einige Patienten eine funktionell relevante Verbesserung ihrer Beschwerdesymptomatik darunter erreichten (Orange et al. 2012). Auch Cyclophosphamid kann eingesetzt werden und scheint insbesondere bei Patienten, die noch nicht klinisch schwer betroffen sind, eine transiente Stabilisierung erreichen zu können. Hierbei sprachen Patienten mit einer sensorischen Neuro(no)pathie besser an als Betroffene, die unter anti-Hu vermittelten paraneoplastischen Syndromen des ZNS litten (Keime-Guibert et al. 2000). Weitere Behandlungsmöglichkeiten sind Plasmapherese und intravenöse Immunglobuline (IVIG) (Uchuya et al. 1996; Keime-Guibert et al. 2000; Vernino et al. 2004). Plasmapherese und IVIG sollten primär bei Patienten mit paraneoplastischen, rasch progredienten, (senso-)motorischen, demyelinisierenden Neuropathien, die klinisch oft schwierig von einem Guillain-Barré-Syndrom zu unterscheiden und mit Hodgkin-Lymphomen assoziiert sind, eingesetzt werden (Dalmau and Rosenfeld 2020). Hier besteht ebenso wie für die IgM-MAG- oder POEMS-Syndrom assoziierte Neuropathie eine Behandlungsrationale für Rituximab (Kawano et al. 2010; Talamo et al. 2015).

Supportive bzw. *symptomatische* Behandlungsmaßnahmen unterscheiden sich nicht von anderen Polyneuropathien. Einige paraneoplastische Neuropathien (subakut sensorische Neuronopathie, axonale Neuropathie bei Gammopathien, vaskulitische Neuropathie mit oder ohne Gammopathie) sind häufig mit neuropathischen Schmerzen vergesellschaftet, sodass hier symptomatische Behandlungen mit Antiepileptika oder Antidepressiva indiziert sind. Wie bei allen Polyneuropathien können auch im Rahmen von paraneoplastischen Neuropathien je nach Beschwerdeausmaß unterstützende Maßnahmen wie Physiotherapie, Ergotherapie oder Hilfsmittelversorgung notwendig sein.

Symptomatische Therapie bei paraneoplastischen Syndromen

20.5 Prognose

Eine Prognoseabschätzung bleibt schwierig, da sie auf Daten von zumeist retrospektiven oder sequenziellen Analysen von Patienten mit paraneoplastischen Syndromen basieren, die in unkontrollierten Observationsstudien bzw. Fallserien klinisch monitoriert und behandelt wurden. Daten eines Cochrane-Reviews ergeben, dass sich ca. 40 % der Patienten mit paraneoplastischen Neuropathien trotz einer begleitenden Immuntherapie klinisch verschlechtern, während bei ca. 37 % eine Stabilisierung und bei 19 % eine Verbesserung erreicht werden konnte (Giometto et al. 2012). Grundsätzlich ist das Therapieansprechen von paraneoplastischen Syndromen mit Nachweis von Antikörpern gegen intrazelluläre Epitope schlechter im Vergleich zu Syndromen mit Nachweis von Antikörpern gegen neuronale Oberflächenantigene. Aufgrund des frühen z. T. irreversiblen Schadens neuronaler Strukturen kommt es bei Ersteren unbehandelt zu einem subakuten, progressiven Verlauf mit schweren Defiziten bis hin zum Tod innerhalb von Wochen oder Monaten (Dalmau und Rosenfeld 2020). Eine frühe immunsuppressive bzw. immunmodulatorische Therapie konnte insbesondere bei den noch leichter Betroffenen eine passagere Besserung oder Stabilisierung erzielen (Uchuya et al. 1996; Keime-Guibert et al. 2000; Vernino et al. 2004).

20.6 Diskussion

Jenseits der klassischen paraneoplastischen Syndrome des PNS (subakute sensorische Neuronopathie, chronische intestinale Pseudoobstruktion) bleibt die Diagnosestellung einer paraneoplastischen Neuropathie eine Herausforderung. Aufgrund der Wichtigkeit der Tumorbehandlung ist im Zweifel die niederschwellige Bestimmung der onkoneuronalen Antikörper und die Durchführung einer umfangreichen Liquordiagnostik sinnvoll. Bei inkongruenten Befunden bzgl. des Vorliegens einer anderen Polyneuropathieursache ist zum Ausschluss einer paraneoplastischen Genese – insbesondere bei positiven Begleitsymptomen wie B-Symptomatik, Nikotinanamnese, Familienanamnese für Tumorerkrankungen – eine Tumorsuche niederschwellig zu erwägen. Durch häufige Überlappungsphänomene mit anderen Syndromen kann das primär vorliegende klinisch-neurologische Syndrom verfälscht werden wie im Fall unserer Patientin durch das Vorliegen der komorbiden depressiven Störung. Dies führt nicht selten zu Verzögerungen in der Diagnosestellung. In solchen Fällen ist ein frühzeitiger interdisziplinärer Behandlungsansatz zu empfehlen. Nach Diagnosestellung und Tumornachweis sollte die begleitende Immuntherapie eng mit den Kolleginnen und Kollegen, welche primär die

Behandlung der malignen Grunderkrankungen durchführen, abgestimmt und koordiniert werden. Teilweise ergeben sich synergistische Behandlungsansätze, z. B. im Fall von Rituximab bei paraneoplastischen Neuropathien im Rahmen von Lymphomen.

20.7 Zusammenfassung

- Paraneoplastische Neuropathien sind sehr selten, stellen aber in der Diagnosestellung aufgrund der vielfältigen klinischen Präsentation eine Herausforderung dar.
- Insbesondere rasch progrediente rein sensible axonale Neuropathien und Neuropathien mit ausgeprägten autonomen Symptomen sollten an eine paraneoplastische Genese denken lassen.
- Patienten mit dem Nachweis einer Gammopathie sollten auf das Vorliegen einer myelodysplastischen bzw. lymphoproliferativen Erkrankung untersucht werden.
- Die Tumorsuche ist essenzieller Bestandteil paraneoplastischer Neuropathien und sollte bei initial negativen Befunden in sechsmonatlichen Abständen für fünf Jahre nach Beschwerdebeginn durchgeführt werden.
- Die Behandlung paraneoplastischer Neuropathien erfordert in erster Linie eine adäquate Tumorbehandlung, unterstützend können immunsuppressive oder immunmodulatorische Therapien eingesetzt werden, die eng mit den behandelnden Onkologen koordiniert werden sollten.

Literatur

Antoine JC, Honnorat J (2000) Anti-neuronal antibodies and central nervous system diseases: contribution to diagnosis and pathophysiology. Rev Neurol (Paris) 156(1): 23–33.
Candler PM, Hart PE, Barnett M, Weil R, Rees JH (2004) A follow up study of patients with paraneoplastic neurological disease in the United Kingdom. J Neurol Neurosurg Psychiatry 75(10): 1411–1415.
Dalmau J (2007) Paraneoplastic Neurologic Syndromes. Molecular Neurology. S. G. Waxman. San Diego, Academic Press: 517–533.
Dalmau J, Rosenfeld MR (2008) Paraneoplastic syndromes of the CNS. Lancet Neurol 7(4): 327–340.
Dalmau J, Rosenfeld MR (2020) Paraneoplastic Neurologic Syndromes. In: Niederhuber JE, Armitage JO, Kastan MB, Doroshow JH, Tepper JE (Hrsg.) Abeloff's Clinical Oncology. 6. Aufl. Philadelphia: Elsevier., Content Repository Only! S. 676–687.e675.

Giometto B, Vitaliani R, Lindeck-Pozza E, Grisold W, Vedeler C (2012) Treatment for paraneoplastic neuropathies. Cochrane Database Syst Rev 12: Cd007625.

Graus F, Delattre JY, Antoine JC, Dalmau J, Giometto B, Grisold W, Honnorat J, Smitt PS, Vedeler C, Verschuuren JJ, Vincent A, Voltz R (2004) Recommended diagnostic criteria for paraneoplastic neurological syndromes. J Neurol Neurosurg Psychiatry 75(8): 1135–1140.

Graus F, Keime-Guibert F, Reñe R, Benyahia B, Ribalta T, Ascaso C, Escaramis G, Delattre JY (2001) Anti-Hu-associated paraneoplastic encephalomyelitis: analysis of 200 patients. Brain 124(Pt 6): 1138–1148.

Heuß D (2019) Diagnostik bei Polyneuropathien, S1-Leitlinie. Deutsche Gesellschaft für Neurologie (Hrsg.) Leitlinien für Diagnostik und Therapie in der Neurologie (www.dgn.org/leitlinien).

Kawano Y, Nakama T, Hata H, Kimura E, Maruyoshi N, Uchino M, Mitsuya H (2010) Successful treatment with rituximab and thalidomide of POEMS syndrome associated with Waldenstrom macroglobulinemia. J Neurol Sci 297(1–2): 101–104.

Keime-Guibert F, Graus F, Broët P, Reñé R, Molinuevo JL, Ascaso C, Delattre JY (1999) Clinical outcome of patients with anti-Hu-associated encephalomyelitis after treatment of the tumor. Neurology 53(8): 1719–1723.

Keime-Guibert F, Graus F, Fleury A, René R, Honnorat J, Broet P, Delattre JY (2000) Treatment of paraneoplastic neurological syndromes with antineuronal antibodies (Anti-Hu, anti-Yo) with a combination of immunoglobulins, cyclophosphamide, and methylprednisolone. J Neurol Neurosurg Psychiatry 68(4): 479–482.

Koike H, Sobue G (2013) Paraneoplastic neuropathy. Handb Clin Neurol 115: 713–726.

Leypoldt F (2012) Paraneoplastische neurologische Syndrome. Leitlinien für Diagnostik und Therapie in der Neurologie, Herausgegeben von der Kommission »Leitlinien« der Deutschen Gesellschaft für Neurologie. Diener HC, Weimar C. Stuttgart: Thieme Verlag.

Orange D, Frank M, Tian S, Dousmanis A, Marmur R, Buckley N, Parveen S, Graber JJ, Blachère N, Darnell RB (2012) Cellular immune suppression in paraneoplastic neurologic syndromes targeting intracellular antigens. Archives of neurology 69(9): 1132–1140.

Psimaras D, Carpentier AF, Rossi C (2010) Cerebrospinal fluid study in paraneoplastic syndromes. J Neurol Neurosurg Psychiatry 81(1): 42–45.

Rudnicki SA, Dalmau J (2000) Paraneoplastic syndromes of the spinal cord, nerve, and muscle. Muscle Nerve 23(12): 1800–1818.

Sadeghian H, Vernino S (2010) Progress in the management of paraneoplastic neurological disorders. Therapeutic advances in neurological disorders 3(1): 43–52.

Schwenkenbecher P, Chacko LP, Wurster U, Pars K, Pul R, Sühs K-W, Stangel M, Skripuletz T (2016) Intrathecal synthesis of anti-Hu antibodies distinguishes patients with paraneoplastic peripheral neuropathy and encephalitis. BMC neurology 16(1): 136–136.

Talamo G, Mir MA, Pandey MK, Sivik JK, Raheja D (2015) IgM MGUS associated with anti-MAG neuropathy: a single institution experience. Ann Hematol 94(6): 1011–1016.

Uchuya M, Graus F, Vega F, Reñé R, Delattre JY (1996) Intravenous immunoglobulin treatment in paraneoplastic neurological syndromes with antineuronal autoantibodies. J Neurol Neurosurg Psychiatry 60(4): 388–392.

Vernino S, O'Neill BP, Marks RS, O'Fallon JR, Kimmel DW (2004) Immunomodulatory treatment trial for paraneoplastic neurological disorders. Neuro Oncol 6(1): 55–62.

Vogrig A, Gigli GL, Segatti S, Corazza E, Marini A, Bernardini A, Valent F, Fabris M, Curcio F, Brigo F, Iacono D, Passadore P, Rana M, Honnorat J, Valente M (2020) Epidemiology of paraneoplastic neurological syndromes: a population-based study. J Neurol 267(1): 26–35.

21 Patient mit Immuncheckpoint-Inhibitor induzierter Polyneuropathie

Wolfgang Böhmerle

21.1 Einleitung

Der Einsatz von Immuncheckpoint-Inhibitoren findet eine immer breitere Anwendung in der Onkologie, so stieg die Anzahl der für diese Therapieform geeigneten Patienten von 2 % im Jahr 2011 auf 44 % 2018 (Haslam und Prasad 2019). Gegenwärtig zugelassene Immuncheckpoint-Inhibitoren blockieren inhibitorische Signalwege der T-Zell-Regulation über den »*programmed cell death-1*« (PD-1) Rezeptor bzw. dessen Liganden (PD-L1) oder das »*cytotoxic T lymphocyte antigen 4*« (CTLA-4) wodurch eine verstärkte Immunantwort gegen Tumorgewebe resultiert. Durch die Blockade inhibitorischer Signalwege des Immunsystems kommt es jedoch auch zu immunvermittelten Nebenwirkungen (*immune related adverse events* irAE). Neurologische irAE (irAE-N) treten in ≈ 1–1,5 % der mit Immuncheckpoint-Inhibitoren behandelten Patienten auf und stellen eine potenziell lebensbedrohliche Form der irAE einer Tumorimmuntherapie dar (Mancone et al. 2018; Dubey et al. 2019). Grundsätzlich können irAE-N in allen Abschnitten des Nervensystems auftreten, teilweise auch mit einer überlappenden Symptomatik. Die Häufigkeit von Immuncheckpoint-Inhibitor induzierten Neuropathien liegt, auch abhängig von der Art der Therapie, bei 30–40 % aller Patienten mit irAE-N (Dubey et al. 2020 und Daten der Charité Kohorte). Das Spektrum der klinischen Manifestation ist dabei sehr groß, am häufigsten sind demyelinisierende Neuropathien zu beobachten, welche eine Ähnlichkeit zu bekannten Krankheitsbildern wie der AIDP oder CIDP zeigen, aber auch Patienten mit axonalen Varianten oder einer isolierten Ganglionitis (Sakoh et al. 2019) wurden beschrieben. Therapeutisch stellt eine Glukokortikoidtherapie den Goldstandard dar. Unter Immuncheckpoint-Inhibitor-Therapie auftretende Neuropathien sollten daher zwar in Anlehnung an bestehende Diagnosegruppen eingeteilt werden, stellen jedoch wahrscheinlich eigene Krankheitsentitäten mit eigenen Diagnose- und Behandlungsalgorithmen dar (Knauss et al. 2019).

Immunvermittelte Nebenwirkungen vor Checkpoint-Inhibitoren

21.2 Fallbeispiel

Arten einer Checkpoint-Inhibitor induzierten Neuropathie

Ein 75-jähriger Patient stellt sich wegen einer seit acht Tagen progredienten Paraparese sowie einer am Tag der Vorstellung beim Erwachen bemerkten peripheren Fazialisparese rechts vor. Der Patient wurde zur weiteren Diagnostik und Therapie stationär aufgenommen.

Klinisch-neurologisch imponierte bei der stationären Aufnahme eine distal betonte schlaffe Paraparese Kraftgrad 2–3/5 nach Janda mit Pallhypästhesie (3/8 am Malleolus medialis) bei erhaltenem Schmerz-, Temperatur- und Lageempfinden, sowie eine periphere Fazialisparese rechts mit positivem Bell Phänomen. Die Reflexe an den oberen Extremitäten waren schwach bis mittellebhaft auslösbar, an den unteren Extremitäten erloschen. Hinweise für eine Blasen-/Mastdarmstörung ergaben sich nicht. In der weiteren Vorgeschichte wurde bei dem Patienten sechs Jahre vor der stationären Aufnahme die Diagnose eines malignen Melanoms gestellt, welches exzidiert wurde, wobei es jedoch fünf Jahre später zu einem Rezidiv im Sinne eines Magenmelanoms mit folgender Magenteilresektion gekommen war sowie zu einem Rezidiv im Pankreas vier Monate vor der stationären Aufnahme. Nach der Diagnose der Pankreasmetastase war eine kombinierte Immuncheckpoint-Blockade mittels Nivolumab (Anti-PD-1) und Ipilimumab (Anti-CTLA-4) alle drei Wochen mit der letzten Gabe 14 Tage vor Auftreten der ersten Symptome begonnen worden. Hierunter kam es initial zu einer leichten Colitis, welche jedoch keine Unterbrechung der Therapie notwendig machte.

In der am Aufnahmetag durchgeführten elektrophysiologischen Diagnostik war eine führend demyelinisierende sensomotorische Polyneuropathie mit Betonung der unteren Extremitäten und verlängerten F-Wellen aufgefallen. In der Liquordiagnostik zeigte sich eine Pleozytose mit 15 Zellen/µl (Norm < 5/µl) sowie einem erhöhten Protein-Wert von 96,4 mg/dl (Norm < 45 mg/dl) bei negativen oligoklonalen Banden sowie einer unauffälligen Erregerdiagnostik. Die Anti-Gangliosid-Antikörper waren negativ. Es ließen sich keine Tumorzellen im Liquor nachweisen.

Unter der Verdachtsdiagnose einer akuten immunvermittelten demyelinisierenden Polyneuropathie (AIDP) in Zusammenhang mit der vorangegangenen Immuntherapie mit Nivolumab und Ipilimumab erfolgte zunächst eine Behandlung mit intravenösen Immunglobulinen (IVIG) 2 g pro kg Körpergewicht (KG), verteilt auf fünf Tage. Hierunter zeigte sich sowohl die periphere Fazialisparese rechts als auch die distal betonte Paraparese progredient, darüber hinaus entwickelte sich eine Okulomotoriusparese links. Die Vitalkapazität blieb stabil über 1,5 l. In einer erneuten elektrophysiologischen Untersuchung drei Wochen nach Beginn der Symptomatik fanden sich in der Neurografie Hinweise auf einen Progress mit nun auch axonaler Schädigungskomponente und Leitungsblöcken. Myografisch zeigten sich in zwei Muskeln der unteren Extremität Zeichen der Denervierung mit deutlicher Floridität im distalen Muskel (M. tibialis anterior). In der durchgeführten MRT der gesamten Wirbelsäule mit Gabe von Kontrastmittel (KM) zeigte sich eine geringe Anreicherung sämtlicher Nervenwurzeln. Auf Grundlage der vorliegenden Befunde erfolgte unter der Diagnose einer Polyradikuloneuritis a. e. inflammatorischer Genese nach Therapie mit den Checkpoint-Inhibitoren Nivolumab und Ipilimumab eine Therapieeskalation. Es erfolgte eine kombinierte Methylprednisolon-Pulstherapie mit 1.000 mg/Tag über drei Tage gefolgt von Methylprednisolon 1 mg/kgKG/Tag sowie eine 14-tägige Plasmapherese für insgesamt fünf Behandlungen. Unter dieser Therapie und intensiver krankengymnastischer Beübung zeigte sich die neurologische Symptomatik zum Entlassungstag bereits regredient. Der Augenschluss rechts war nahezu komplett, es bestand aber weiterhin eine deutliche Paraparese der Beine.

Es erfolgte die Verlegung des Patienten in die Rehabilitation-Phase C wo sich die Symptomatik bei langsamem Ausschleichen des Prednisolons über acht Wochen deutlich besserte. Der Patient konnte nach der Entlassung mit einer Gehhilfe selbstständig bis zu 300 m gehen, auch die Fazialisparese rechts und Okulomotoriusparese links bildeten sich innerhalb eines halben Jahres praktisch vollständig zurück.

21.3 Diagnose

> **Cave:**
>
> Eine Immuncheckpoint-Inhibitor induzierte Polyneuropathie präsentiert sich aufgrund der ausgeprägten klinischen Heterogenität variabel!

Der zeitliche Verlauf reicht von einem akuten Auftreten bis hin zu einer über Wochen langsam progredienten Symptomatik. Klinisch wird das gesamte Spektrum von einem distal-symmetrischen Verteilungsmuster, Schwerpunktneuropathien bis hin zu einer Polyneuritis cranialis beobachtet und alle Anteile des peripheren Nervensystems (sensibel/motorisch/autonom) können allein oder in Kombination geschädigt werden (zusammengefasst in Knauss et al. 2019). Auch in der elektrophysiologischen Diagnostik gibt es keine pathognomonische Befundkonstellation.

Praktisch folgt daraus, dass bei allen Patienten mit einer Tumorimmuntherapie beim Auftreten einer peripheren Nervenschädigung die Möglichkeit einer immunvermittelten Genese bedacht werden muss und – sofern plausibel – therapeutisch mitberücksichtigt werden sollte.

Aufgrund der extremen Heterogenität kommen im Prinzip sämtliche in diesem Buch beschriebenen Polyneuropathien differenzialdiagnostisch infrage, die relevantesten Differenzialdiagnosen sind in Tabelle 21.1 zusammengefasst.

Tab. 21.1: Differenzialdiagnosen der Tumorimmuntherapie induzierten Neuropathie (Vordringliche Differenzialdiagnosen sind hervorgehoben)

Leitsymptom	Relevante Differenzialdiagnose	Diagnostik
Sensible PNP	*Durch zytotoxische Chemotherapie induzierte Polyneuropathie (insb. Platin-Verbindungen, Bortezomib, Vincaalkaloide, Paclitaxel)*	Anamnese, zeitliche Korrelation
	Paraneoplastische PNP insbesondere Anti-Hu Syndrom	Bestimmung paraneoplastischer Antikörper
	Vitamin-Mangel	Vitamin B12, Folsäure
Rasch-progrediente motorische Neuropathie	Andere Formen einer immunvermittelten Neuropathie (MMN, AIDP, CIDP)	Klinisch/Paraklinisch nicht sicher zu differenzieren, ggf. unterschiedliches Ansprechen auf Steroidtherapie
Polyneuritis cranialis bzw. Schwerpunktneuropathie	*Meningeosis neoplastica*	LP ggf. 3 x
	Diabetes Mellitus	Blutzucker Tagesprofil, HbA1c
	Infektionen	Borrelien, Lues, Hepatitis A, C, E
	Vaskulitiden	ANA, p-/c-ANCA, Kryoglobuline, Rheumafaktor
	Sarkoidose	ACE im Serum, sIL2-R im Liquor/Serum, CD4/CD8 Ratio im Liquor

21.4 Therapie

Bei dringendem Verdacht auf eine Immuncheckpoint-Inhibitor induzierte Polyneuropathie müssen rasch zwei Fragen geklärt werden:

1. Kann die Immuncheckpoint-Inhibitor-Therapie fortgesetzt werden?
2. Muss eine Immunsuppressive Therapie begonnen werden?

Die Entscheidung über eine Weiterbehandlung muss interdisziplinär unter Abwägung des Ausmaßes der Beeinträchtigung und der onkologischen Situation des Patienten getroffen werden. Grundsätzlich sollte diese Überlegung aber im Zweifel immer Pro Therapiepause sein, da es selbst nach der Beendigung der Therapie noch zu einer rapiden Verschlechterung der Symptomatik kommen kann.

21.4.1 Symptomatische Therapie

Die symptomatische Therapie der durch Immuncheckpoint-Inhibitoren induzierten Polyneuropathie orientiert sich an der symptomatischen Therapie anderer Polyneuropathien (▶ Kap. 28 und ▶ Kap. 30). Insbesondere neuropathische Schmerzen werden regelmäßig beobachtet.

21.4.2 Immuntherapie

Die Immuntherapie der neurologischen irAE ist nach wie vor nicht zuletzt aufgrund des seltenen Auftretens weitgehend empirisch, aktuell liegen keine kontrollierten Studien zum Management von irAEs im Allgemeinen und neurologischen irAEs im Speziellen vor. Die Empfehlungen leiten sich insofern aus individuellen Erfahrungen und den Protokollen der Zulassungsstudien ab. Das wichtigste Behandlungsprinzip ist eine Behandlung mit Glukokortikoiden.

> **Merke:**
>
> Steroide scheinen auch dann wirksam zu sein, wenn vergleichbare »klassische« neurologische Krankheitsbilder primär nicht steroid responsiv sind. So ist die Effektivität von Steroiden auch bei dem einem GBS ähnelnden Nebenwirkungsbild einer Polyradikulitis, wie im oben dargestellten Fall, gut belegt (Tanaka et al. 2016; Schneiderbauer et al. 2017).

Glukokortikoide als Immuntherapie bei irAE

Die Intensität der Therapie orientiert sich dabei an der Schwere der Nebenwirkung und ist in Tabelle 21.2 zusammengefasst. Die Graduierung der Schwere sollte sich, nicht zuletzt um eine einheitliche Kommunikation mit den behandelnden Kolleginnen und Kollegen der Onkologie zu ermöglichen, an die Common Terminology Criteria for Adverse Events (CTCAE) anlehnen.

Tab. 21.2: Immuntherapie der Immuncheckpoint-Inhibitor induzierten Polyneuropathie

Schwere der Neuropathie (Angelehnt an CTCAE V 5.0)	Immuncheckpoint-Inhibitor Therapie	Immuntherapie
Grad 1: Sehr geringe Symptome, keine Behinderung	Ggf. Pausieren	Beobachten, nur im Ausnahmefall (z. B. Schmerzen) 1 mg/kgKG Prednisolon p. o. und abdosieren über vier Wochen
Grad 2: Moderate Symptome	Pausieren	1 mg/kgKG Prednisolon p. o. und abdosieren über 4–8 Wochen
Grad 3: Schwere Symptome, Behinderung	Pausieren, Alternative suchen sofern verfügbar	Fünf Tage à 1 g Methylprednisolon i. v. Danach 1 mg/kgKG Prednisolon p. o. und abdosieren über mindestens acht Wochen. Kombination mit PPH erwägen, insbesondere wenn Immuncheckpoint-Inhibitor Infusion erst kürzlich erfolgte. Kombination mit IVIG erwägen, wenn Steroidresponse nur unzureichend ist
Grad 4: Lebensbedrohliche Symptome	Pausieren, Alternative suchen sofern verfügbar	Wie Grad 3

21.5 Prognose

Bislang wurden keine systematisch erhobenen Daten zur Prognose Immuncheckpoint-Inhibitor induzierter Polyneuropathien veröffentlicht. In einer Sammlung publizierter Fälle (Knauss et al. 2019) besserten sich von 18 beschriebenen Patienten 13 (60 %) unter einer immunmodulatorischen Therapie, welche bis auf einen Patienten immer eine Glukokortikoidkomponente hatte. In der Charité irAE-N Kohorte zeigten alle Patienten mit einer Immuncheckpoint-Inhibitor induzierten Polyneuropathie zumindest eine teilweise Besserung. Die Prognose der Immuncheckpoint-Inhibitor induzierten Polyneuropathie kann zusammenfassend bei rascher Einleitung einer Immuntherapie als gut angesehen werden.

Therapiepause vs. »Re-Challange«

Für die Gesamtprognose der Patienten ist die Entwicklung von irAE-N trotzdem ungünstig, da im Falle einer schweren Nebenwirkung nicht selten die Immuntherapie zumindest längere Zeit pausiert werden muss. Die Frage, inwiefern eine erneute Behandlung (»Re-Challenge«) mit einem Immuncheckpoint-Inhibitor nach einer Immuncheckpoint-Inhibitor induzierten Polyneuropathie sicher durchgeführt werden kann, ist gegenwärtig, nicht zuletzt aufgrund der eingeschränkten Datenlage, noch nicht abschließend zu beurteilen. In einer publizierten Fallserie von 80 Patienten, welche unter eine Kombinationstherapie (Anti-CTLA4/Anti-PD-1) eine irAE entwickelt hatten und danach mit einem Anti-PD-1 Antikörper als Monotherapie weiterbehandelt wurden, trat bei 40 % der Patienten erneut eine irAE auf. Interessanterweise kann aus der Schwere der initialen irAE nicht auf die Wahrscheinlichkeit für ein erneutes Auftreten geschlossen werden. Weiterhin wurde nur bei etwa der Hälfte der erneut erkrankten Patienten die vorangegangene irAE beobachtet, wohingegen die anderen Patienten eine irAE in einem anderen Organsystem aufwiesen (Pollack et al. 2018). Zusammenfassend legt diese und eine Vielzahl kleinerer Studien nahe, dass eine Re-Challenge nach Immuncheckpoint-Inhibitor induzierter Polyneuropathie unter engmaschiger Therapieüberwachung vertretbar ist. Dies trifft insbesondere dann zu, wenn keine therapeutischen Alternativen existieren und sich die onkologische Erkrankung progredient zeigt.

21.6 Diskussion

Immuncheckpoint-Inhibitoren zeigen als Monotherapie oder in Kombination mit »klassischen« zytotoxischen Substanzen (▶ Kap. 22) für eine zunehmende Anzahl an malignen Erkrankungen deutliche Überlebensvorteile, weshalb in den kommenden Jahren mit einer Reihe an Zulassungen für weitere Tumorentitäten zu rechnen ist. Die Zahl der mit einem Immuncheckpoint-Inhibitor behandelten Patienten wird dadurch absehbar erheblich ansteigen, sodass auch seltene Nebenwirkungen wie die Immuncheckpoint-Inhibitor induzierte Polyneuropathie zunehmend häufiger auftreten werden. Bedingt durch die sehr ausgeprägte klinische Heterogenität und den daraus resultierenden diagnostischen Schwierigkeiten bleibt die rasche Diagnose und Versorgung dieser Patienten eine interdisziplinäre Herausforderung, welche am besten durch eine enge Verzahnung mit den onkologischen Fachdisziplinen realisiert werden kann. Therapeutisch sollte sofern keine Kontraindikationen vorliegen im Zweifel eher niederschwellig ein Therapieversuch mit Glukokortikoiden erfolgen, da erfahrungsgemäß relativ rasch eine Besserung Eintritt und so die Diagnose ggf. »ex-juvantibus« gestellt werden kann. Insgesamt ist die Prognose der Immuncheckpoint-Inhibitor induzierten Polyneuropathie trotz der diagnostischen Herausforderungen als gut anzusehen und eine erneute Behandlung mit einem Immuncheckpoint Inhibitor ist selbst nach einer schweren Nebenwirkung unter Nutzen-Risiko-Abwägung möglich.

Um langfristig eine sichere und effektive Anwendung von Immuncheckpoint-Inhibitoren zu gewährleisten, bedarf es eines besseren Verständnisses der Immunpathogenese und Prädiktionsfaktoren neurologischer Nebenwirkungen unter Immuncheckpoint-Inhibitor Therapie. Vor diesem Hintergrund sollten alle vermuteten neurologischen Nebenwirkungen einer Immuncheckpoint-Inhibitor Therapie im vom Paul-Ehrlich-Institut mitbetreuten SERIO Register (Side Effect Registry Immuno-Oncology: www.serio-registry.org) gemeldet werden (Heinzerling et al. 2019).

21.7 Zusammenfassung

- Durch Immuncheckpoint Inhibitoren induzierte Polyneuropathien gehören zu den häufigsten neurologischen irAE.
- Unter Immuncheckpoint-Inhibitor-Therapie auftretende Neuropathien sollten in Anlehnung an »klassische« (immunvermittelte) Neuropathien eingeteilt werden, stellen jedoch eigene Krankheitsentitäten mit eigenen Diagnose- und Behandlungsalgorithmen dar.
- Differenzialdiagnostisch ist insbesondere bei sensiblen Neuropathien die durch »klassische« Zytostatika induzierte Chemotherapie induzierte Polyneuropathie (▶ Kap. 22) und die paraneoplastische Ganglionitis (▶ Kap. 21) zu bedenken.
- Therapeutisch sollte in jedem Fall zunächst eine Behandlung mit Glukokortikoiden erfolgen, insbesondere auch dann, wenn diese Therapie bei Erkrankungen mit vergleichbarem Schädigungsmuster eigentlich nicht angewandt wird (z. B. AIDP, ▶ Kap. 1).
- Insbesondere bei schwer betroffenen Patienten sollte frühzeitig eine zusätzliche Immunsuppression mittels Plasmapherese (Elimination des Immuncheckpoint-Inhibitors) oder intravenösen Immunglobulinen erfolgen (Psimaras et al. 2019).
- Eine Re-Challenge mit Immuncheckpoint-Inhibitor nach einer Immuncheckpoint-Inhibitor induzierten Polyneuropathie ist unter engmaschiger neurologischer Überwachung vertretbar.
- Insgesamt ist die Prognose der Immuncheckpoint-Inhibitor induzierten Polyneuropathie als gut einzuschätzen.
- Alle neurologischen irAE sollten zentral im SERIO Register erfasst werden (www.serio-registry.org).

Literatur

Dubey D, David WS, Amato AA, Reynolds KL, Clement NF, Chute DF, Cohen JV, Lawrence DP, Mooradian MJ, Sullivan RJ, Guidon AC (2019) Varied phenotypes and management of immune checkpoint inhibitor-associated neuropathies. Neurology 93(11): e1093–e1103. (https://doi.org/10.1212/WNL.0000000000008091).

Dubey D, David WS, Reynolds KL, Chute DF, Clement NF, Cohen JV, Lawrence DP, Mooradian MJ, Sullivan RJ, Guidon AC (2020) Severe Neurological Toxicity of Immune Checkpoint Inhibitors: Growing Spectrum. Ann Neurol 87(5): 659–669. (https://doi.org/10.1002/ana.25708).

Haslam A, Prasad V (2019) Estimation of the Percentage of US Patients With Cancer Who Are Eligible for and Respond to Checkpoint Inhibitor Immunotherapy Drugs. JAMA Netw Open 2(5): e192535. (https://doi.org/10.1001/jamanetworkopen.2019.2535).

Heinzerling L, Ascierto PA, Dummer R, Gogas H, Grob J-J, Lebbe C, Long GV, McArthur G, Moslehi JJ, Neilan TG, Ribas A, Robert C, Schadendorf D, Wolchok JD, Hauschild A (2019) Adverse events 2.0-Let us get SERIOs: New reporting for adverse event outcomes needed in the era of immunooncology. Eur J Cancer Oxf Engl 1990 112: 29–31. (https://doi.org/10.1016/j.ejca.2019.01.015).

Knauss S, Ginesta Roque L, Hühnchen P, Heinzerling L, Böhmerle W, Endres M (2019) Neurological side effects of checkpoint inhibitors. Nervenarzt 90(2): 138–147. (https://doi.org/10.1007/s00115-018-0571-8).

Mancone S, Lycan T, Ahmed T, Topaloglu U, Dothard A, Petty WJ, Strowd RE (2018) Severe neurologic complications of immune checkpoint inhibitors: a single-center review. J Neurol 265(7): 1636–1642. (https://doi.org/10.1007/s00415-018-8890-z).

Pollack MH, Betof A, Dearden H, Rapazzo K, Valentine I, Brohl AS, Ancell KK, Long GV, Menzies AM, Eroglu Z, Johnson DB, Shoushtari AN (2018) Safety of resuming anti-PD-1 in patients with immune-related adverse events (irAEs) during combined anti-CTLA-4 and anti-PD1 in metastatic melanoma. Ann Oncol Off J Eur Soc Med Oncol 29(1): 250–255. (https://doi.org/10.1093/annonc/mdx642).

Psimaras D, Velasco R, Birzu C, Tamburin S, Lustberg M, Bruna J, Argyriou AA (2019) Immune checkpoint inhibitors-induced neuromuscular toxicity: From pathogenesis to treatment. J Peripher Nerv Syst JPNS 24 Suppl 2: S74–S85. (https://doi.org/10.1111/jns.12339).

Sakoh T, Kanzaki M, Miyamoto A, Mochizuki S, Kakumoto T, Sato K, Uesaka Y, Kishi K (2019) Ramsay-Hunt syndrome and subsequent sensory neuropathy as potential immune-related adverse events of nivolumab: a case report. BMC Cancer 19(1): 1220. (https://doi.org/10.1186/s12885-019-6444-0).

Schneiderbauer R, Schneiderbauer M, Wick W, Enk AH, Haenssle HA, Hassel JC (2017) PD-1 Antibody-induced Guillain-Barré Syndrome in a Patient with Metastatic Melanoma. Acta Derm Venereol 97(3): 395–396. (https://doi.org/10.2340/00015555-2548).

Tanaka R, Maruyama H, Tomidokoro Y, Yanagiha K, Hirabayashi T, Ishii A, Okune M, Inoue S, Sekine I, Tamaoka A, Fujimoto M (2016) Nivolumab-induced chronic inflammatory demyelinating polyradiculoneuropathy mimicking rapid-onset Guillain-Barré syndrome: a case report. Jpn J Clin Oncol 46(9): 875–878. (https://doi.org/10.1093/jjco/hyw090).

22 Patienten mit Chemotherapie induzierter Polyneuropathie (CIPN)

Wolfgang Grisold und Anna Grisold

22.1 Einleitung

Chemotherapien stellen bei Tumorleiden neben der Chirurgie, Strahlentherapie, Onkologie und Neurochirurgie einen wichtigen Teil der Behandlung dar. Zahlreiche Substanzgruppen sind bekannt und haben unterschiedliche Zusammensetzungen und Wirkweisen. Bei den meisten Chemotherapien kommt es – fast immer dosisabhängig – zur Entwicklung von Chemotherapie induzierten Polyneuropathien (CIPN). Diese treten selten als akute, sondern am häufigsten als kumulative Toxizität auf. Seltener kommt es zu einer Verschlechterung nach Beendigung der Chemotherapie (»Coasting«) und bei einigen Patienten auch zu Spätschäden (Staff et al. 2017).

22.2 Fallbeispiel

> Bei einer 45-jährigen Frau wurde ein Kolonkarzinom (Grad II–III) festgestellt. Nach erfolgreicher Operation mit Teilresektion wurde eine adjuvante Chemotherapie mit dem FolFox Schema (5-FU, Leucovorin, Oxaliplatin) eingeleitet.
>
> Bereits während der ersten Infusion bemerkte die Patientin kälteabhängige krampfartige Beschwerden in Zungen- und Schlundmuskulatur und Sensibilitätsstörungen an den Fingern.
>
> Die Beschwerden traten bei jedem neuen Chemotherapie-Zyklus auf, remittierten jedoch wieder nach einigen Tagen. Die Patientin vermied während der Symptomatik kalte Getränke.

Merke:

Die häufigste Form der CIPN ist die kumulative Toxizität, welche im erst ab dem 3. oder 4. Zyklus der CIPN auftreten.

Ab dem 4. Chemotherapie-Zyklus kam es zu einem bleibenden Taubheitsgefühl an den Füßen. Auch entwickelten sich schmerzhafte Missempfindungen. An den Händen trat eine leichte Taubheit an den Fingerspitzen auf, die Feinmotorik war beeinträchtigt. Trotz Beendigung der Chemotherapie nahmen die sensiblen Beschwerden für weitere zwei Monate zu.

Ein geringes Taubheitsgefühl im Zehen- und Fußballenbereich blieb bestehen.

Bei der Untersuchung besteht eine beinbetonte, vorwiegend sensorische Polyneuropathie (PNP) und fehlende Reflexe an den unteren Extremitäten bei normaler Kraft. Die Sensibilität ist alle Qualitäten betreffend an beiden Füßen reduziert. Romberg und Tandemstand sind unsicher.

Die Nervenleitgeschwindigkeit (NLG) zeigt gering verlängerte distal Latenzen und reduzierte Summenaktionspotenziale. Die sensible NLG an den Füßen zeigt niedrige Amplitude.

22.2.1 Chemotherapie induzierte Polyneuropathien

CIPN können substanzabhängig auftreten. Es besteht vorwiegend eine kumulative Toxizität, gewöhnlich erst ab dem 4. Chemotherapie-Zyklus. Platinderivate haben ein unterschiedlich toxisches Spektrum; Oxaliplatin ist hinsichtlich der kumulativen Dosis weniger toxisch als Cisplatin.

> **Merke:**
>
> Die Akuttoxizität bei CIPN ist selten und vorwiegend bei Oxaliplatin zu erwarten.

Klinisch kommt es vorwiegend zu einer sensorischen PNP, oft verbunden mit Koordinationsstörungen und neuropathischen Schmerzen. Motorische Ausfälle und autonome Störungen sind selten. NLG sind hilfreich zur Dokumentation der Ausprägung der CIPN, korrelieren aber nicht immer mit den Symptomen.

Tab. 22.1: Neurotoxizität von häufig verwendeten Chemotherapien (adaptiert nach Feldman et al 2021)

Substanz	Kumulative Dosis	Akut-Effekte	Anderes
Cisplatin	300–400 mg/m2		»Coasting« Sensible Ataxie Selten: Lhermitte Zeichen
Carboplatin	600 mg/m2		»Coasting«
Oxaliplatin	800 mg/m2	Kälteabhängige Akuttoxizität	Schlundmuskulatur

Tab. 22.1: Neurotoxizität von häufig verwendeten Chemotherapien (adaptiert nach Feldman et al 2021) – Fortsetzung

Substanz	Kumulative Dosis	Akut-Effekte	Anderes
Vincristin	5–15 mg/m2		Hirnnerven-ausfälle und Mononeuropathien Autonome Störungen
Paclitaxel	200 mg/m2	Akute Toxizität, distale Schmerzen	Myalgien
Cabazitaxel	Weniger neurotoxisch		
Docetaxel	400–600 mg/m2		
Ixabepilone	120 mg/m2	Distaler Schmerz als Akuttoxizität	Ähnlich Taxanen
Bortezomib	1–1,3 mg/m2		Subkutane Infusion reduziert Risiko für PNP
Thalidomid	20 g (Gesamtdosis)		Schwer reversibel, schmerzhafte sensor. PNP
Lenalidomid	Weniger neurotoxisch als Thalidomid		
Brentuximab	Hybridtherapie		Selten CIDP artiges Bild
«Targeted« Therapien	▶ Kap. 21		Andere Mechanismen, andere Zeiträume.
ICI »Immune Checkpoint inhibitors«	▶ Kap 21		

CIDP – chronisch inflammatorisch demyelinisierende Polyneuropathie

Oxaliplatin induzierte Akuttoxizität

Oxaliplatin kann neben der »kumulativen CIPN« auch Akuttoxizität hervorrufen. Diese kann bereits ab der ersten Verabreichung auftreten und äußert sich durch reversible kälteabhängige Missempfindungen, Schmerzen und Krämpfe im Zungen- und Schlundbereich. Pathophysiologisch handelt es sich hier vermutlich um eine Störung der Ionenkanäle. Als präventive Maßnahme wird die Vermeidung von kalten Substanzen empfohlen.

Akuttoxizität wird nur durch wenige Substanzen ausgelöst. Tabelle 22.2 zeigt die verschiedenen zeitlichen Abläufe der CIPN. Die individuelle Suszeptibilität ist unterschiedlich, ein Drittel der Patienten hat wenige oder keine Symptome.

Tab. 22.2: Zeitliche Abläufe von CIPN

Phasen der klassischen CIPN	Häufig – Zyklus- und Dosis-abhängig	Substanzen
Akut	Selten, substanzspezifisch	Oxaliplatin, möglicherweise auch Taxane
Kumulativ	vorwiegend	Fast alle gängigen konventionellen Chemotherapien
»Coasting«	Selten, vorwiegend Platine	
Spät-Effekte	Noch nicht ausreichend dokumentiert	Langzeit-überlebende, »Cancer survivors«
Small-Fiber-Neuropathie	Wenige Daten	Möglicherweise Bortezomib
Immuncheckpoint-Inhibitoren ICI	▶ Kap 21	

Begleitende Faktoren müssen berücksichtigt werden (▶ Tab. 22.3).

Tab. 22.3: Beurteilung begleitender Faktoren einer CIPN

Faktoren	Bedeutung
Vorausgehende Chemotherapie (n)	Unklarer Einfluss (gleichzeitiger) und vorausgehender Chemotherapien
Kombinationen von Chemotherapien	Unklar
Vorbestehende Polyneuropathie	Wahrscheinlich ein Faktor
Einfluss von Diabetes, Alkohol und anderen Neurotoxinen	Unklar
Hereditäre Neuropathie (bes. Charcot-Marie-Tooth)	Vincristin

Als seltene Nebenwirkungen von Chemotherapien zählen Paravasate. Andere Nebenwirkungen können nach intraperitonealer, intrathekaler oder bei der isolierten Perfusion von Gliedmaßen auftreten.

»Coasting«

»Coasting« bedeutet eine Verschlechterung der Symptome über weitere 1–2 Monate nach Beendigung der Therapie.

Spätfolgen

Die Häufigkeit und das Ausmaß der Spätschäden von CIPN sind nicht gänzlich geklärt. Besonders bei jüngeren Patienten finden sich auch Jahre nach Chemotherapie weiterhin Sensibilitätsstörungen und neuropathische Schmerzen (Kerckhove et al. 2017).

22.2.2 Diagnosestellung

Die Diagnose einer CIPN wird vorwiegend klinisch gestellt, wobei der Untersucher Einblick in die vorausgehenden Therapieschemata, die Gesamtdosis (kumulativ) und Zeitverlauf haben muss.

Von Sanchez-Barroso et al. (2019) wurden zusätzlich kardiale Therapien (Betablocker, Kalziumantagonisten, RAAS Inhibitoren), Analgetika und möglicherweise pflanzliche Zusatzsubstanzen (»herbal medicine«) als begünstigende Faktoren für die Entwicklung einer Grad 2 CIPN (CTCAE 2017; Gutierrez-Gutierrez et al. 2010) postuliert. Genetische PNP, wie CMT, stellen ein hohes Risiko für die Entwicklung einer CIPN dar (Sereno et al. 2017).

Substanzen ohne Neurotoxizität

Bei der Beurteilung eines Tumorpatienten bei dem eine CIPN vermutet wird, sind zahlreiche Faktoren (▶ Tab. 22.3) und die verabreichten Substanzen mit der jeweiligen Dosierung zu bewerten. Nicht alle Substanzen von Tumortherapien gehen mit CIPN einher.

Differenzialdiagnostisch sind seltene paraneoplastische PNP (meist zu Beginn des Tumorleidens), selten immunvermittelte PNP oder neoplastische Nerveninfiltrationen (z. B. Neurolymphomatose) zu bedenken.

Spinale Kompression, meningeale Beteiligung oder Kaudakompression sind seltene Komplikationen.

Kasten 22.1: Warnsignale: was spricht gegen eine CIPN?	• Erhaltene, oder lebhafte Reflexe und Pyramidenzeichen • Beginn in den Händen; zuerst Engpasssysndrome ausschließen • Motorische Ausfälle und Schwäche • Asymmetrie der PNP • Blasenstörungen

Zusatzbefunde:
Die wichtigste apparative Zusatzuntersuchung ist die NLG. Bildgebung wie Ultraschall oder MRT spielen lediglich zum Ausschluss anderer Ursachen der PNP oder zusätzlicher Engpasssyndrome eine Rolle.

NLG zeigen vorwiegend eine symmetrische axonale PNP. Distale Latenzen sind verlängert und motorische Amplituden reduziert. Die sensiblen Amplituden sind reduziert oder fehlen.

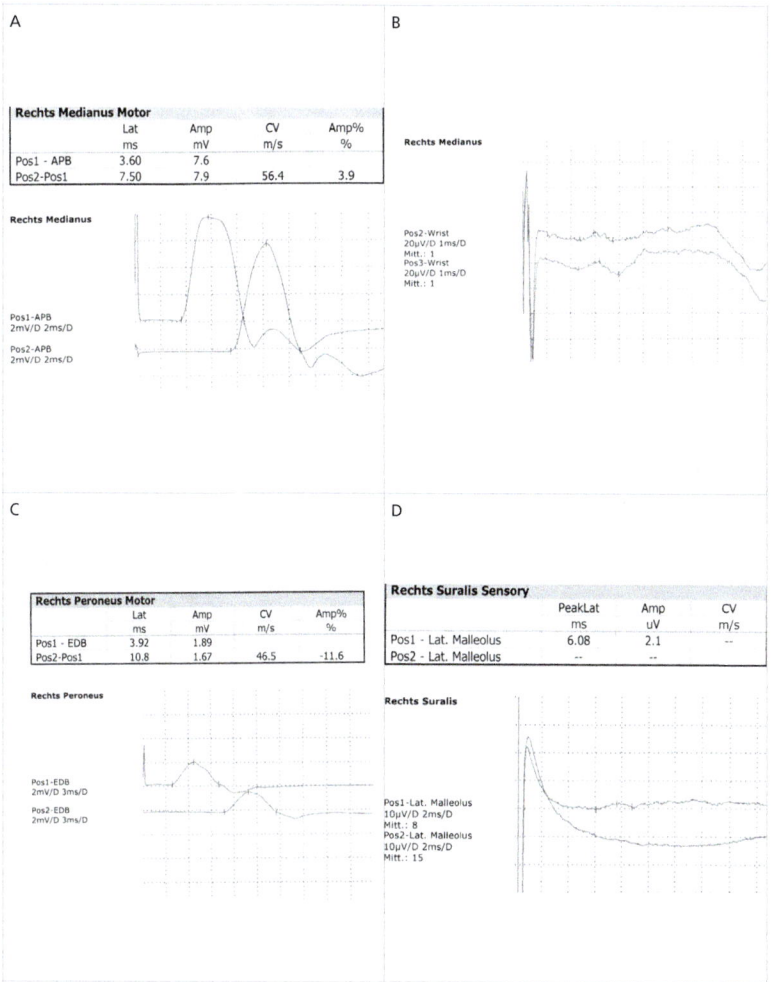

Abb. 22.1:
Typische Befundkonstellation: 70-jährige Patientin erhielt vor drei Jahren acht Zyklen einer Chemotherapie mit Taxanen. Ab dem vierten Zyklus kam es zu Sensibilitätsstörungen an den Füßen, welche weiter bestanden.
Die NLG zeigt unauffällige motorische NLG beim N. medianus (A), das sensible Aktionspotential ist reduziert (B)
Die Amplitude des Nervus (N.) peroneus rechts reduziert (C), das sensible Aktionspotential des N. suralis fehlt (D).

Ein wichtiges Instrument sind Selbstbewertungsskalen, hier können die Patienten Symptome angeben, welche wichtige Informationen für den Untersucher darstellen.

Komplexere Skalen, wie die EORTC-CIPN20 (EORTC QLQ CIPN20), oder der »Total neuropathy Score« (TNS) (Cavaletti et al. 2007) sind zeitaufwändig. Zahlreiche Skalen stehen bei neuropathischem Schmerz zur Verfügung.

22.3 Prophylaxe und Therapie

Da die einzelnen Substanzgruppen an unterschiedlichen Orten des peripheren Nervensystems ansetzen (Salat 2020), ist keine einheitliche Prophylaxe möglich.

Für die Tumortherapie können CIPN ein dosislimitierender Faktor sein.

Bei Missempfindungen und Schmerzen werden Substanzen zur Therapie des neuropathischen Schmerzes verwendet.

Tabelle 22.4 zeigt zahlreiche Möglichkeiten der Interventionen bei CIPN.

> **Merke:**
>
> Symptomatische Therapien sind immer zu überlegen und einzusetzen.

Tab. 22.4: Prävention und Therapie der CIPN

Maßnahmen	Kommentar	Referenzen
Infusionszeit und Applikation	Beispiel Bortezomib; langsame Infusion und subkutane Infusion	Meagan et al. 2013
Thermische Maßnahmen	Kühlung während der Infusion soll CIPN verhindern	Bandla et al. 2020
Physikalische Maßnahmen, Sportmedizin, Bewegung	Zahlreiche Veröffentlichungen	Kleckner et al. 2020
Akupunktur	Zahlreiche Veröffentlichungen	
Medikamentöse Therapie		
Antikonvulsiva	Carbamazepin, Oxcarbamazepin, Gabapentin, Pregabalin	
Antidepressiva	Venlafaxin, Duloxetin, Trizyklika	Kajdasz et al. 2007
Opiate	Neuropathischer Schmerz	
Lokalanästhetika	Lidocain und Mexiletin	
Kombinationen	Topisch: Baclofen, Amitryptilin, Ketamin	Chapparo et al. 2012
Akuttoxizität bei Oxaliplatin	Calcium, Magnesium	Gebremedhn et al. 2018
Muskelkrämpfe	Magnesium, Chininderivate	Siegal und Haim 1990

Tab. 22.4: Prävention und Therapie der CIPN – Fortsetzung

Weitere Massnahmen und zukünftige Überlegungen		
Alternative Therapien	Zahlreiche Substanzen: z. B. Acetyl-L-carnitine, Benfotiamine, Methylcobalamin und topisches Capsaicin (nicht Evidenz basiert)	Brami et al. 2016; Head 2006
Zukünftige Möglichkeiten:	N-Acyetylcystein und Gluthation, Erythropoetin	Kassem und Yassin 2010; Hu et al. 2019
	Calmangafodipir, Menthol, Metformin, Minocyclin, Antioxidantien, Vitamine B, E, Alpha Liponsäure und anderes (in Entwicklung)	Pace et al. 2010; Guo et al. 2014
Anti-inflammatorische Therapie	Therapie von CIPN verursachten Begleitentzündung z. B. durch intravenöse Immunglobuline (experimentell)	Meregalli et al. 2018

22.4 Prognose

Prognostisch zeigt der Großteil der CIPN nach Abschluss der Chemotherapie Rückbildungstendenz. Inwieweit diese vollständig oder nur teilweise erfolgt, ist individuell unterschiedlich.

22.5 Zusammenfassung

CIPN sind medikamentös-induzierte toxische PNP. Obwohl zunehmend neue Therapien, beispielsweise »targeted therapies« oder Immuncheckpoint-Inhibitoren verwendet werden, stellt die klassische Chemotherapie das Rückgrat der Therapie dar. Abhängig von der Substanz und der Dosis kommt es vorwiegend zu sensorischen PNP.

22.6 Empfehlung

CIPN stellen einen therapielimitierenden Faktor dar und treten im Allgemeinen nicht vor dem 4. Chemotherapie-Zyklus auf. Tritt die PNP während der laufenden Chemotherapie auf, empfiehlt es sich mit dem Onkologen Therapiemodifikationen zu besprechen. Eine symptomatische Therapie ist jedenfalls indiziert, eine validierte Prophylaxe gibt es bis dato nicht.

Literatur

Bandla A, Tan S, Kumarakulasinghe NB, Huang Y, Ang S, Magarajah G, Hairom Z, Lim JSJ, Wong A, Chan G, Ngoi N, Ang E, Lee YM, Chan A, Lee SC, Thakor N, Wilder-Smith E, Sundar R (2020) Safety and tolerability of cryocompression as a method of enhanced limb hypothermia to reduce taxane-induced peripheral neuropathy. Support Care Cancer 28(8): 3691–3699.

Brami C, Bao T, Deng G (2016) Natural products and complementary therapies for chemotherapy-induced peripheral neuropathy: A systematic review. Crit Rev Oncol Hematol 98: 325–334.

Cavaletti G, Frigeni B, Lanzani F, Piatti M, Rota S, Briani C, Zara G, Plasmati R, Pastorelli F, Caraceni A, Pace A, Manicone M, Lissoni A, Colombo N, Bianchi G, Zanna C, Italian NETox Group (2007) The Total Neuropathy Score as an assessment tool for grading the course of chemotherapy-induced peripheral neurotoxicity: comparison with the National Cancer Institute-Common Toxicity Scale. J Peripher Nerv Syst 12(3): 210–5. (doi: 10.1111/j.1529-8027.2007.00141).

Chaparro LE, Wiffen PJ, Moore RA, Gilron I (2012) Combination pharmacotherapy for the treatment of neuropathic pain in adults. Cochrane Database Syst Rev (7): CD008943.

CTCAE (2017) (https://ctep.cancer.gov/protocolDevelopment/electronic_applications/docs/CTCAE_v5_Quick_Reference_8.5x11.pdf#search=%22neuropathy%22. Zugriff am 20.10.2021).

EORTC QLQ CIPN20 (https://www.eortc.org/app/uploads/sites/2/2018/08/Specimen-CIPN20-English.pdf, Zugriff am 20.10.2021).

Feldman EL, Russel JW, Löscher W, Grisold W, Meng S (2021) Atlas of Neuromuscular Diseases. A Practical Guideline. 3. Aufl. Vienna, Ann Arbor: Springer.

Gebremedhn EG, Shortland PJ, Mahns DA (2018) The incidence of acute oxaliplatin-induced neuropathy and its impact on treatment in the first cycle: a systematic review. BMC Cancer 18(1): 410.

Guo Y, Jones D, Palmer JL, Forman A, Dakhil SR, Velasco MR, Weiss M, Gilman P, Mills GM, Noga SJ, Eng C, Overman MJ, Fisch MJ (2014) Oral alpha-lipoic acid to prevent chemotherapy-induced peripheral neuropathy: a randomized, double-blind, placebo-controlled trial. Support Care Cancer 22(5): 1223–1231.

Gutierrez-Gutierrez G, Sereno M, Miralles A, Casado-Saenz E, Gutierrez-Rivas E (2010) Chemotherapy-induced peripheral neuropathy: clinical features, diagnosis, prevention and treatment strategies. Clin Transl Oncol 12(2): 81–91.

Head KA (2006) Peripheral Neuropathy: Pathogenic Mechanisms and Alternative Therapies. Alternative Medicine Review 11(4): 294–329.

Hu LY, Mi WL, Wu GC, Wang YQ, Mao-Ying QL (2019) Prevention and Treatment for Chemotherapy-Induced Peripheral Neuropathy: Therapies Based on CIPN Mechanisms. Curr Neuropharmacol 17(2): 184–196.

Kajdasz DK et al. (2007) Duloxetine for the management of diabetic peripheral neuropathic pain: evidence-based findings from post hoc analysis of three multicenter, randomized, double-blind, placebo-controlled, parallel-group studies. Clin Ther 29 Suppl: 2536–46.

Kassem LA, Yassin NA (2010) Role of erythropoeitin in prevention of chemotherapy-induced peripheral neuropathy. Pak J Biol Sci 13(12): 577–87.

Kerckhove N, Collin A, Conde S, Chaleteix C, Pezet D, Balayssac D (2017) Long-Term Effects, Pathophysiological Mechanisms, and Risk Factors of Chemotherapy-Induced Peripheral Neuropathies: A Comprehensive Literature Review. Front Pharmacol 8: 86.

Kleckner IR, Kamen C, Gewandter JS, Mohile NA, Heckler CE, Culakova E, Fung C, Janelsins MC, Asare M, Lin PJ, Reddy PS, Giguere J, Berenberg J, Kesler SR, Mustian KM (2018) Effects of exercise during chemotherapy on chemotherapy-induced peripheral neuropathy: a multicenter, randomized controlled trial. Support Care Cancer 26(4): 1019–1028.

Meagan S. Barbee P, Donald Harvey R, Lonial S, Kaufman JL, Wilson NM, McKibbin T, Hutcherson DA, Surati M, Valla K, Shah KS (2013) Subcutaneous Versus Intravenous Bortezomib: Efficiency Practice Variables and Patient Preferences. Ann Pharmacother 47(9): 1136–42.

Meregalli C, Marjanovic I, Scali C, Monza L, Spinoni N, Galliani C, Brivio R, Chiorazzi A, Ballarini E, Rodriguez-Menendez V, Alda Carozzi V, Alberti P, Fumagalli G, Pozzi E, Canta A, Quartu M, Briani C, Oggioni N, Marmiroli P, Cavaletti G (2018) High-dose intravenous immunoglobulins reduce nerve macrophage infiltration and the severity of bortezomib-induced peripheral neurotoxicity in rats. Journal of Neuroinflammation 15(1): 232.

Pace A et al. (2010) Vitamin E neuroprotection for cisplatin neuropathy: A randomized. Neurology 74: 762–766.

Salat K (2020) Chemotherapy-induced peripheral neuropathy: part 1-current state of knowledge and perspectives for pharmacotherapy. Pharmacol Rep 72(3): 486–507.

Sanchez-Barroso L, Apellaniz-Ruiz M, Gutierrez-Gutierrez G, Santos M, Roldan-Romero JM, Curras M, Remacha L, Calsina B, Calvo I, Sereno M, Merino M, Garcia-Donas J, Castelo B, Guerra E, Leton R, Montero-Conde C, Cascon A, Inglada-Perez L, Robledo M, Rodriguez-Antona C (2019) Concomitant Medications and Risk of Chemotherapy-Induced Peripheral Neuropathy. Oncologist 24(8): e784–e792.

Sereno M, Gutierrez-Gutierrez G, Rubio JM, Apellaniz-Ruiz M, Sanchez-Barroso L, Casado E, Falagan S, Lopez-Gomez M, Merino M, Gomez-Raposo C, Rodriguez-Salas N, Tebar FZ, Rodriguez-Antona C (2017) Genetic polymorphisms of SCN9A are associated with oxaliplatin-induced neuropathy. BMC Cancer 17(1): 63.

Siegal T, Haim N (1990) Cisplatin-induced peripheral neuropathy. Frequent off-therapy deterioration, demyelinating syndromes, and muscle cramps. Cancer 66(6): 1117–1123.

Staff NP, Grisold A, Grisold W et al. (2017) Chemotherapy-induced peripheral neuropathy: A current review. Ann Neurol 81(6): 772–781.

G   Verschiedenes

23 Keine Ursache gefunden – die idiopathische axonale Polyneuropathie

Petra Baum

23.1 Einleitung

Bei ca. 25 % der Polyneuropathien findet sich keine erklärende Ursache. Dieses Krankheitsbild der ätiologisch unklaren Polyneuropathie nimmt von der Häufigkeit mit dem Alter zu (Visser et al. 2015) und wird als »chronische idiopathische axonale Polyneuropathie« (CIAP) bezeichnet (Zis et al. 2019).

Es handelt sich hierbei um eine sowohl sensible als auch motorische, symmetrische und längenabhängige Polyneuropathie mit nur langsamem oder fehlendem Fortschreiten über mindestens sechs Monate mit elektrophysiologisch axonaler Schädigung, bei der trotz ausführlicher Untersuchung keine Ätiologie festgestellt werden kann (Zis et al. 2016). Die Prognose ist gut und die Therapie bleibt auf die symptomatische Behandlung begrenzt.

23.2 Fallbeispiel

> Ein 62-jähriger Patient stellt sich zur Zweitmeinung bei seit vier Jahren bestehender Polyneuropathie vor. Er berichtet über eine Gefühlsstörung in den Füßen, die er vor vier Jahren erstmals bemerkt habe. Er beschreibt dies als »Gefühl, dass die Schuhe zu eng wären und drücken würden«. Die Symptomatik hätte langsam zugenommen und wäre seit ca. 1,5 Jahren permanent da. Aktuelle Beschwerden sind ein Schweregefühl beider Beine sowie ein dauerhaftes Taubheitsgefühl und Brennen in den Fußzehen bds. Bei Dunkelheit bemerke er eine Gangunsicherheit. Beschwerden an den oberen Extremitäten werden verneint. An Vorerkrankungen ist eine Refluxösophagitis bekannt, weswegen er Omeprazol (40 mg/Tag) einnimmt. Weitere Medikamente sind Gabapentin 1 x 300 mg.
>
> Familienanamnese: für neurologische Erkrankungen leer.
> Genussmittel: Alkohol abstinent, früher 2–3 x Woche 1–2 Gläser Wein. Nikotin: verneint

Sozialanamnese: Biochemiker, verheiratet, einen Sohn
Klinischer Befund: distal symmetrisches sensibles Polyneuropathie Syndrom

Im Einzelnen: keine latenten oder manifesten Paresen, Zehen- und Fersenstand bds. gut möglich. MER an den oberen Extremitäten und PSR stgl. lebhaft, ASR bds. abgeschwächt auslösbar, keine Pyramidenbahnzeichen. Stand und Gang sicher, Romberg leicht unsicher, strumpfförmige Hypästhesie (ab Mitte Unterschenkel), längenabhängige Pallhypästhesie (4/8 an Großzehengrundgelenk bds. 5/8 Malleolus medialis bds.) Lagesinn an der großen Zehe für kleinere Änderungen der Gelenkposition gestört.

Elektroneurografie (ENG): Untersucht wurden motorisch der N. tibialis, N. peroneus und der N. ulnaris rechts, sensibel der N. suralis und der N. ulnaris rechts.

Werte der Elektroneurografie: Pathologische Befunde sind fett markiert.

Motorische Neurografie

Nerv	DML (ms)	Amplitude (mV)	NLG (m/s)	F-Wellenlatenz/ Persistenz (ms/%)
N. ulnaris	2,6	9,8	56,1	28,5/100
N. tibialis	4,4	10,8	**38,6**	62/90
N. peroneus	4,8	2,7	41,4	58/60

Sensible Neurografie

Nerv	Amplitude (µV)	NLG (m/s)
N. ulnaris	3,9	55,1
N. suralis	4,2	46,1

Normale motorische Neurografie des N. ulnaris. Beide motorische Nerven an den unteren Extremitäten zeigen leichtgradige Veränderungen: N. tibialis mit leicht verminderter NLG bei normaler Amplitude, N. peroneus mit verminderter Amplitude bei normaler NLG. Die F-Wellenlatenzen und -persistenz ist jeweils normal.

Pathologische sensible Neurografie bei Stimulation des N. suralis rechts und N. ulnaris rechts mit verminderten Amplituden bei normaler NLG.

Elektromyografie (EMG):
Ableitung aus M. tibialis anterior rechts unauffällig ohne Nachweis von pathologischer Spontanaktivität mit normal konfigurierten Muskeleinzelpotenzialen und normaler Rekrutierung bei nahezu dichtem Rekrutierungsmuster bei Aufforderung zur maximaler Willkürinnervation.

Bereits durchgeführte ausführliche Labordiagnostik (Differenzial Blutbild, Leberwerte, Kreatinin, Harnstoff, CRP, Blutzucker, TSH, Borrelienserologie) wurde ergänzt durch Bestimmung von HbA1c, Vitamin B12, B1, B6-Spiegel, Folsäure, Tranferrin, Ferritin, ANA, Immunelektrophorese und Immunfixation im Serum. Alle Parameter waren unauffällig.

Ein Glukosetoleranztest zeigt nach zwei Stunden ebenfalls unauffällige Blutzuckerwerte.

Es wurden die Diagnose einer idiopathisch axonalen Polyneuropathie (CIAP) gestellt und die symptomatische Therapie der vor allem nächtlichen Parästhesien mit Erhöhung der Gabapentindosis auf 300-300-600 mg oder ein Wechsel auf Pregabalin 75 mg zur Nacht mit Erhöhung auf 150 oder 200 mg sowie eine Verlaufskontrolle in einem Jahr empfohlen.

23.3 Diagnose

Die Diagnose einer chronischen idiopathisch axonalen Polyneuropathie (CIAP) ist anhand der klinischen und elektrophysiologischen Untersuchung sowie des Verlaufs zu stellen. Wichtig sind eine Erhebung von Komorbiditäten in der Vorgeschichte sowie eine Familien- und Medikamentenanamnese. Des Weiteren sollte zu Beginn der Beschwerden eine Labordiagnostik entsprechend den Leitlinien der DGN durchgeführt werden, um häufige und behandelbare Ursachen auszuschließen (Heuß 2019).

CIAP ist eine Differenzialdiagnose, keine Ausschlussdiagnose

In der klinischen Präsentation überwiegen in den frühen Stadien meist die sensiblen Symptome, am häufigsten Taubheitsgefühl, aber auch Parästhesien und Schmerzen. Dabei ist Taubheit das am häufigsten beschriebene Symptom (Teunissen et al. 1997; Wolfe et al. 1999). Früher erkrankte Patienten mit CIAP (vor dem 65. Lebensjahr) berichten im Vergleich zu spät erkrankten CIAP-Patienten häufiger über Taubheit, Kribbeln, Schmerzen, Muskelkrämpfe und Steifheit (Teunissen et al. 1997).

Schmerzen sind bei bis zu 10 % der Patienten das einzige auftretende Symptom (Wolfe et al. 1999). Die Prävalenz der Schmerzen variiert je nach Studie und reicht von 31 % (Wolfe et al. 1999) bis 70 % (Erdmann et al. 2010). In einer Studie über Schmerzen bei CIAP wird berichtet, dass unter den CIAP-Patienten mit Schmerzen 43 % neuropathische, 40 % nicht-neuropathische und 17 % gemischte Schmerzen auftraten.

CIAP ist sensomotorisch. In den frühen Stadien überwiegen jedoch die sensorischen Störungen. Es wird geschätzt, dass etwa drei von fünf Patienten mit CIAP zum Zeitpunkt der Diagnose sowohl sensorische als auch motorische Symptome haben, wobei zwei nur sensible Symptome aufweisen (Notermans et al. 1994; Teunissen et al. 1997). Patienten mit anfänglich sensibler Neuropathie können im Verlauf eine motorische Beteiligung entwickeln (Notermans et al. 1994).

> **Merke:**
>
> Die CIAP ist längenabhängig, symmetrisch und sensomotorisch, in frühen Stadien überwiegen jedoch die sensiblen Störungen.

Elektrophysiologisch zeigen sich Hinweise auf ein axonales Schädigungsmuster mit neurografisch meist gemischter Beteiligung von sensiblen und motorischen Nerven, seltener auch ausschließlich Veränderungen sensibler Nerven (Lindh et al. 2005).

In der motorischen und sensiblen Neurografie sind die Amplituden der motorischen und sensiblen Reizantwortpotenziale vermindert bei normaler oder nur leicht verminderten Nervenleitgeschwindigkeiten. Demyelinisierungszeichen gehören nicht zur CIAP. Im EMG finden sich zu Beginn oft keine Auffälligkeiten, im weiteren Verlauf können jedoch auch pathologische Spontanaktivität (Fibrillation und positive scharfe Wellen), ein Ausfall oder auch Umbau motorischer Einheiten zu finden sein.

Es fanden sich im EMG des N. tibialis anterior häufiger chronisch neurogene Veränderungen zum Teil auch mit Denervierung als normale Befunde (Lindh et al. 2005). Die Denervierung war im Vergleich zur hereditären axonalen Neuropathie jedoch deutlich geringer ausgeprägt (Teunissen et al. 1997).

> **Merke:**
>
> Bei der CIAP zeigt sich elektrophysiologisch ein axonales Schädigungsmuster.

Axonale Polyneuropathien können durch genetische Defekte, Diabetes und andere Endokrinopathien, Thiamin-, Vitamin B12- und andere Mangelzustände, Glutenempfindlichkeit, Leberversagen, Nierenversagen, Krebserkrankung, Toxinexposition und viele verschriebene Medikamente verursacht werden. Daher ist die sorgfältige Abklärung entscheidend für das Auffinden potenziell behandelbarer Ursachen.

23.4 Therapie

Bei fehlenden kausalen Therapiemöglichkeiten beschränkt sich die Behandlung der CIAP auf eine symptomatische Therapie von neuropathischen Schmerzen und Gangstörung. Mittel der ersten Wahl zur Behandlung von neuropathischen Schmerzen sind Antikonvulsiva wie Gabapentin und Pregabalin sowie tri- und tetrazyklische Antidepressiva und der selektive Serotonin-/Noradrenalin-Wiederaufnahme-Hemmer Duloxetin. Zur Behandlung der Gangstörung ist eine physiotherapeutische Behandlung mit Gangtraining hilfreich. Die CIAP ist in der Regel nur mild, daher ist eine Hilfsmittelversorgung meist nicht erforderlich.

23.5 Prognose

Die CIAP hat eine günstige Prognose. Im Verlauf zeigten Patienten mit CIAP eine langsamere Progression im Vergleich zu Patienten mit diabetischer Neuropathie oder anderen metabolischen Neuropathien (Notermans et al. 1994; Sachedina and Toth 2013).

23.6 Diskussion

Die CIAP tritt in der Regel im sechsten Lebensjahrzehnt auf und ist bei Männern stärker verbreitet (Verhältnis Männer : Frauen 3 : 2) (Vrancken et al. 2002; Lindh et al. 2005).

Der prozentuale Anteil der idiopathischen Polyneuropathien war mit den Jahren rückläufig (Singer et al. 2012). Ursachen dafür sind, dass zunehmend mehr Ursachen erblich oder erworben erkannt werden, einerseits durch bessere Nachsorge, andererseits durch bessere Diagnostik insbesondere in der Humangenetik.

Die langfristige Nachbeobachtung von CIAP-Patienten (Notermans et al. 1994) oder eine sorgfältige retrospektive Durchsicht der Befunde (Rajabally und Shah 2011) haben gezeigt, dass in mehr als 50 % der Fälle eine Ursache erkannt werden kann.

Axonale Polyneuropathien können verschiedene Ursachen haben. Daher ist die sorgfältige Abklärung entscheidend für das Auffinden potenziell behandelbarer Ursachen.

Es wird vermutet, dass ein Teil der Patienten mit CIAP einen gestörten Glucosestoffwechsel haben, insbesondere mit größerer Häufigkeit bei Patienten mit neuropathischen Schmerzen (Novella et al. 2001). Es fanden sich bereits bei lediglich gestörter Glucosetoleranz Hinweise auf eine Schädigung von dünnen Nervenfasern als Hinweis auf eine frühe Schädigung auch bei niedrigen Blutglucosespiegeln (Rajabally 2011).

Der orale Glucosetoleranztest sollte daher Teil der diagnostischen Routineuntersuchung bei Patienten mit CIAP sein.

> **Merke:**
>
> Der orale Glucosetoleranztest sollte Teil der diagnostischen Routineuntersuchung bei Patienten mit CIAP sein.

Auch Hypertriglyceridämie und Hypercholesterinämie scheinen ebenfalls unabhängige Risikofaktor für eine CIAP zu sein (Hughes et al. 2004; Smith et al. 2008).

Bei Adipositas allein besteht der Verdacht auf ein höheres Risiko für die Entwicklung einer Polyneuropathie (Miscio et al. 2005). Dabei zeigte sich eine Korrelation zwischen elektrophysiologisch nachgewiesener subklinischer Schädigung der peripheren Nerven und Hyperinsulinämie/Insulinsensitivität als metabolische Störungen.

Das Störungsmuster einer längenabhängigen autonomen Neuropathie allein durch einen erhöhten BMI bedingt wurde ebenfalls beschrieben (Baum et al. 2013). Nach einer einjährigen Intervention mit Gewichtsreduktion und Verbesserung des metabolischen Profils bei adipösen Kindern und Jugendlichen zeigten sich eine Stabilisierung oder auch Verbesserung vorbestehende Funktionsstörungen des autonomen Nervensystems (Blüher et al. 2015). Gewichtsreduktion und regelmäßige körperliche Bewegung könnten somit eine Empfehlung zur Behandlung darstellen.

Die Monoklonale Gammopathie unklarer Signifikanz (MGUS) ist eine asymptomatische Störung der Plasmazellen, die bei mehr als 4 % der Erwachsenen über 50 Jahren auftritt. MGUS kann auch bei CIAP vorhanden sein, ist aber als Zufallsbefund zu werten, es besteht kein ätiologischer Zusammenhang (Zis et al. 2016).

> **Merke:**
>
> Findet sich bei einer CIAP eine MGUS besteht im Gegensatz zu demyelinisierenden Polyneuropathien regelmäßig kein ätiologischer Zusammenhang.

Die Diagnose einer CIAP wird klinischen und elektrophysiologisch sowie unter Berücksichtigung des Verlaufs gestellt. Bei eindeutiger Befundlage bringt eine invasive Diagnostik mittels Nervenbiopsie des N. suralis keine zusätzlichen Informationen. In einer konsekutiven Serie von 50 Fällen mit Biopsie des N. suralis wurde bei 35 Fällen die bereits vorher gestellte Diagnose bestätigt, bei acht Biopsien brachte die Biopsie keinen zusätzlichen Beitrag zur Diagnose und in sechs dieser Fälle bestätigte sich das Vorliegen einer idiopathischen axonalen Neuropathie (Gabriel et al. 2000). Die gleiche Studie konnte jedoch auch zeigen, dass 1/3 der Patienten nach der Nervenbiopsie anhaltende Schmerzen an der Biopsie-Stelle beklagen (Gabriel et al. 2000). Eine invasive Diagnostik wird bei V. a. CIAP daher nicht empfohlen.

Bei fehlenden kausalen Therapiemöglichkeiten erfolgt eine symptomatische Behandlung von sensiblen Reizerscheinung, Schmerzen und Gangstörung. Die Prognose ist gut. Eine Überdiagnostik und Übertherapie sollte vermieden werden, langfristige Verlaufskontrollen sind meist ausreichend.

23.7 Zusammenfassung

- CIAP ist eine überwiegend sensible (gering auch motorische) symmetrische und längenabhängige Polyneuropathie.
- Die Häufigkeit nimmt mit dem Alter zu.
- Der Verlauf ist oft langsam oder ohne Progredienz.
- Elektrophysiologisch zeigt sich eine primär axonale Schädigung.
- Trotz ausführlicher Diagnostik findet sich keine Ursache.
- Die Prognose ist gut, daher sollte eine Überdiagnostik und Übertherapie vermieden werden.
- Langfristige Verlaufskontrollen sind meist ausreichend.
- Die Therapie bleibt auf die symptomatische Behandlung von Symptomen (wie sensiblen Reizerscheinungen, Schmerzen und Gangstörung) begrenzt.

Literatur

Baum P, Petroff D, Classen J, Kiess W, Blüher S (2013) Dysfunction of autonomic nervous system in childhood obesity: a cross-sectional study. PloS One 8(1): e54546.

Blüher S, Petroff D, Keller A, Wagner A, Classen J, Baum P (2015) Effect of a 1-Year Obesity Intervention (KLAKS Program) on Preexisting Autonomic Nervous Dysfunction in Childhood Obesity. J Child Neurol 30(9): 1174–1181.

Erdmann PG, van Genderen FR, Teunissen LL, Notermans NC, Lindeman E, van Wijck AJM, van Meeteren NLU (2010) Pain in patients with chronic idiopathic axonal polyneuropathy. Eur Neurol 64(1): 58–64.

Gabriel CM, Howard R, Kinsella N, Lucas S, McColl I, Saldanha G, Hall SM, Hughes RA (2000) Prospective study of the usefulness of sural nerve biopsy. J Neurol Neurosurg Psychiatry 69(4): 442–446.

Heuß D (2019) Diagnostik bei Polyneuropathien, S1-Leitlinie. In: Deutsche Gesellschaft für Neurologie (Hrsg.) Leitlinien für Diagnostik und Therapie in der Neurologie. (www.dgn.org/leitlinien, Zugriff am 13.02.2021).

Hughes R a. C, Umapathi T, Gray IA, Gregson NA, Noori M, Pannala AS, Proteggente A, Swan AV (2004) A controlled investigation of the cause of chronic idiopathic axonal polyneuropathy. Brain J Neurol 127(Pt 8): 1723–1730.

Lindh J, Tondel M, Osterberg A, Vrethem M (2005) Cryptogenic polyneuropathy: clinical and neurophysiological findings. J Peripher Nerv Syst JPNS 10(1): 31–37.

Miscio G, Guastamacchia G, Brunani A, Priano L, Baudo S, Mauro A (2005) Obesity and peripheral neuropathy risk: a dangerous liaison. J Peripher Nerv Syst JPNS 10(4): 354–358.

Notermans NC, Wokke JH, van der Graaf Y, Franssen H, van Dijk GW, Jennekens FG (1994) Chronic idiopathic axonal polyneuropathy: a five year follow up. J Neurol Neurosurg Psychiatry 57(12): 1525–1527.

Novella SP, Inzucchi SE, Goldstein JM (2001) The frequency of undiagnosed diabetes and impaired glucose tolerance in patients with idiopathic sensory neuropathy. Muscle Nerve 24(9): 1229–1231.

Rajabally YA (2011) Neuropathy and impaired glucose tolerance: an updated review of the evidence. Acta Neurol Scand 124(1): 1–8.

Rajabally YA, Shah RS (2011) Dyslipidaemia in chronic acquired distal axonal polyneuropathy. J Neurol 258(8): 1431–1436.

Sachedina S, Toth C (2013) Progression in idiopathic, diabetic, paraproteinemic, alcoholic, and B12 deficiency neuropathy. J Peripher Nerv Syst JPNS 18(3): 247–255.

Singer MA, Vernino SA, Wolfe GI (2012) Idiopathic neuropathy: new paradigms, new promise. J Peripher Nerv Syst JPNS 17 Suppl 2: 43–49.

Smith AG, Rose K, Singleton JR (2008) Idiopathic neuropathy patients are at high risk for metabolic syndrome. J Neurol Sci 273(1–2): 25–28.

Teunissen LL, Notermans NC, Franssen H, van der Graaf Y, Oey PL, Linssen WH, van Engelen BG, Ippel PF, van Dijk GW, Gabreëls-Festen AA, Wokke JH (1997) Differences between hereditary motor and sensory neuropathy type 2 and chronic idiopathic axonal neuropathy. A clinical and electrophysiological study. Brain J Neurol 120: 955–962.

Visser NA, Notermans NC, Linssen RSN, van den Berg LH, Vrancken AFJE (2015) Incidence of polyneuropathy in Utrecht, the Netherlands. Neurology 84: 259–264.

Vrancken AFJE, Franssen H, Wokke JHJ, Teunissen LL, Notermans NC (2002) Chronic idiopathic axonal polyneuropathy and successful aging of the peripheral nervous system in elderly people. Arch Neurol 59: 533–540.

Wolfe GI, Baker NS, Amato AA, Jackson CE, Nations SP, Saperstein DS, Cha CH, Katz JS, Bryan WW, Barohn RJ (1999) Chronic cryptogenic sensory polyneuropathy: clinical and laboratory characteristics. Arch Neurol 56: 540–547.

Zis P, Sarrigiannis PG, Rao DG, Hewamaddduma C, Hadjivassiliou M (2019) Chronic idiopathic axonal polyneuropathy: Prevalence of pain and impact on quality of life. Brain Behav 9: e01171.

Zis P, Sarrigiannis PG, Rao DG, Hewamaddduma C, Hadjivassiliou M (2016) Chronic idiopathic axonal polyneuropathy: a systematic review. J Neurol 263: 1903–1910.

24 Small-Fiber-Neuropathie

Jan Bürmann

24.1 Einleitung

Small-Fiber-Neuropathien (SFN) sind ätiologisch heterogene Erkrankungen der dünn myelinisierten A-Delta-Fasern und der nicht myelinisierten C-Fasern des peripheren Nervensystems. Typische klinische Symptome sind neuropathische Schmerzen und autonome Funktionsstörungen. Die Diagnosestellung gestaltet sich oft schwierig, da die Neurografie bei der Small-Fiber-Neuropathie normal ist. Daher wird eine SFN auch oft als funktionell bedingt fehlgedeutet.

24.2 Fallbeispiel

Eine 23-jährige Patientin wurde mit V. a. multiple Sklerose eingewiesen bei zunehmenden Schmerzen und Gefühlsstörungen an Händen und Füßen. Es waren zuvor bereits zwei unauffällige Lumbalpunktionen sowie mehrere unauffällige MRTs erfolgt.

Anamnestisch bestanden seit fünf Jahren zunehmende brennende, kribbelnde Missempfindungen an Händen und Füßen sowie orthostatische Synkopen. Klinisch zeigte sich bei normaler Kraft und mittellebhaftem Reflexstatus eine symmetrische Hypalgesie und Thermhypästhesie an den Fingerspitzen und Füßen. Vibrationsempfinden und Lagesinn waren erhalten. Neurografie sowie Medianus- und Tibialis-SEP ergaben unauffällige Befunde.

Bei Verdacht auf eine Small-Fiber-Neuropathie (SFN) erfolgte eine quantitative sensorische Testung (QST). Hierbei zeigten sich palmar und plantar pathologische Schwellenwerte für die Wahrnehmung von Wärme und Kälte. Daraufhin erfolgte eine Hautbiopsie *am lateralen Unterschenkel*, diese ergab einen nahezu vollständigen Verlust der Hautinnervation und bestätigte die Diagnose einer SFN. Die Diagnosestellung erleichterte die Patientin sichtlich, da ihre Beschwerden bisher oft als psychosomatisch fehlgedeutet wurden.

Da sich trotz ausführlicher Diagnostik keine Hinweise auf eine metabolische oder immunvermittelte Ursache der SFN der Patientin fanden, erfolgte eine genetische Abklärung. Die Diagnostik auf M. Fabry, eine TTR-Amyloidose sowie auf Mutationen der Gene SCN9A, SCN10A und SCN11A ergab unauffällige Befunde. Somit ist die Ursache der SFN bei der beschriebenen Patientin bis heute unklar.

Die Schmerztherapie der Patientin gestaltete sich nicht einfach, da Amitriptylin, Pregabalin und Gabapentin nicht vertragen wurden und topisches Lidocain unwirksam war. Unter einer kombinierten Behandlung mit Carbamazepin, Tramadol (später Oxycodon) und nach vorheriger Genehmigung auch Cannabis konnte eine mäßige Schmerzbesserung erzielt werden. Im Verlauf von fünf Jahren blieb der klinische Befund stabil.

24.3 Diagnose

Schmerzen als Leitsymptom einer SFN

Leitsymptom der Small-Fiber-Neuropathien (SFN) sind bei mindestens 90 % der Patienten neuropathische Schmerzen. Diese sind überwiegend an Füßen und Fingerspitzen lokalisiert (distal-symmetrische, längenabhängige Form), manchmal auch fokal oder multifokal (nicht längenabhängige Form). Die Schmerzen werden typischerweise als schmerzhaft brennend, kribbelnd oder elektrisierend beschrieben, oft auch als Hitze- oder Spannungsgefühl (Dohrn et al. 2019). Eine Allodynie, Hyperpathie sowie eine attackenförmige Schmerzverstärkung sind ebenfalls typisch.

Daneben können auch Minussymptome wie ein abgeschwächtes Temperatur- und Berührungsempfinden auftreten. Häufig bei der SFN sind auch autonome Symptome wie Störungen der Orthostase, von Miktion, Erektion und Defäkation, der gastrointestinalen Motilität sowie der Schweißsekretion.

Zusatzdiagnostik bei V. a. eine SFN

Gegen eine reine SFN sprechen Hinweise auf eine Beteiligung schnell leitender Fasern wie Reflexverlust, Störung des Vibrationsempfindens oder Paresen.

> **Merke:**
>
> Der Begriff Small-Fiber-Neuropathie sollte nur für Patienten mit normaler Neurografie verwendet werden (Saperstein 2020).

Elektrophysiologische Methoden zum Nachweis der SFN sind leider in ihrer Aussagekraft und/oder Verfügbarkeit limitiert. Bei der sehr mitarbeitsabhängigen quantitativen sensorischen Testung (QST) wird an Hand- und Fußflächen die Schwelle des Kälte- und Wärmeempfindens bestimmt. Weitere Verfahren sind der quantitative sudomotorische Axonreflextest (QSART) sowie durch Laser oder Kontakthitze evozierte Potenziale (Übersicht: Sommer und Üceyler 2018). Vielversprechend erscheint die korneale konfokale Mikroskopie (CCM) zum nichtinvasiven Nachweis einer Rarifizierung des subbasalen Nervenplexus der Kornea (Bucher et al. 2015).

Das derzeit valideste Verfahren zum Nachweis einer SFN ist die Hautbiopsie. Hiermit kann eine verminderte Dichte der intraepidermalen Hautnervenfasern (IENFD) nachgewiesen werden (▶ Abb. 24.1, ▶ Abb. 24.2). Wichtig ist eine standardisierte Probenentnahme an Hautarealen, für die etablierte IENFD-Normwerte vorliegen (Lauria et al. 2010). Eine kombinierte Biopsie an lateralem Unterschenkel und proximalem Oberschenkel ist hilfreich zur Unterscheidung zwischen einer längenabhängigen und einer nicht längenabhängigen SFN. Zudem liefert die Hautbiopsie in manchen Fällen Hinweise auf entzündliche Schwellungen der Hautnerven oder auf eine Amyloidose. Während die Probenentnahme unkompliziert ambulant durchführbar ist, sollte sichergestellt sein, dass die anschließende Auswertung in einem spezialisierten Labor erfolgt.

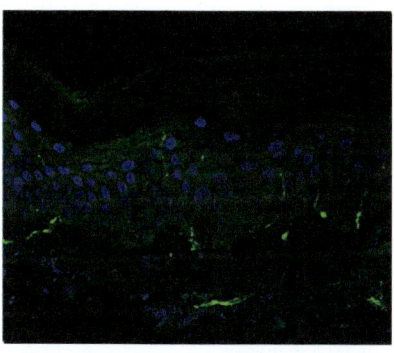

Abb. 24.1:
Hautbiopsie bei einer gesunden Kontrollperson (PGP5.9-Färbung) Sowohl epidermal als auch subepidermal sind zahlreiche Axone (grün) erkennbar. Blau: Zellkerne (DAPI-Färbung).

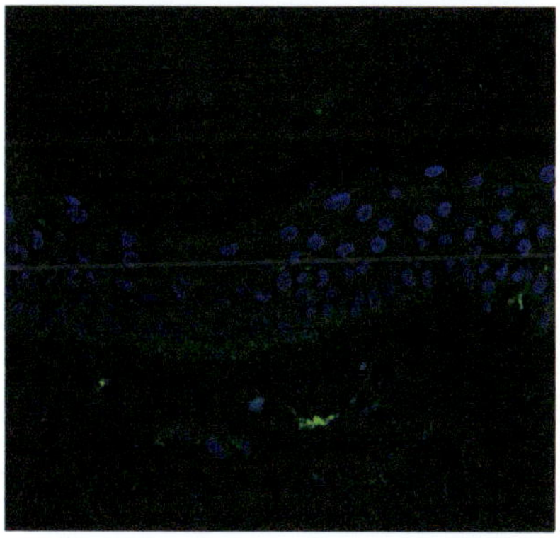

Abb. 24.2:
Hautbiopsie bei einer Small-Fiber-Neuropathie
Epidermal ist nur ein Axon erkennbar, auch subepidermal Reduktion der Nervenfaserdichte
(Abbildungen © Dr. Istvan Katona, Neuropathologie, Uniklinik Aachen, mit freundlicher Genehmigung)

Ist die Diagnose einer SFN gesichert, sollte eine Ursachenabklärung erfolgen (▶ Tab. 24.1). Bei längenabhängiger SFN kommen vor allem metabo-

Ursachenabklärung

lisch-toxische Ursachen in Betracht, in erster Linie ein Diabetes mellitus. Zudem sollte an genetische Ursachen gedacht werden. Stunden bis Tage anhaltende Schmerzkrisen treten gehäuft bei SFN bei M. Fabry auf. Eine Erythromelalgie (durch Hitze ausgelöste, sehr schmerzhafte Rötung und Schwellung der Extremitäten) ist mit einer SCN9A-Mutation assoziiert (Dohrn et al. 2019). Zunehmend wird auch eine Small-Fiber-Pathologie bei neurodegenerativen Erkrankungen wie ALS, M. Parkinson und atypischen Parkinson-Syndromen nachgewiesen (Ghasemi und Rajabally 2020).

Tab. 24.1: Wichtige Ursachen einer Small-Fiber-Neuropathie (SFN)

Metabolisch (längenabhängige SFN)	Immunvermittelt (nicht längenabhängige SFN)
Diabetes mellitus	Sjögren-Syndrom
pathologische Glukosetoleranz	andere Kollagenosen und Vaskulitiden (z. B. SLE)
behandlungsinduzierte diabetische SFN	HIV, Hepatitis C
Vitamin B12-Mangel	paraneoplastisch
Hypothyreose	Zöliakie
Urämie	Sarkoidose
medikamentös induziert (längenabhängige SFN)	akut immunvermittelt (GBS-artig)
Chemotherapie	Monoklonale Gammopathie/ AL-Amyloidose
antiretrovirale Therapeutika	genetisch bedingt (längenabhängige SFN)
weitere Medikamente (Terkelsen et al. 2017)	Natriumkanalerkrankungen (SCN9A, 10A, 11A)
Toxinexposition (längenabhängige SFN)	M. Fabry
Alkohol	TTR-Amyloidose
Lösungsmittel	Ehlers-Danlos-Syndrom
Vitamin B6-Intoxikation	HSAN Typ 1
SFN bei neurodegenerativen Erkrankungen	
Morbus Parkinson	
atypische Parkinson-Syndrome (MSA, PSP)	
Amyotrophe Lateralsklerose	

Eine nicht längenabhängiger SFN sollten hingegen eine Abklärung auf Autoimmunerkrankungen und eine Tumorsuche erfolgen. Auch akute, GBS-artige Fälle einer SFN wurde beschrieben, mit neuropathischen Schmerzen, zytoalbuminärer Dissoziation im Liquor und pathologischer Hautbiopsie. Diese Fälle sprechen oft auf eine Immuntherapie an (Yuki et al. 2018).

> **Merke:**
>
> Auch bei ausführlicher Abklärung bleiben ca. 50 % der Small-Fiber-Neuropathien ätiologisch ungeklärt.

24.4 Therapie

Bei metabolischen Ursachen der SFN (z. B. Diabetes mellitus, Urämie) steht eine internistische Behandlung der Grunderkrankung im Vordergrund. Bei Vitaminmangel sollte eine Substitution erfolgen, bei Toxinen wenn möglich eine Beendigung der Toxinexposition. Bei immunvermittelten oder paraneoplastischen SFN ist ebenfalls die Behandlung der zugrundeliegenden Erkrankung wichtig (Übersicht: Farhad 2019). Bei akutem, GBS-artigem Auftreten einer SFN kann ein Off-Label-Behandlungsversuch mit Immunglobulinen erwogen werden (Yuki et al. 2018). Beim M. Fabry und der Transthyretin-Amyloidose stehen inzwischen wirksame Behandlungsmethoden zur Verfügung (▶ Kap. 18 und ▶ Kap. 19).

Bei allen SFN-Patienten sollte eine Schmerztherapie nach den Leitlinien zur Behandlung neuropathischer Schmerzen erfolgen (▶ Kap. 30). Wichtig ist, bei den Patienten keine zu hohen Erwartungen zu wecken, eine Schmerzbesserung um 30–50 % ist ein realistisches Ziel. In therapierefraktären Fällen kann ein Therapieversuch mit Cannabis erwogen werden. Die Evidenz für die Wirkung von Cannabis auf neuropathische Schmerzen ist allerdings gering, sodass ein Einsatz nicht generell empfohlen werden kann (Häuser et al. 2018). Kürzlich konnte ein positiver Effekt von Lacosamid zur Schmerztherapie bei einigen SFN-Patienten nachgewiesen werden (de Greef et al. 2019). Der Einsatz von Lacosamid und Cannabis ist Off label und muss vorab mit den Kostenträgern geklärt werden.

Weiterhin sollten autonome Symptome wie orthostatische Intoleranz, Dysurie, Erektionsstörungen oder gastrointestinale Störungen symptomatisch behandelt werden.

24.5 Prognose

Die Prognose der Small-Fiber-Neuropathie ist in den meisten Fällen gutartig. In Follow-Up-Studien entwickelte die Mehrzahl der Patienten keine Beteiligung schnell leitender Fasern (Flossdorf et al. 2018). Fast alle SFN-Patienten blieben innerhalb von zehn Jahren geh- und arbeitsfähig (MacDonald et al. 2019). Allerdings sind sehr viele Patienten durch die neuropathischen Schmerzen und autonomen Funktionsstörungen in ihrer Lebensqualität beeinträchtigt.

24.6 Diskussion

Small-Fiber-Neuropathien sollten bei allen Erkrankungen mit ungeklärten neuropathischen Schmerzen und autonomen Funktionsstörungen (z. B. Miktionsstörungen) in Betracht gezogen werden. Oft werden die Beschwerden der Patienten infolge der unauffälligen Neurografie als psychogen fehlinterpretiert.

Sehr häufig wird eine SFN auch bei Patienten mit der Diagnose einer Fibromyalgie nachgewiesen. In mehreren Studien zeigte sich bei 30–50 % dieser Patienten eine relevante Small-Fiber-Neuropathie in Hautbiopsien (Oaklander et al. 2013). Ob es sich in diesen Fällen um eine fehlerhaft als Fibromyalgie diagnostizierte SFN handelt oder ob eine Fibromyalgie eine Small-Fiber-Pathologie auslösen kann, wird kontrovers diskutiert (Saperstein 2020).

Bei der Hautbiopsie sind die Entnahme an definierten Hautstellen (Lauria et al. 2010) und die fachgerechte Untersuchung in einer spezialisierten Pathologie wichtig. Die kombinierte proximale und distale Hautbiopsie ist bei nicht längenabhängiger SFN sinnvoll.

Wichtig ist, behandelbare Ursachen einer SFN nicht zu übersehen, bei längenabhängiger SFN v. a. eine diabetische Stoffwechsellage und einen Vit. B12-Mangel. Bei nicht längenabhängigen SFN-Fällen sollten ein M. Sjögren, eine Zöliakie, eine HIV-Erkrankung sowie eine Tumorerkrankung ausgeschlossen werden. Bei jungen SFN-Patienten sollte an einen M. Fabry gedacht werden, bei rasch verlaufenden Fällen, besonders mit autonomer Beteiligung, an eine TTR- oder AL-Amyloidose. Weiterhin ist eine gute schmerztherapeutische Behandlung der Patienten wichtig.

24.7 Zusammenfassung

- Leitsymptome der Small-Fiber-Neuropathie (SFN) sind neuropathische Schmerzen und autonome Funktionsstörungen.
- Die diagnostische Sicherung sollte mittels Hautbiopsie erfolgen.
- Häufigste Ursache ist ein Diabetes mellitus, 50 % der SFN-Fälle sind idiopathisch.
- Nicht längenabhängige Formen sprechen für eine immunvermittelte oder paraneoplastische Genese und sind oft kausal behandelbar.
- Bei idiopathischen SFN-Fällen steht die Schmerztherapie im Vordergrund.

Literatur

Bucher F, Schneider C, Blau T et al. (2015) Small-fiber neuropathy is associated with corneal nerve and dendritic cell alterations: an in vivo confocal microscopy study. Cornea 34: 1114–19.

de Greef BTA, Hoeijmakers JGJ, Geerts M et al. (2019) Lacosamide in patients with Nav1.7 mutations-related small fibre neuropathy: a randomized controlled trial. Brain 142(2): 263–275.

Dohrn MF, Lampert A, Üçeyler N et al. (2019) Neuropathische Schmerzsyndrome bei Ionenkanalerkrankungen. Internist (Berl) 60(1): 90–97.

Flossdorf P, Haupt WF, Brunn A et al. (2018) Long-Time Course of Idiopathic Small Fiber Neuropathy. Eur Neurol 79(3-4): 161–165.

Farhad K (2019) Current Diagnosis and Treatment of Painful Small Fiber Neuropathy. Curr Neurol Neurosci Rep 19(12): 103.

Ghasemi M, Rajabally YA (2020) Small fiber neuropathy in unexpected clinical settings: a review. Muscle Nerve 62(2): 167–175.

Häuser W, Finn DP, Kalso E et al. (2018) European Pain Federation (EFIC) position paper on appropriate use of cannabis-based medicines and medical cannabis for chronic pain management. Eur J Pain 22(9): 1547–1564.

Lauria G, Bakkers M, Schmitz C et al. (2010) Intraepidermal nerve fiber density at the distal leg: a worldwide normative reference study. J Peripher Nerv System 15: 202–207.

MacDonald S, Sharma TL, Li J et al. (2019) Longitudinal follow-up of biopsy-proven small fiber neuropathy. Muscle Nerve 60(4): 376–381.

Oaklander AL, Herzog ZD, Downs HM et al. (2013) Objective evidence that small-fiber polyneuropathy underlies some illnesses currently labeled as fibromyalgia. Pain 154: 2310–2316.

Saperstein DS (2020) Small Fiber Neuropathy. Neurol Clin 38(3): 607–618.

Sommer C, Üçeyler N (2018) Small-Fiber-Neuropathien. Fortschr Neurol Psychiatr 86(8): 509–518.

Terkelsen AJ, Karlsson P, Lauria G et al. (2017) The diagnostic challenge of small fibre neuropathy: clinical presentations, evaluations, and causes. Lancet Neurol 16(11): 934–944.

Yuki N, Chan AC, Wong AHY et al. (2018) Acute painful autoimmune neuropathy: A variant of Guillain-Barre syndrome. Muscle Nerve 57(2): 320–324.

25 Der Intensivpatient mit Polyneuropathie

Helmar C. Lehman und Wolfgang Grisold

25.1 Einleitung

Der Aufenthalt auf einer Intensivstation kann eine Polyneuropathie auslösen oder verstärken, andersherum kann auch eine Polyneuropathie eine Intensivpflichtigkeit bedingen. Diese wechselseitigen Beziehungen sind klinisch äußert relevant. Allerdings sind die diagnostischen und therapeutischen Möglichkeiten gänzlich andere als beispielsweise bei ambulanten Patienten, ein Umstand, der ebenfalls im Management dieser Patienten berücksichtigt werden muss. Häufige klinische Fragestellungen sind beispielsweise,

- die Frage nach einer zugrunde liegenden Polyneuropathie bei verzögertem Weaning, oder
- die Differenzialdiagnose Guillain-Barré-Syndrom versus Critical-Illness-Neuropathie oder einer anderen neuromuskulären Erkrankung.

25.2 Fallbeispiel

Ein 74-jähriger Patient wird aufgrund einer schweren Pneumonie mit progredienter Dyspnoe auf der Intensivstation aufgenommen und muss bald intubiert und mechanisch beatmet werden. Bei pneumogener Sepsis und weiterhin bestehender respiratorischer Globalinsuffizienz erfolgt am Tag 14 die Tracheotomie. CT-morphologisch zeigen sich ausgeprägte bipulmonale Infiltrate, bei Nachweis von Pseudomonas erfolgt eine empirische antibiotische Therapie unter anderem mit Gentamicin. Bei ausgeprägtem Reflux ist zwischenzeitlich ein Kostaufbau über die Magensonde nicht möglich, es erfolgt für mehrere Tage eine parenterale Ernährung. Nach insgesamt 28 Tagen auf der Intensivstation wird bei rückläufigen Infektionsparametern begonnen, den Patienten vom Respirator zu entwöhnen. Dies gestaltet sich schwierig, da der Patient keine ausreichende Spontanatmung zeigt. Pflegekräfte und Physiotherapeuten melden zurück, dass der Patient auch eine nur unzureichende Bewegung der Extremitäten zeigt.

Es erfolgt eine Konsilaranfrage mit der Frage, ob es neurologische Gründe für das erschwerte Weaning und die Extremitätenschwäche gibt. Die Serum-CK ist mit 200 U/l leicht erhöht. Die Reflexe an den Beinen sind erloschen, soweit beurteilbar scheint auch eine Pallanästhesie der unteren Extremitäten vorzuliegen. Es bestehen distale Paresen. Es erfolgt eine Lumbalpunktion, die unauffällig ist, insbesondere zeigt sich keine Eiweißerhöhung. Es wird eine Elektrophysiologische Untersuchung durchgeführt, die folgendes Ergebnis zeigt:

Nerv	DML	Amplitude	NLG	F-Wellen-latenz
	ms	mV	m/s	ms
N. ulnaris rechts	2,2	7,6	46	29
N. tibialis rechts	2,8	**3,4**	**39**	53
N. peroneus rechts	2,2	**1,2**	**34**	51

Tab. 25.1: Elektroneurografie (fett = pathologische Befunde) Motorische Neurografie

Nerv	Amplitude	NLG
	µV	m/s
N. ulnaris rechts	7	46
N. suralis rechts	**keine Reizantwort**	
N. suralis links	**3**	**39**

Sensible Neurografie

Muskel	Pathol. Spontan-aktivität	PME Dauer	Amplitude	Form	Interferenzbild
M. tibialis anterior	++	Keine Willkürpotenziale			
M. gastrocnemius	+	Keine Willkürpotenziale			

Tab. 25.2: Elektromyografie (fett = pathologische Befunde)

Es wird eine Critical-Illness-Polyneuropathie diagnostiziert.

25.3 Diagnose

Eine Critical-Illness-Polyneuropathie (CIP) wird gemeinsam mit der Critical-Illness-Myopathie (CIM) unter dem Begriff ICU-*acquired weakness* (ICUAW, oder auch Critical-Illness -Polyneuropathie-Myopathie (CIPM)) zusammengefasst. Zwar ist es theoretisch möglich, beide Unterformen anhand klinischer und elektrophysiologischer Kriterien zu unterscheiden (▶ Tab. 25.3), allerdings sind Überlappungen häufig, zudem wird von einer gemeinsamen Pathogenese ausgegangen.

ICUAW = CIP + CIM

Tab. 25.3: Konzept der ICU-acquired weakness (ICUAW) nach (De Jonghe et al. 2002; Bednarík et al. 2005). SNAP – sensibles Nervenaktionspotenzial, MSAP – Muskelsummenaktionspotential, EMG – Elektromyogramm

	ICU-acquired weakness (ICUAW)	
	Critical-Illness-Polyneuropathie (CIP)	Critical-Illness-Myopathie (CIM)
Symptomatik	Muskelschwäche Verzögertes »Weaning« Muskelatrophie erst im Verlauf	Muskelschwäche Verzögertes »Weaning« CK erhöht
Elektrophysiologie	Axonale sensomotorische Neuropathie, $\dfrac{\text{Amplitude Nerv}}{\text{Amplitude Muskel}}$ bei direkter Muskelstimulation < 0,5	SNAP erhalten, MSAP reduziert EMG: Myopathisch alterierte Potenziale $\dfrac{\text{Amplitude Nerv}}{\text{Amplitude Muskel}}$ bei direkter Muskelstimulation > 0,5
Biopsie (in der Regel nicht notwendig)	Axonale Degeneration motorischer und sensibler Nervenfasern	Myopathie in Muskelbiopsie

Direkte Muskelstimulation

Bei der direkten Muskelstimulation werden die Amplituden verglichen, die bei Stimulation des Nervs (Amplitude$_{Nerv}$) und bei direkter Stimulation des Muskels (Amplitude$_{Muskel}$) mittels Oberflächen- oder Nadelelektroden abgeleitet werden (Z'Graggen und Tankisi 2020). Bei einer CIP ist die Amplitude$_{Nerv}$ reduziert, während Amplitude$_{Muskel}$ normal ist. Bei einer CIM sind Amplitude$_{Nerv}$ und Amplitude$_{Muskel}$ reduziert oder nicht ableitbar.

Nach Rich ist der Quotient

$$\dfrac{\text{Amplitude Nerv}}{\text{Amplitude Muskel}}$$

in der Regel 1, bei einem Wert < 0,5 weist er auf eine Neuropathie und bei > 0,5 auf eine Myopathie hin (Rich et al. 1997). Der Test hat einen begrenzten Wert, wenn sowohl CIP als auch CIM vorhanden sind.

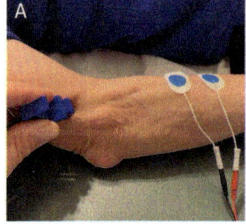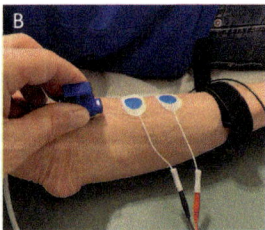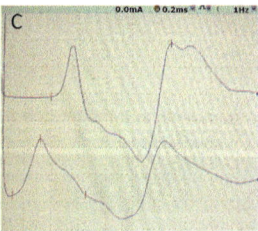

Abb. 25.1: Direkte Muskelstimulation bei einem gesunden Probanden. A) Stimulation des N. radialis und B) des M. extensor dig. brevis. C) zeigt oben die Amplitude des Nerven und unten des Muskels. (Aufnahme und Copyright Dr. Wolfgang Grisold)

Im obigen Fall wird die Diagnose einer Critical-Illness Polyneuropathie gestellt. Diese Diagnose basiert auf der Symptomatik bestehend aus Muskelschwäche und verzögertem Weaning sowie der Elektrophysiologie einer axonalen sensomotorischen Neuropathie. Zwar ist auch die CK mäßig erhöht und das EMG größtenteils nicht beurteilbar, sodass eine zusätzliche CIM nicht auszuschließen ist, allerdings sprechen die reduzierten SNAP hier eher über eine (zumindest überwiegende) Polyneuropathie als Ursache.

Relevante Differenzialdiagnosen sind vor allem erworbene Erkrankungen einer subakut oder akuten progredienten zur Intensivpflichtigkeit führenden neuromuskulären Schwäche (unter Umständen mit Ateminsuffizienz) sind in Tabelle 25.4 dargestellt.

Differenzialdiagnosen einer ICUAW

> Gerade bei Verdacht auf eine CIPNM ist eine sorgfältige Anamnese wichtig, um möglicherweise erworbene neuromuskuläre Erkrankungen, die zu einer Ateminsuffizienz geführt haben, nicht zu übersehen. Die Diagnose sollte kritisch hinterfragt werden, wenn:
>
> - proximale Paresen klinisch im Vordergrund stehen
> - der ITS-Aufenthalt sehr kurz ist
> - ausgeprägte Muskelatrophien bestehen

Tab. 25.4: Differenzialdiagnosen einer ICUAW

Erkrankung	Charakteristische Befunde
Immunvermittelte Neuropathien: GBS, CIDP, Vaskulitis	Subakuter Beginn, Eiweißerhöhung im Liquor, Demyelinisierung in der Neurografie
Exazerbation einer amyotrophen Lateralsklerose (ALS)	Ausgeprägte Muskelatrophien, Faszikulationen, leichte CK Erhöhung, keine sensiblen Defizite
Infektiöse Neuropathien (selten) Diphterische Neuropathie West-Nil-Virus-Virusinfektion	Diphtherie: Schwere Tonsillo-Pharyngitis, dann biphasisch zunächst I. Bulbärsymptome, dann II. nach 6–9 Wochen Tetraparese (langsamer als bei GBS & Botulismus), West-Nil Fieber: Häufiger in mittlerer Osten, Indien, Südostasien, Südost-Europa, Übertragung durch Stechmücken, Fieber, makulopapulöses Exanthem, Meningoenzephaloradikulitis mit schlaffen Lähmungen.
Akute alkoholische Polyneuropathie bei Thiaminmangel	Subakute Paresen, sensible Symptomatik, gegebenenfalls Hirnnervenausfälle
Myasthenia gravis	Rasch progrediente, teilweise fluktuierende Tetraparese, faziale Schwäche, Schwäche der Nackenmuskulatur, bulbäre Symptome, Doppelbilder, Ptose

Tab. 25.4: Differenzialdiagnosen einer ICUAW – Fortsetzung

Erkrankung	Charakteristische Befunde
Lambert-Eaton-Myasthenes Syndrom	Proximale beinbetonte Schwäche, Tumoranamnese
Botulismus	Die fünf Ds: (engl. »diplopia, dysphagia, dysarthria, dysphonia, descending paresis«)
Rhabdomyolyse	Paresen, Myalgien, CK-Erhöhung

Von den oben genannten Erkrankungen sind die meisten eher selten. Aus eigener Erfahrung sind vor allem ein GBS, eine ALS und eine Myasthenie als besonders relevant zu erachten. Nicht selten wird die Erstdiagnose einer ALS erst im Rahmen einer intensivpflichtigen respiratorischen Insuffizienz gestellt.

Elektrophysiologie: bei der Evaluation eines möglicherweise beatmeten, sedierten Patienten auf der Intensivstation könne grundsätzlich die meisten elektrophysiologische Untersuchungen durchgeführt werden, allerdings bestehen einige Einschränkungen: Häufig sind die Stationen nicht elektrisch abgeschirmt wie EMG-Labore, was die Artefaktanfälligkeit erhöht. Ein EMG kann vollständig nur bei einem kooperativen Patienten durchgeführt werden, allerdings ist eine Beurteilung ob pathologische Spontanaktivität vorhanden ist, auch bei sedierten Patienten möglich.

Untersuchungsgang bei V. a. ICUAW

Ein möglicher Untersuchungsgang bei Patienten mit V. a. ICUAW könnte folgendermaßen aussehen:

- *Untersuchungszeitpunkt:* Innerhalb der ersten Woche (ca. Tag 8) ist eine ausreichende Aussagekraft der motorischen Neurografie bzgl. ICUAW gegeben, abnorme sensibel NLG finden sich eher in der zweiten Woche (Hermans et al. 2015)
- *Neurografie:* N. peronaeus, N. suralis, N. ulnaris. Insbesondere die Amplitude des MSAP hat eine hohe Sensitivität für ICUAW (Latronico et al. 2007). Wenn diese abnorm ist, besteht ein doppelt so hohes Mortalitätsrisiko. Eine Reduktion des SNAP nach zwei Wochen hat eine sehr hohe Sensitivität für eine CIP.
- *Sensibel evozierte Potenziale*
- *EMG:* M. tibialis anterior, M. gastrocnemius (ggfs. modifizieren, bzw. auf andere Muskelgruppen ausdehnen)

Eine normale Neurografie des N. tibialis am Tag 8 schließt eine ICUAW mit hoher Wahrscheinlichkeit aus.

In Studien wurde auch Neurografien des N. phrenicus mit Nadel- oder Oberflächen-Ableitungen oder EMG-Ableitungen des Diaphragmas durchgeführt (Zifko et al. 1998). Beide Untersuchungsmethoden sind jedoch artefaktanfällig und durch eine hohe Variabilität gekennzeichnet sodass sie nicht routinemäßig durchgeführt werden.

25.4 Therapie

Für die ICUAW existiert keine spezifische Behandlung, Ernährungsumstellungen, Hormontherapie, Immunglobuline (IVIG) oder Corticosteroide haben keinen Einfluss auf die Inzidenz und den Schweregrad einer CIPM (Hermans et al. 2014a). Einziger therapeutischer Ansatzpunkt war eine intensivierte Insulintherapie, die zwei größeren Studien bei chirurgischen und internistischen Patienten auf einer Intensivstation das Risiko einer CIP senkte. Da diese Maßnahme allerdings insgesamt die Mortalität bei erwachsenen Intensivpatienten erhöht, wird eine intensivierte Insulintherapie auf der Intensivstation nicht mehr empfohlen (Qaseem et al. 2011).

Trotz fehlender kausaler Behandlungsmöglichkeiten gibt es Faktoren, die möglicherweise einen Einfluss auf das Risiko einer CIPM haben und modifizierbar sind. Daher werden die folgenden Empfehlungen ausgesprochen:

- Vermeiden einer Hyperglykämie
- Vermeiden parenteraler Ernährung
- Vermeiden vasoaktiver Substanzen (β-Agonisten) (Wolfe et al. 2018)
- Vermeiden von Aminoglykosid-Antibiotika (Wieske et al. 2015)
- Frühzeitige Mobilisierung und Rehabilitation

Nicht empfohlen (Vanhorebeek et al. 2020) aufgrund mangelnder oder negativer Evidenz aus Studien wird der Einsatz von

- Oxandrolon
- Propanolol
- IVIG
- Elektrostimulation

25.5 Prognose

ICUAW ist mit einem verlängerten Krankenhausaufenthalt, höheren Kosten und einer erhöhten Mortalität nach einem Jahr assoziiert (Hermans et al. 2014b).

Rolle der Elektrophysiologie: Die Neurografie hat einen prognostischen Wert. So ist eine abnorm reduzierte Amplitude des MSAP motorischer Nerven mit einer zweifach erhöhten Mortalität nach einem Jahr vergesellschaftet (Hermans et al. 2014b).

Die Langzeitprognose ist variabel. Grundsätzlich ist von einer deutlichen Befundbesserung bei rund zwei Drittel der Patienten in einem Zeitraum von Monaten bis zu einem Jahr auszugehen. Bei Patienten mit schwerer Polyneuropathie ist dieser Anteil geringer. Kleinere Studien legen nahe, dass eine CIM eine deutlich bessere Prognose hat als eine CIP (Koch et al. 2011).

25.6 Diskussion

Obiges Fallbeispiel zeigt eine typische klinische Konstellation eines Patienten mit Polyneuropathie auf der Intensivstation. In dem Fallbeispiel sind gleich mehrere Risikofaktoren präsent, die die Wahrscheinlichkeit, an einer ICUAW zu erkranken, deutlich erhöhen. Hierzu gehören (nach Hermans and Van den Berghe 2015):

- Sepsis
- Einsatz von Aminoglykosiden
- Parenterale Ernährung
- Hyperglykämie
- Immobilität

Um den verschiedenen Differenzialdiagnosen, aber auch den erschwerten diagnostischen Möglichkeiten Rechnung zu tragen, kann bei der Diagnose folgender Algorithmus angewandt werden (▶ Abb. 25.2):

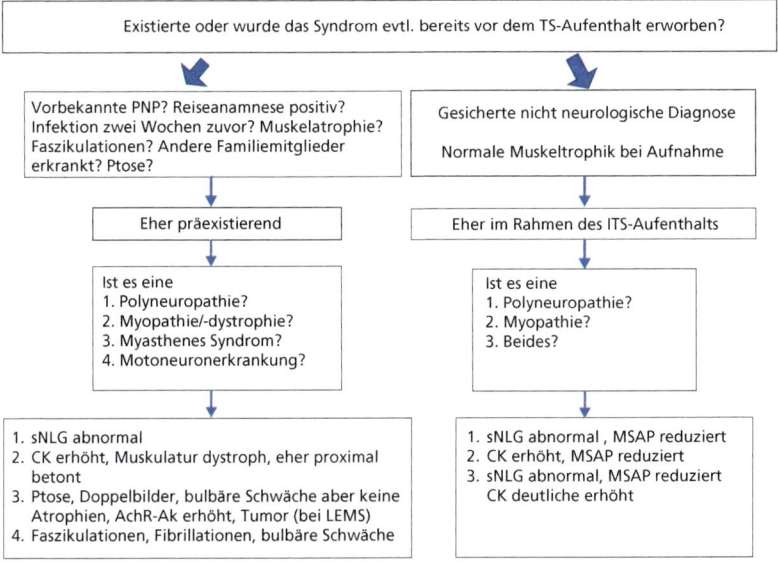

Abb. 25.2: Algorithmus zur diagnostischen Abklärung einer ICUAW

25.7 Zusammenfassung

- Critical-Illness-Polyneuropathie (CIP) wird gemeinsam mit der Critical-Illness-Myopathie (CIM) unter dem Begriff ICU-*acquired weakness* (oder auch Critical-Illness -Polyneuropathie-Myopathie (CIPM)) zusammengefasst.
- Eine sorgfältige Anamnese ist wichtig, um möglicherweise erworbene neuromuskuläre Erkrankungen, die zu einer Ateminsuffizienz geführt haben, nicht zu übersehen.
- Die relevantesten Diagnosen einer ICUAW sind präexistierende neuromuskläre Erkrankungen wie z. B. GBS, ALS oder eine Myasthenie.
- Modifizierbare Risikofaktoren für eine ICUAW sind Hyperglykämie, parenterale Ernährung, vasoaktive Substanzen, Aminoglykosid-Antibiotika und Immobilität

Literatur

Bednarík J, Vondracek P, Dusek L, Moravcova E, Cundrle I (2005) Risk factors for critical illness polyneuromyopathy. J Neurol 252: 343–351.

De Jonghe B, Sharshar T, Lefaucheur J-P, Authier F-J, Durand-Zaleski I, Boussarsar M, Cerf C, Renaud E, Mesrati F, Carlet J, Raphaël J-C, Outin H, Bastuji-Garin S, Groupe de Réflexion et d'Etude des Neuromyopathies en Réanimation (2002) Paresis acquired in the intensive care unit: a prospective multicenter study. JAMA 288: 2859–2867.

Hermans G, De Jonghe B, Bruyninckx F, Van den Berghe G (2014a) Interventions for preventing critical illness polyneuropathy and critical illness myopathy. Cochrane Database Syst Rev (1): CD006832.

Hermans G, Van Mechelen H, Clerckx B, Vanhullebusch T, Mesotten D, Wilmer A, Casaer MP, Meersseman P, Debaveye Y, Van Cromphaut S, Wouters PJ, Gosselink R, Van den Berghe G (2014b) Acute outcomes and 1-year mortality of intensive care unit-acquired weakness. A cohort study and propensity-matched analysis. Am J Respir Crit Care Med 190: 410–420.

Hermans G, Van den Berghe G (2015) Clinical review: intensive care unit acquired weakness. Crit Care 19: 274.

Hermans G, Van Mechelen H, Bruyninckx F, Vanhullebusch T, Clerckx B, Meersseman P, Debaveye Y, Casaer MP, Wilmer A, Wouters PJ, Vanhorebeek I, Gosselink R, Van den Berghe G (2015) Predictive value for weakness and 1-year mortality of screening electrophysiology tests in the ICU. Intensive Care Med 41: 2138–2148.

Koch S, Spuler S, Deja M, Bierbrauer J, Dimroth A, Behse F, Spies CD, Wernecke K-D, Weber-Carstens S (2011) Critical illness myopathy is frequent: accompanying neuropathy protracts ICU discharge. J Neurol Neurosurg Psychiatry 82 (3): 287–293.

Latronico N, Bertolini G, Guarneri B, Botteri M, Peli E, Andreoletti S, Bera P, Luciani D, Nardella A, Vittorielli E, Simini B, Candiani A (2007) Simplified electrophysiological evaluation of peripheral nerves in critically ill patients: the Italian multi-centre CRIMYNE study. Crit Care 11: R11.

Qaseem A, Humphrey LL, Chou R, Snow V, Shekelle P, Clinical Guidelines Committee of the American College of Physicians (2011) Use of intensive insulin therapy for the management of glycemic control in hospitalized patients: a clinical practice guideline from the American College of Physicians. Ann Intern Med 154: 260–267.

Rich MM, Bird SJ, Raps EC, McCluskey LF, Teener JW (1997) Direct muscle stimulation in acute quadriplegic myopathy. Muscle Nerve 20: 665–673.

Vanhorebeek I, Latronico N, Van den Berghe G (2020) ICU-acquired weakness. Intensive Care Med 46: 637–653.

Wieske L, van Hest RM, Witteveen E, Verhamme C, Schultz MJ, van Schaik IN, Horn J (2015) Is gentamicin affecting the neuromuscular system of critically ill patients? Intensive Care Med 41(4): 727–728.

Wolfe KS, Patel BK, MacKenzie EL, Giovanni SP, Pohlman AS, Churpek MM, Hall JB, Kress JP (2018) Impact of Vasoactive Medications on ICU-Acquired Weakness in Mechanically Ventilated Patients. Chest 154: 781–787.

Z'Graggen WJ, Tankisi H (2020) Critical Illness Myopathy. J Clin Neurophysiol 37: 200–204

Zifko UA, Zipko HT, Bolton CF (1998) Clinical and electrophysiological findings in critical illness polyneuropathy. J Neurol Sci 159: 186–193.

26 Patient mit HIV-Infektion und Polyneuropathie

Clara Lehmann

26.1 Einleitung

Eine Polyneuropathie gehört zu den häufigsten neurologischen Komplikationen einer HIV (Humanes Immundefizienz Virus)-Infektion. Der medizinische Fortschritt und die verbesserte antiretrovirale Therapie (ART) hat die HIV-Infektion in eine überschaubare, lebenslange Erkrankung verwandelt. In Deutschland leben 2019 etwa 90.000, in Österreich etwa 8.000–9.000 Menschen mit HIV. Etwa 30 % der Menschen mit HIV wird im Laufe ihres Lebens eine Form einer Neuropathie entwickeln (Kaku und Simpson 2018; Prior et al. 2018).

Eine HIV-Neuropathie kann sich auf vielfältige Weise manifestieren: HIV kann periphere sensible, motorische und autonome Nerven oder auch Hirnnerven betreffen. Die primär HIV-assoziierten Neuropathie ist im Gegensatz zu der medikamentös-toxisch bedingten Neuropathie seltener geworden. Letztere ist auf eine Gruppe von HIV-Medikamenten zurückzuführen und wird auch antiretrovirale toxische Neuropathie bezeichnet. HIV kann auch nur einen Nerv befallen (HIV-Mononeuropathie) oder auch eine entzündliche Neuropathie verursachen.

Primäre HIV Neuropathie vs. antiretroviral-toxische

Bei der HIV-Polyneuropathie beklagen Patienten häufig Par-, Hyp- und Dysästhesien in Händen und Füßen. Oft können auch nichtschmerzhafte Reize, wie z. B. Berührungen, Schmerzen auslösen (Allodynie). Darüber hinaus kann es in späteren Stadien der Erkrankung zu Paresen kommen.

26.2 Fallbeispiele

Fallbeispiel 1

Ein 49-jähriger Mann entwickelte Taubheit und Parästhesien in den Füßen. Die allgemeine körperliche Untersuchung war unauffällig, er verneinte Gewichtsverlust oder trockene Augen oder Mund; der Alkoholkonsum betrug etwa 40 g Alkohol/Tag (etwa 0,5 l Wein). Die Familienanamnese war hinsichtlich neurologischer Störungen leer.

Anamnese: Bei dem Patienten wurde 1985 eine HIV-Infektion festgestellt. Entsprechend der damaligen internationalen Therapieempfehlungen wurde erst 1998 bei einer niedrigen CD4-Zellzahl von 190/µl und einer hohen HIV-RNA (600.000 Kopien/ml) eine ART mit den nukleosidischen Reverse Transkriptase Inhibitoren (NRTI) Stavudin und Lamivudin sowie dem Protease-Inhibitor (PI-Inhibitor) Indinavir eingeleitet. Aufgrund einer Unverträglichkeit wurde die ART im Juni 1999 auf Combivir® (NRTI) und Efavirenz (nicht nukleosidische Reverse Transkriptase Inhibitor-NNRTI) umgestellt. Schließlich wurde im weiteren Verlauf (2017) zur Therapievereinfachung die ART auf Symtuza®umgestellt. Bei Symtuza® handelt es sich um ein Kombinationspräparat mit den einzelnen Bestandteilen Darunavir (PI), Cobicistat (PI), Emtricitabin und Tenofoviralafenamid (beide NRTI). Unter diesem Regime waren die Surrogatparameter sehr gut: die CD4 T-Zellzahl betrug 440/µl und die HIV-Viruslast war nicht nachweisbar (HIV-RNA< 40 Kopien/ml). Der Patient entwickelte im Verlauf eine leichte sensible Polyneuropathie. Die Untersuchung im November 2019 zeigte Hypästhesien, erloschene Muskeleigenreflexe und eine leichte Gangunsicherheit.

Laborchemische Untersuchungen: HIV-Surrogatparameter: CD4 T-Zellen: 680/µl (normal = 270–1.350) HIV-RNA < 20 Kopien/ml. Im Normalbereich sind Differenzialblutbild, Erythrozytensedimentationsrate (ESR), Harnstoff, Elektrolyte sowie Blutglukose, Folsäure und Vitamin B12, Die Syphilis-Serologie, Hepatitis B surface Antigen und Hepatitis C Antikörper, ANCA, ANA, rheumatisches Latex und Autoantikörper-Screening waren negativ.

Fallbeispiel 2

Ein 29-jähriger Brasilianer klagte über ein vermindertes Lageempfinden in den Füßen und Knöcheln sowie Dysästhesien bis zu den Knien. Die weitere klinische Untersuchung zeigte keine wegweisenden Befunde.

Anamnese: Im Rahmen einer Vorsorgeuntersuchung wurde 2017 eine HIV-Infektion festgestellt. Er entschied sich jedoch, die ART zu diesem Zeitpunkt nicht zu beginnen. Drei Jahre nach der Diagnose traten rötlich-braune Flecken auf dem Nasenrücken, in der Mundschleimhaut, auf dem Dekolleté und auf den Beinen auf. Zu diesem Zeitpunkt waren die Surrogatparameter wie folgt: CD4 T-Zellen 50/µl und HIV-RNA 450.000 Kopien/ml. Klinisch wurde der Verdacht auf ein Kaposi-Sarkom geäußert, der mittels einer Biopsie bestätigt wurde. Bei deutlicher Immunsupression (CD4 T-Zellen < 200/µl) und einer opportunistischen Erkrankung, die als AIDS definierend gilt (Kaposi-Sarkom), wurde zügig eine ART mit Tenofovir (TDF), Lamivudine (3TC) und Dolutegravir (DTG) eingeleitet. In der Regel führt beim AIDS-assoziierten Kaposi-Sarkom die Einleitung der ART bei vorher nicht antiretroviral behandelten Patienten zum Progressionsstillstand bzw. zur vollständigen Remission des Kaposi-Sarkoms. Dabei spielt die Medikamentenkombination für das Ansprechen des Kaposi-Sarkoms keine Rolle.

Erfreulicherweise zeigte sich hinsichtlich der HIV-Infektion innerhalb von sechs Monaten ein sehr gutes therapeutisches Ansprechen (HIV-RNA < 20 Kopien/ml, CD4 T-Zellen 200/µl). Trotz des guten virologischen Ansprechens zeigte sich jedoch keine Besserung des Kaposi-Sarkoms. Daher wurde eine systemische Chemotherapie mit pegyliertem, liposomalem Doxorubicin (Caelyx®) in einer Dosis von 20 mg pro m² Körperoberfläche im Abstand von zwei Wochen eingeleitet. Nach acht Zyklen zeigte sich eine vollständige klinischen Remission. Nach Beendigung der Chemotherapie beklagt der Patient Dysästhesien der Füße bis zu den Knien.

Die Elektroneurografie und ein EMG zeigten Hinweise auf eine gemischte sensible und motorische demyelinisierende Neuropathie, was nicht der typische Befund bei einer HIV-bedingten sensiblen Neuropathie oder einer Neuropathie aufgrund einer antiretroviralen Therapie ist.

Laborchemische Untersuchungen: Blutbild, Erythrozytensedimentationsrate (ESR), Folsäure, Vitamin B12, Harnstoff, Elektrolyte sowie Blutglukose lagen im Normbereich. HIV-Surrogatparameter: CD4 T-Zellen: 220/µl (normal = 270–1.350) HIV-RNA < 20 Kop/ml. Ein Autoantikörper-Screening war negativ, ebenso die Serologie für Hepatitis B, und Hepatitis C und Syphilis.

> **Merke:**
>
> Sowohl die primäre HIV-Neuropathie als auch die antiretroviral-toxische Polyneuropathie sind in der Regel axonale, zunächst sensible Polyneuropathien.

26.3 Diagnose

Die Diagnose einer HIV-assoziierten Neuropathie basiert auf der Anamnese, genauen Medikamentenanamnese (▶ Tab. 26.1), der klinischen Untersuchung und unterstützenden Laboruntersuchungen. Dazu gehören Elektroneurografie und EMG, ggfs. (bei V. a. Small-Fiber-Neuropathie) auch eine Hautbiopsie zur Beurteilung der kutanen Nerveninnervation und bei atypischen Befunden eine Nervenbiopsie zur histopathologischen Beurteilung.

Tab. 26.1: Medikamentenanamnese

Medikamente in der Anamnese, ART, potenziell neurotoxisch		
Medikament	Handelsname	Bemerkung
Stavudin	Zerit®	Vertrieb eingestellt, heute nicht mehr eingesetzt
Didanosin	Videx®	
Indinavir	Crixivan®	
Auswahl aktueller Medikamente ART, unproblematisch (nicht neurotoxisch)		
Medikament	Handelsname	Bemerkung
Emtricitabin/Tenofovirdisoproxil	Truvada®	Fixdosis, Kombinationspräparat
Emtricitabin/Tenofoviralafenamid	Descovy®	
Epivir/Abacavir/Dolutegravir	Triumeq®	
Bictegravir, Emtricitabin/Tenofoviralafenamid	Biktarvy®	
Darunavir, Cobicistat, Emtricitabin und Tenofoviralafenamid	Symtuza®	
Epivir/Tenofovirdisoproxil/Doravirin	Delstrigo®	
Neurotoxische Medikamente, die häufiger bei AIDS-definierenden Erkrankungen eingesetzt werden		
Medikament	Indikation	
Vincaalkaloide	Zytostatikatherapie im Rahmen von Neoplasien	
Doxorubicin	Kaposi-Sarkom	
Dapson	Pneumocystis Jerovecii Pneumonie	
Pentamidin	Pneumocystis Jerovecii Pneumonie	
Isoniazid	Tuberkulose	
Linezolid	Tuberkulose	

> **Cave:**
>
> Die heutzutage bei der ART zum Einsatz kommenden modernen Medikamentenkombinationen sind in der Regel nicht mehr neurotoxisch.

Bei einer HIV-Erkrankung und Polyneuropathie sind die üblichen Differenzialdiagnosen zu berücksichtigen: Patienten mit einer HIV-Infektion haben jedoch häufiger einen unkontrollierten Diabetes Mellitus, Mangel an Vitamin B12 und Folsäure, Syphilis, unbehandelte Hepatitis, Schilddrüsen- und Nierenerkrankungen. Daher muss bei Vorliegen einer HIV-Infektion und einer Polyneuropathie gezielt nach diesen Erkrankungen gesucht werden, um die potenzielle Ursache der Polyneuropathie zu identifizieren.

26.4 Therapie

Die Behandlung des HIV assoziierten Polyneuropathie umfasst folgende Grundsätze:

1. Die primäre HIV-Polyneuropathie erfordert eine gute Kontrolle der HIV-Infektion
2. Eine antiretrovirale toxische Neuropathie kann das Absetzen des schädigenden Medikaments erfordern. Insbesondere ältere Medikamentenkombinationen sind neurotoxisch.
3. Die Therapie neuropathischer Schmerzen folgt den Grundsätzen der nichtspezifischen neuropathischen Schmerztherapie (▶ Kap. 30). Allerdings ist die Evidenzlage bei der HIV-assoziierten Neuropathie deutlich schlechter: Negative randomisierte Studien liegen u. a. für Amitriptylin (100 mg/Tag), topisches Capsaicin 0,075 %, Gabapentin (2.400 mg/Tag), Mexilitin (600 mg/Tag), Pregabalin (1.200 mg/Tag), und Lamotrigin (600 mg/Tag) vor (Phillips et al. 2010). Eine positive Studie liegt hingegen für 8 % Capsaicin als Pflaster bei lokal begrenzten Schmerzarealen vor (Kaku und Simpson 2018).

Interaktion von ART mit Schmerzmedikamenten: Mögliche Interaktionen können in einer Datenbank der University of Liverpool unter der Website https://www.hiv-druginteractions.org/checker überprüft werden.

26.5 Prognose

Die Polyneuropathie bei HIV ist in der Regel dauerhaft vorhanden. Einer südafrikanischen Studie zufolge haben 16 % behandlungsnaiver Patienten bei Beginn bereits eine Polyneuropathie (Centner et al. 2018). Die Prävalenz neuropathische Schmerzen nimmt mit der Initiierung von ART älteren Studien zufolge ab (Koeppe et al. 2012; Centner et al. 2018), wohingegen der Analgetikagebrauch (auch Opiode) zunimmt. Diese Beobachtung wird hingegen von Studien mit längerem Beobachtungszeitpunkt nicht gestützt (Ellis et al. 2020). Protektive Faktoren scheinen Lifestylefaktoren und ein niedriger BMI zu sein.

26.6 Diskussion

Es gibt verschiedene Ursachen für Polyneuropathien bei Menschen, die mit HIV leben. Das Risiko für eine Neuropathie steigt bei hoher Viruslast, niedrigen CD4 T-Zellen < 200/µl und bei einem Alter über 50 Jahre. Dabei geht man davon aus, dass das Virus selbst bzw. die Immunreaktionen vor Ort eine Entzündung, die die Nerven schädigen können, auslösen. Leider persistieren häufig die neuropathischen Symptome trotz Erholung des Immunsystems und suffizienter virologischer Kontrolle.

Die ersten Medikamente, die in 1990er gegen HIV eingesetzt wurden, haben häufig eine Neuropathie verursacht. Dies gilt insbesondere für eine Gruppe von Medikamenten, die als NRTIs (Nukleosid-Reverse-Transkriptase-Hemmer) bekannt sind: d4T, oder Stavudin (Zerit®) und ddI oder Didanosin (Videx®). Ebenso gilt der Protease-Inhibitor Indinavir (Crixivan®) als äußerst neurotoxisch. Die Anwendung dieser alten HIV-Medikamente wird daher heute so weit wie möglich vermieden. Die heutigen HIV-Medikamentenkombinationen führen in der Regel nicht zu einer Polyneuropathie. Daher ist die Polyneuropathie bei den neuen Medikamentenkombinationen kaum noch relevant. Entscheidend für die Beurteilung einer potenziell medikamentös-toxischen Polyneuropathie ist daher die genaue Medikamentenanamnese.

Bei dem ersten Fall handelt es sich daher am ehesten um eine medikamentöse-toxische PNP (Stavudin+Indinavir), die sich über die Jahre kumulativ entwickelt hat. Bei der initial eingesetzten Medikamentenkombination Stavudin, Lamivudin und Indinavir handelt es sich um Kombination der ART, die lange nicht mehr eingesetzt wird, da hier viele Unverträglichkeiten und insbesondere medikamentös-toxische Polyneuropathien auftraten. Hinzu kommt ein regelhafter moderater Alkoholkonsum. Die HIV-Infektion ist unter der aktuellen ART (Symtuza®) stabil eingestellt. Da die aktuelle ART nicht neurotoxisch ist, kann nur eine symptomatische Therapie zur Schmerzreduktion erfolgen bzw. der Alkoholkonsum reduziert werden.

Heutzutage sind vielmehr andere Ursachen als HIV-Medikamente für eine Polyneuropathie bei HIV-Infektion verantwortlich. Z. B. können andere Medikamente eine Polyneuropathie verursachen, die häufiger für Menschen mit HIV verschrieben werden, die andere Erkrankungen haben, wie z. B. die Antibiotika Dapson und intravenöses Pentamidin, das Antituberkulosemittel Isoniazid und die Medikamente gegen Kaposi-Sarkom, Doxorubicin, Vinblastin und Vincristin. Der Mangel an Vitamin B12, was bei Menschen mit HIV, die eine niedrige CD4-T-Zellen (< 200/µl) haben, relativ häufig vorkommen kann, verursacht gelegentlich eine Neuropathie. Schließlich können einige Infektionen, die bei Menschen mit HIV häufiger auftreten, ebenfalls eine Neuropathie verursachen (z. B. Herpes-Zoster, Tuberkulose oder Zytomegalie-Virus).

Im zweiten Fall wurde die Polyneuropathie wahrscheinlich eher durch die Behandlung des Kaposi-Sarkoms mit dem Chemotherapeutikum Doxorubicin ausgelöst, denn die Auswahl der antiretroviralen Therapie Tenofovir (TDF), Lamivudine (3TC) und Dolutegravir (DTG) ist nicht neurotoxisch. Möglicherweise kamen die initial niedrige CD4 T-Zellzahl (CD4-Nadir 50/µl) und die hohe HIV-Last noch hinzu (primäre HIV Neuropathie). Auch in diesem Fall kann die Therapie nur symptomatisch erfolgen.

> **Merke:**
>
> Weder eine Postexpositionsprophylaxe (PEP) noch eine Prä-Expositionsprophylaxe (PrEP) können eine Polyneuropathie auslösen, da die eingesetzten Substanzen nicht neurotoxisch sind.

26.7 Zusammenfassung

- Antitretroviral-toxische Polyneuropathien finden sich vor allem bei Menschen, die schon lange eine ART erhalten, sind aber bei den neuen Medikamentenkombinationen kaum noch relevant.
- Bei Menschen mit HIV sind heutzutage eher andere Ursachen für eine Polyneuropathie verantwortlich.
- Die symptomatische Therapie neuropathischer Schmerzen folgt den Grundsätzen der nichtspezifischen neuropathischen Schmerztherapie, wobei allerdings die Evidenzlage deutlich schlechter ist.

Literatur

Centner CM, Little F, Van Der Watt JJ, Vermaak J-R, Dave JA, Levitt NS, Heckmann JM (2018) Evolution of sensory neuropathy after initiation of antiretroviral therapy. Muscle Nerve 57(3): 371–379.

Ellis RJ, Diaz M, Sacktor N, Marra C, Collier AC, Clifford DB, Calcutt N, Fields JA, Heaton RK, Letendre SL, CNS Antiretroviral Therapy Effects Research (CHARTER) Study Group (2020) Predictors of worsening neuropathy and neuropathic pain after 12 years in people with HIV. Ann Clin Transl Neurol 7(7): 1166–1173.

Kaku M, Simpson DM (2018) Neuromuscular complications of HIV infection. Handb Clin Neurol 152: 201–212.

Koeppe J, Lyda K, Johnson S, Armon C (2012) Variables associated with decreasing pain among persons living with human immunodeficiency virus: a longitudinal follow-up study. Clin J Pain 28(1): 32–38.

Phillips TJC, Cherry CL, Cox S, Marshall SJ, Rice ASC (2010) Pharmacological treatment of painful HIV-associated sensory neuropathy: a systematic review and meta-analysis of randomised controlled trials. PLoS One 5(12): e14433.

Prior DE, Song N, Cohen JA (2018) Neuromuscular diseases associated with Human Immunodeficiency Virus infection. J Neurol Sci 387: 27–36.

27 Schmerzlose Nervenvergrößerung eines indischen Patienten

Anu Gupta

27.1 Einleitung

Größere Mobilität und internationale Reisen bedeuten, dass Patienten mit neurologischen Erkrankungen, die vorwiegend in einem Teil der Welt auftreten, immer häufiger auch an anderen Orten angetroffen werden. Wer nach Asien, Afrika und Südamerika reist, ist mit den in diesen Regionen endemischen Neuroinfektionen wie Lepra und Tuberkulose konfrontiert. Daher sollte man auch in Europa mit den klinischen Manifestationen, möglichen Komplikationen und dem angemessenen Management solcher reisebedingter Krankheiten vertraut sein. Dieses Kapitel bezieht sich auf Lepra, eine wichtige Ursache für Neuropathie in Indien, die aber unter Umständen auch bei Reisenden, die aus Indien zurückkehren, auftreten kann.

> Lepra ist eine häufige Ursache einer Polyneuropathie in Indien.

27.2 Fallbeispiel

Ein 22-jähriger Mann, gebürtig aus Indien, bemerkte ein Kribbeln und Taubheitsgefühl im Dorsalbereich des linken Daumens etwa eineinhalb Jahre vor Vorstellung. Die Symptome schritten in den nächsten 4–5 Monaten allmählich voran und betrafen schließlich beide Hände und Unterarme. Wenige Monate später entwickelte er ähnliche Beschwerden in den unteren Gliedmaßen (asymmetrischer Beginn, erst links, dann rechts). An den Beinen fielen zudem schmerzlose Verbrennungen und Verletzungen auf. In auswärtigen Befundberichten sind multiple hypästhetische, hypopigmentierten Hautflecken über dem Rücken und den Armen, sowie verdickte Nerven (bds. hintere Ohrmuschel, ulnar, Nn. peronaei) und bds. Krallenhände dokumentiert. Anhand einer Hautbiopsie wurde die Diagnose Lepra gestellt und eine Multidrug-Therapie (MTD, siehe unten), zusammen mit Prednisolon 30 mg einmal täglich begonnen.

Eineinhalb Monate nach Beginn der Behandlung entwickelte er subakut Paresen der Handstrecker sowie im Verlauf nach vier Wochen Schwierigkeiten beim Aufstehen aus der Hocke und Schwierigkeiten beim Gehen. Die Hautefloreszenzen waren zu diesem Zeitpunkt bereits abgeheilt.

Klinisch bestand eine Madarose (Ausfall der Augenbrauen und Wimpern), mehrere Wunden an Händen und Zehen und nicht schmerzhafte verdickte Nervi supraorbitales und kutane Nerven im Bereich der hinteren Ohrmuschel (▶ Abb. 27.1A). Die Nervi ulnares, radiales, peroneales und surales waren ebenfalls verdickt tastbar. Hypopigmentierte Flecken bestanden nicht. Klinisch fiel zudem eine Atrophie der Hände und Füßen auf und eine Krallenstellung der Hände (▶ Abb. 27.1B).

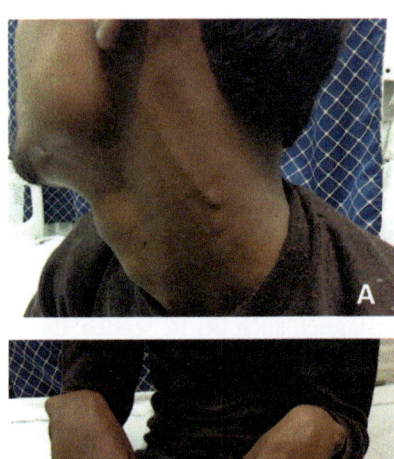

Abb. 27.1:
A) Verdickter Nervus auricularis major, B) Bilaterale Fallhände

Die Kraftgrade (KG) waren KG 0/5 am Handgelenk, KG 4+/5 am Ellbogen und Schulter, KG 2/5 im Bereich der Hüfte und KG 4/5 am Knie. Es bestand eine generalisierte Areflexie. Zudem bestand eine Hypästhesie sowie deutlich reduziertes Schmerz-, Berührungs- und Temperaturempfinden unterhalb der Ellenbogen und Knie. Der Lagesinn war distal in allen Gliedmaßen beeinträchtigt, es bestand eine distale Pallanästhesie.

Die Neurografie zum Vorstellungszeitpunkt zeigte eine schwere überwiegend demyelinisierende sensomotorische Polyneuropathie mit verlängerten distal motorischen Latenzen, reduzierte Leitungsgeschwindigkeiten und reduzierte Amplituden. Zudem wurden Leitungsblöcke am N. medianus und N. ulnaris rechts abgeleitet.

Tab. 27.1: Zusammenfassung der Elektroneurografie eineinhalb Jahre nach Beginn der ersten Symptome. Motorische Neurografie (LB = Leitungsblock)

Nerv	DML (ms)	Amplitude (mV)	mNLG (m/s)	F-Wellen
N. medianus rechts	7,1	3,2, prox. LB	32,6	Nicht erhältlich
N. medianus links	Keine Reizantwort			
N. ulnaris links	Keine Reizantwort			
N. ulnaris rechts	6,8	4,5, prox. LB	21,4	Nicht erhältlich
N. peronaeus links	5,95	4,8	34,7	Nicht erhältlich
N. peronaeus rechts	5,5	4,7	25,7	Nicht erhältlich
N. tibialis links	6,65	1,6	35,6	Nicht erhältlich
N. tibialis rechts	6,2	4,8	24,7	Nicht erhältlich

Sensible Neurografie

Nerv	Amplitude µV	NLG m/s N.
N. ulnaris rechts	Nicht erhältlich	
N. ulnaris links	Nicht erhältlich	
N. medianus rechts	Nicht erhältlich	
N. medianus links	Nicht erhältlich	
N. suralis rechts	Nicht erhältlich	
N. suralis links	Nicht erhältlich	

Die Untersuchung des Liquors ergab folgendes Ergebnis:

Tab. 27.2: Ergebnis Liquoruntersuchung

	Wert	Normwerte
Zellzahl/µl	10 (monozytär)	< 5
Eiweiß (mg/dl)	121	< 45
Glucose (mg/dl)	104	50–75

Es wurde eine Nervenbiopsie (Nervus suralis) durchgeführt, die eine massive endoneurale Entzündung (CD8+ zytotoxische T-Zellen, Makrophagen, B-Zellen und Plasmazellen), Granulome, säurefeste Bakterien sowie eine fokale Entzündungen in epineuralen Blutgefäßen mit assoziierter Kollagenisierung und Hyalinisierung zeigte (▶ Abb. 27.2A–D).

Bei Verdacht auf eine sekundäre Immunreaktion (sog. reversal reaction, siehe unten) wurde die MTD mit Rifampin (600 mg einmal pro Monat), Clofazimin (100 mg einmal monatlich und 50 mg täglich, Dapson: 100 mg/d) fortgesetzt, die Prednisolondosis jedoch auf

60 mg/d erhöht. Innerhalb von 4–5 Tagen zeigte sich eine deutliche Verbesserung der Hüftbeugerschwäche, die sich auf KG4+ verbesserte. Der Patient war nun in der Lage, selbstständig zu gehen. Prednisolon wurde über die nächsten sechs Monate langsam ausgeschlichen. Auch die Sensibilitätsstörungen besserten sich allmählich. Die MDT wurde für weitere sechs Monate durchgeführt.

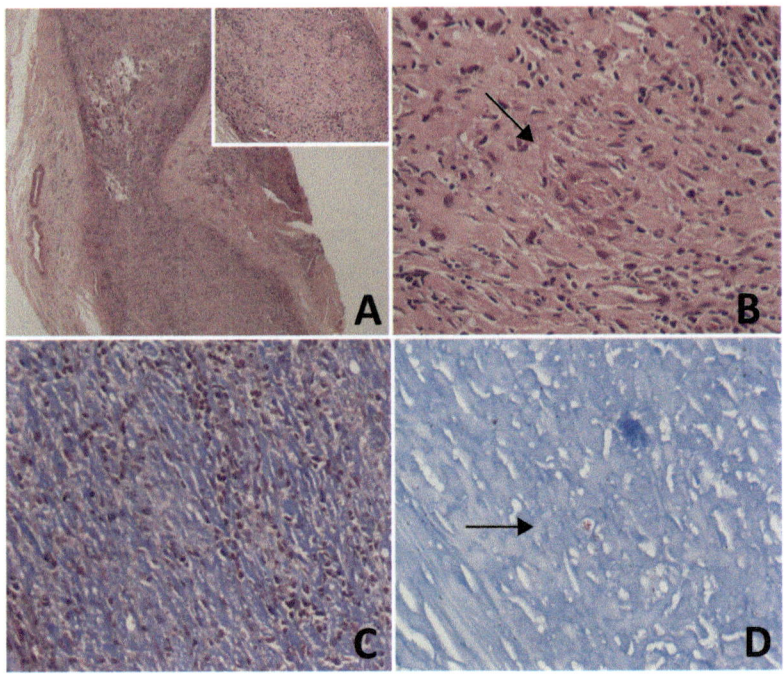

Abb. 27.2:
A) Nervenquerschnitt mit dichter intraneuraler und spärlicher perineuraler lymphozytärer Entzündung (4X, Hämatoxylin- und Eosinfärbung (H&E), Inset: 20X), B) unvollständig ausgebildetes Granulom (Pfeil, 40X, H&E), C) Endoneuralsklerose (blau) mit starkem Verlust myelinisierter Fasern (blass orange gefärbte Fasern nicht zu sehen) (20X, Masson-Trichom-Färbung), D) säurefeste Bakterien, teilweise fragmentiert (Pfeil, 100X, modifizierte Ziehl-Neelsen-Farbung).

27.3 Diagnose

Einfache Bedside- und Labortests sind in Tabelle 27.3 aufgelistet:

Tab. 27.3: Einfache Bedside- und Labortests bei Verdacht auf Lepra

Test	Methode	Alternative Methoden	Tipps und Tricks
Hypästhesie	Mit einem Wattestäbchen wird die Läsion und der Bereich außerhalb der Läsion bei geschlossenen Augen des Patienten	Test auf Wärme- oder Kälteempfinden, Jodid-Test für vermindertes Schwitzen	Histamintest kann verwendet werden, um eine fehlende oder partielle dreiphasige Reaktion aufgrund von ge-

Test	Methode	Alternative Methoden	Tipps und Tricks
	berührt, der Patient zeigt auf die Berührungsstelle		schädigten Hautnerven zu dokumentieren
Verdickte Nerven und Beeinträchtigung der Nervenfunktion	Palpation der hinteren Ohrmuschel, und N. ulnaris, N. medianus, N. tibialis, Korrelation mit motorischen bzw. sensiblen Defizit.	Nerven-Ultraschall – Vergrößerte Faszikel im Nerv können die Diagnose einer Neuritis bei bekannter Lepra stützen.	Neurografien können u. U. subklinisch betroffene Nerven identifizieren
Neurografie	Evaluation klinisch und subklinisch betroffener Nerven.	Sympathische Hautantwort für Evaluation autonomer Nervenfasern	Leitungsblöcke und temporale Dispersion sind häufig nachweisbar
Abstrich	Hautläsionen werden inzisiert, Lymphflüssigkeit wird gewonnen. Der Baktierengehalt (logarithmisch) und -Morphologie (Index) werden evaluiert.	Molekulare Techniken wie Polymerase chain reaction (PCR) können eingesetzt werden	Entfärbung sollte mit 1 %iger Salzsäure in Isopropylalkohol anstelle der für M. tuberculosis verwendeten 3 % erfolgen, da Leprabakterien weniger säurefest sind. Ausstrich und PCR sind bei paucibazillärer Lepra oft negativ
Nervenbiopsie	Goldstandard	Evtl. Feinnadelaspiration bei motorischen Nerven	Die Sensitivität und Spezifität der PCR für die Nervenbiopsie wurde auf 92,3 % bzw. 54,5 % geschätzt (Tiwari et al. 2017). Die PCR ist nicht überall als standardisierter Assay verfügbar.

Tab. 27.3: Einfache Bedside- und Labortests bei Verdacht auf Lepra – Fortsetzung

27.4 Therapie

Die derzeitige Behandlung der Lepra unterscheidet anhand der zwei Formen:

- paucibazillär (Erwachsene: Dapson 100 mg/d + Rifampicin 600 mg/ monatlich für sechs Monate)
und
- multibazillär (Erwachsene: Dapson 100 mg täglich, Clofazimin 50 mg täglich + Rifampicin 600 mg monatlich, Clofazimin 100 mg monatlich für zwölf Monate)

Die Dosierungen sind bei Kindern niedriger. Die Behandlung von neuropathischen Schmerzen folgt üblichen Algorithmen. Zur Behandlung der entzündlichen Immunreaktionen wie im Fallbeispiel wird auf die Diskussion verwiesen.

27.5 Prognose

Ein Rückgang der Neuropathie ist prinzipiell möglich, aber häufig kommt es nur zu einer Defektheilung, insbesondere bei Patienten mit multibazillärer Erkrankung und Immunreaktionen.

27.6 Diskussion

Lepra ist eine chronische granulomatöse Erkrankung, die durch das intrazelluläre Bakterium Mycobacterium leprae verursacht wird. Prädilektionsstellen sind die Haut, periphere Nerven, Augen und Gelenke. Die höchste Inzidenz findet sich in Indien, Brasilien, Indonesien, Bangladesch und der Demokratischen Republik Kongo (Lau 2019). In Deutschland und Österreich ist sie sehr selten *(in Deutschland wurde laut des Robert-Koch-Instituts 2018 der letzte Fall eines an Lepra-Erkrankten bekannt (Anm. des Übersetzers))*. Weitverbreitet ist das Klassifikationssystem der Lepra von Ridley und Jopling (1966) (▶ Tab. 27.2). Darüber hinaus gibt es weitere Formen wie die »indeterminierte Lepra« und »reine Nervenlepra« (periphere Nervenvergrößerungen mit Sensibilitätsverlust ohne Hautläsionen) (Talhari et al. 2015). Die Weltgesundheitsorganisation (WHO) hat 2012 diese

Klassifikation vereinfacht, indem sie die Anzahl der Hautläsionen (bis 5 = paucibazillär, mehr als 5 = multibazillär) anstelle der histologischen Merkmale als Grundlage festlegte (World Health Organization 2012).

Im Verlauf kommt es zu schmerzlosen Geschwüren, Verbrennungen und Deformierungen. Eine Beteiligung der Hirnnerven (insbesondere N. facialis und N. trigeminus) ist häufig. Auch kann eine autonome Dysfunktion (Anhidrose) auftreten. Nervenverdickungen (am häufigsten: N. ulnaris, N. medianus, N. peronaeus, N. tibialis und N. auricularis magnus) sind ein wichtiger Anhaltspunkt für die Diagnose. Andere Manifestationen umfassen eine Small-Fiber-Neuropathie und selten eine demyelinisierende Neuropathie, die dem Guillain-Barré-Syndrom ähnelt (Dash et al. 2018).

> Nervenverdickungen sind vor allem an den »kälteren« Gliedmaßen häufig.

Bei primärer Manifestation der Lepra im peripheren Nervensystem ist die Nervenbiopsie der Goldstandard für die Diagnose, aber die Sensitivität ist variabel. Außerdem korreliert die Anzahl der betroffenen Nerven möglicherweise nicht mit dem Typ und damit dem Behandlungsregime. Hautbiopsien aus dem Innervationsgebiet der betroffenen Nerven (ohne klinische Hautläsionen) und Biopsien aus der Nasenschleimhaut zeigen histopathologische Veränderungen der Lepra in 32 % bzw. 51 % (Suneetha et al. 1998).

> Nervenbiopsie als wichtigste Zusatzdiagnostik

Entzündliche Immunreaktionen sind auf Veränderungen der Wirtsimmunität und Immunantwort gegen das Bakterium zurückzuführen. Sie können während oder nach Abschluss der Behandlung auftreten und können eine Nervenschädigung beschleunigen (Kamath et al. 2014). Eine Verzögerung der Diagnose einer solchen sekundären Immunreaktion über sechs Monate hinaus macht die neuropathischen Defizite irreversibel, während ein schnelles Erkennen und Behandeln zu einer deutlichen Erholung beitragen.

Man kann klinisch eine Typ-1-Reaktion (*reversal reaction*) und Typ-2-Reaktion (Erythema nodosum leprosum, ENL) unterscheiden. Eine dritte Form (Lucio-Phänomen) ist selten, tritt bei diffuser nicht-nodulärer LL auf und ist durch eine ausgedehnte Hautnekrose gekennzeichnet.

Bei der *Typ-1-Reaktion* kommt es zu entzündlichen Veränderungen der Haut und der Nerven. Vorbestehende Hautläsionen entwickeln Erytheme, Ödeme und können ulzerieren. Die Patienten entwickeln dann spontane Nervenschmerzen und motorische oder sensible Defizite. Pathogenetisch handelt es sich um eine Überempfindlichkeitsreaktion Typ IV. Es kommt zu Nekrosen der Nerven und irreversiblen Lähmungen. Die massive Schwellung der Nerven kann auch zu neuronalen Ischämien und vorübergehenden Lähmungen führen, die bei sofortiger Gabe von entzündungshemmenden Medikamenten reversibel sind (Job 1996). Elektrophysiologisch finden sich Leitungsverzögerungen in motorischen Nerven. Therapie der Wahl ist hochdosiertes Prednison (0,5–1 mg/kg/d) (Kamath et al. 2014), dies muss aber individuell angepasst werden. Der Patient wird alle zwei Wochen erneut untersucht, wobei die Dosis langsam (2,5–5 mg) über die nächsten sechs Monate ausgeschlichen wird.

Bei der *Typ-2-Reaktion (ENL)* treten schmerzhafte erythematöse subkutane Knötchen an den Streckseiten und im Gesicht auf. Diese Knötchen können ulzerieren und schließlich zu Narbenbildung und Hyperpigmentierung führen.

Pathophysiologisch ist die ENL eine immunkomplexvermittelte Erkrankung. Thalidomid ist die empfohlene Behandlung für ENL. Bei partiellem Ansprechen oder begleitender Neuritis sollte zusätzlich hochdosiertes Prednison gegeben werden. Clofazimin (volle Wirkung erst nach 4–6 Wochen) mit Prednison ist eine Alternative, wenn Thalidomid nicht gegeben werden kann (z. B. bei Frauen im gebärfähigen Alter). TNF-alpha-Inhibitoren werden bei refraktärer ENL eingesetzt, obwohl das Absetzen dieser Medikamente mit dem Auftreten von Umkehrreaktionen in Verbindung gebracht wurde.

Eine chirurgische Nervendekompression (Wan et al. 2016) ist ein relativ neues Konzept in der Leprabehandlung, deren Nutzen bisher unklar ist.

Obiger Patient mit Lepra entwickelte nach Beginn der MDT eine akute neurologische Verschlechterung ohne Hautläsionen, die über sechs Wochen Fortschritt und am ehesten als Typ 1-Reaktion zu interpretieren war. Er erhielt bereits niedrig dosierte Steroide und eine Erhöhung der Dosis führte zu einem schnellen Ansprechen. Wahrscheinlich erzeugte das Nervenödem eine Kompression was zu einer transienten Ischämie und einem Leitungsblock führte.

27.7 Zusammenfassung

- Lepra ist in Mitteleuropa äußerst selten, aber kommt als Ursache einer Polyneuropathie bei längeren Aufenthalten in Asien, Afrika und Südamerika differenzialdiagnostisch infrage.
- Charakteristisch sind blasse oder erythematöse Hautläsionen, mit aufgehobener Sensibilität, sowie verdickte periphere Nerven.
- Die Diagnose wird mittels Nachweises des Bakteriums im Abstrich aus Lymphflüssigkeit oder durch eine Nervenbiopsie gesichert.
- Therapie der Wahl sind Dapson, Rifampicin (+Clofazimin)
- Entscheidend ist die rechtzeitige Erkennung einer sekundären Immunreaktion (reverse reaction oder ENL), da diese hohe Dosen Cortison bedürfen und unbehandelt mit irreversiblen neurologischen Defiziten einhergehen.

Anmerkungen:

Mit freundlicher Unterstützung von Dr. Laxmikant Ramkumarsingh Tomar (Associate Consultant, Department of Neurology, Sir Ganga Ram Hospital, New Delhi-110060, Indien). Bilder mit freundlicher Genehmigung von Dr. Ravindra Kumar Saran (Professor, Department of Pathology, Govind Ballabh Pant Institute of Post Graduate Medical Education and Research, New Delhi-110002, India). Dieses Buchkapitel wurde von Prof. Dr. Helmar Lehmann aus dem Englischen übersetzt.

Literatur

Dash D, Saluja A, Singh RK, Bhatia R, Tripathi M (2018) Guillain-Barre Syndrome: A Rare Presentation of Borderline Tuberculoid Leprosy with Type 1 Lepra Reaction. J Neurosci Rural Pract 9: 423–425.

Job CK (1996) Nerve in reversal reaction. Indian J Lepr 68(1): 43–47.

Kamath S, Vaccaro SA, Rea TH, Ochoa MT (2014) Recognizing and managing the immunologic reactions in leprosy. J Am Acad Dermatol 71: 795–803.

Lau KHV (2019) Neurological Complications of Leprosy. Semin Neurol 39: 462–471.

Ridley DS, Jopling WH (1966) Classification of leprosy according to immunity. A five-group system. Int J Lepr Mycobact Dis Off Organ Int Lepr Assoc 34: 255–273.

Suneetha S, Arunthathi S, Chandi S, Kurian N, Chacko CJ (1998) Histological studies in primary neuritic leprosy: changes in the apparently normal skin. Lepr Rev 69: 351–357.

Talhari C, Talhari S, Penna GO (2015) Clinical aspects of leprosy. Clin Dermatol 33: 26–37.

Tiwari V, Malhotra K, Khan K, Maurya PK, Singh AK, Thacker AK, Husain N, Kulshreshtha D (2017) Evaluation of polymerase chain reaction in nerve biopsy specimens of patients with Hansen's disease. J Neurol Sci 380:187–190.

Wan EL, Rivadeneira AF, Jouvin RM, Dellon AL (2016) Treatment of Peripheral Neuropathy in Leprosy: The Case for Nerve Decompression. Plast Reconstr Surg Glob Open 4(3): e637.

World Health Organization (2012) WHO Expert Committee on Leprosy. World Health Organ Tech Rep Ser (968):1–61, 1 p following 61.

28 Bewegungstherapie bei Polyneuropathie

Fiona Streckmann

28.1 Einleitung

Die Chemotherapie-induzierte periphere Polyneuropathie (CIPN) ist eine häufige und zugleich klinisch relevante Nebenwirkung (Quasthoff und Hartung 2002) der Behandlung mit Zytostatika wie Platin-Derivaten, Vinca-alkaloiden, Taxane, Bortezomib, Thalidomid, Epothilone (Antoine und Camdessanché 2007; Kaley und Deangelis 2009; Stubblefield et al. 2009). Inzwischen gibt es zwar eine Vielzahl neuer therapeutischer Ansätze wie monoklonale Antikörper, Checkpoint-Inhibitoren (▶ Kap. 21), Chimäre Antikörper oder T-Zell Therapien (Yang 2015), aber auch viele dieser neuen Substanzen wie z. B. Brentuximab, Vedotin beim Hodgkinlymphom (Theurich et al. 2013) oder Nivolumab (Kao et al. 2017), verursachen eine CIPN. Folglich bleibt die CIPN ein prävalentes und persistierendes Problem.

Etwa 50 % der Patienten mit Lymphomen, Leukämien, Mamma- und kolorektalen Karzinomen sind betroffen (Stubblefield et al. 2009). In Abhängigkeit der Pharmakokinetik des auslösenden Agens und seines Schädigungsmechanismuses treten funktionelle und strukturelle Schädigungen der motorischen, sensorischen und gelegentlich auch autonomen Nervenfasern auf und bestimmen das Symptomspektrum sowie den Verlauf.

Bewegungstherapie: vielversprechendste Behandlungsoption bei CIPN

Bisher gibt es keine effektive, evidenzbasierte Behandlungsoption. Vielversprechend hingegen stellt sich die Bewegungstherapie dar. In Insgesamt neun randomisiert, kontrollierten Studien (Streckmann et al. 2021), konnte ein Effekt auf die Gleichgewichtsfähigkeit, die neuropathischen Symptome (Vibrationsempfinden, Reflexaktivität, Taubheitsgefühle, Kribbeln, Brennen, Schmerzen, Temperaturempfinden) sowie die Lebensqualität erzielt werden. Einzelne Studien zeigten auch einen Einfluss auf die Ausdauerleistungsfähigkeit, Power der unteren Extremitäten sowie das Aktivitätsniveau.

28.2 Fallbeispiel

Eine 73-jährige Patientin mit Ovarial Karzinom nach Behandlung mit sechs Zyklen Carboplatin und Paclitaxel, TNM 3/0/0, (Symptombeginn im 3. Zyklus) klagte im Rahmen der Onkologischen Nachsorge über persistierende Probleme mit dem Gleichgewicht, häufiges Stolpern, Probleme beim Treppensteigen sowie einem »unangenehmen, fast schmerzhaften Gefühl auf Watte zu laufen«. Die Chemotherapie wurde vor drei Jahren abgeschlossen. Sie nahm Pregabalin und Vitamin B12 und hatte bereits diverse Behandlungsoptionen durchlaufen (drei Wochen onkologische Reha, Vierzellenbäder, Elektrotherapie, Ergotherapie und Krafttraining). Sie wurde daraufhin in die Neurologie und eine damit verknüpfte Studie zur Untersuchung von Bewegungsinterventionen bei CIPN, in Kooperation mit der Sportwissenschaft vermittelt.

28.3 Diagnose

Parameter	Ergebnis zu Baseline (T0)
ASR	fehlend
PSR	schwach
Lageempfinden	nicht erkannt
Kraftgrad	volle Kraft (5)
Berührungsempfinden	symmetrisch
Subjektiven neuropathischen Symptome (FACT)	23 (Gesamtscore)
Aktivitätsniveau	3MET/Woche
Lebensqualität	3/7

Tab. 28.1: Ausgangsparameter der Patientin

Es erfolgte mit dem Verdacht auf Chemotherapie-induzierte periphere Polyneuropathie (CIPN), eine umfangreiche Diagnostik bestehend aus Reflexaktivität des Achilles- und Patellarsehnenreflexes, Vibrationsempfinden (Rydel-Seiffer Stimmgabel), Lageempfinden, Berührungsempfinden, Kraftgrad der unteren Extremität, Nervenleitgeschwindigkeit, Amplitude des N.tibialis, N.suralis und N.peroneus sowie eine Gleichgewichtskontrolle via »center of pressure«, eine grafische Darstellung der Kraftverteilung auf einer Kraftmessplatte – Leonardo, Novotec). Es wurde der Gesamtschankweg in mm in den Positionen: bipedal, semi, tandem, jeweils mit geöffneten und geschlossenen Augen sowie im monopedalen Stand erfasst. Ergänzend wurde mittels Fragebögen (FACT/EORTC-CIPN-20) die subjektiven Symptome der Neuropathie, das Aktivitätsniveau (FFKA) sowie die Lebensqualität (EORTC-QLQ-C30) erfasst.

	Malleolus re	Malleolus li	1. Zeh re	1. Zeh li	3. Zeh re	3. Zeh li	5. Zeh re	5. Zeh li
Vibrationsempfinden T0	5	5	3	3	0	0	1	1

	NLG (T0) m/s	Amp (T0) mV
N. Tibialis	42	3
N. Suralis	**fehlend**	**fehlend**

28.4 Therapie

Bei der Therapie der CIPN werden grundsätzlich zwei Ansätze verfolgt. Im Rahmen der Primärprävention sind bislang diverse neuroprotektive Maßnahmen untersucht worden, wie beispielsweise Medikamente (z. B. Amifostin), hochdosierte Vitamine (E/B) oder Elektrolytinfusionen (Ca/Mg) (Albers et al. 2014) (▶ Kap. 22). Es besteht keine Evidenz der bislang untersuchten Mittel oder Methoden, eine CIPN zu verhindern, noch deren Symptome adäquat zu lindern. Laut Empfehlungen der ASCO (American Society of Clinical Oncology) wird demnach geraten, von präventiven Medikamenten abzusehen (Loprinzi et al. 2020). Die meisten Medikamente verursachen häufig zusätzliche Nebenwirkungen (Stubblefield et al. 2009), lediglich die *Schmerzmedikation* mit Duloxetin ist laut ASCO (Loprinzi et al. 2020) effektiv; die vielen anderen sensiblen und motorischen Nebenwirkungen hingegen werden nur unzureichend oder gar nicht angesprochen. Zusammenfassend, besteht daher *derzeit kein Konsens oder Therapiekonzept zur Behandlung einer CIPN*, welches auch den Therapieerfolg beeinflusst. Vielversprechend erweist sich hingegen die Bewegungstherapie.

Die Patientin erhielt daher ein sechswöchiges, supervidiertes Sensomotorik Training (SMT), mit zwölf Wochen Follow-up. Sensomotorik Training ist der Überbegriff für Training, welches das Zusammenspiel der Sensorik und Motorik optimiert, um die motorische Kontrolle zu verbessern. Eine der am häufigsten angewendeten Subkategorien ist beispielsweise das Gleichgewichtstraining, welches dem Erhalt der Posturalen Kontrolle auf instabilem Untergrund oder in einer instabilen Position dient (Taube et al. 2008).

Die Patientin erlernte zunächst die korrekte Position und Ausführung: in Socken oder Gymnastikschlappen, die Füße gleichmäßig belastet (kurzer Fuß), die Knie leicht gebeugt (~ 30°), Oberkörper aufrecht und die Hände entweder an der Seite hängend oder in die Hüfte gestemmt. Ziel ist es, während der Übung so ruhig stehen zu bleiben wie möglich, ohne sich festzuhalten oder im monopedalen Stand den Fuß absetzen zu müssen. Es hilft dabei mit den Augen einen bestimmten Punkt zu fixieren.

Durchführung der Bewegungstherapie

Die Patientin kam zwei Mal pro Woche zum Training und absolvierte pro Einheit 3–5 Übungen. Jede Übung dauerte 20 sec. und wurde dreimal wiederholt. Eine entscheidende Rolle spielt, wie bei Gesunden auch, die Dauer der Belastung. Soll SMT zur neuronalen Adaption anregen und nicht als Krafttraining eingesetzt werden, darf die Intensität nicht zur neuronalen Ermüdung führen. Die optimale Dauer der Übung liegt daher unter einer Minute, typischerweise zwischen 20 und 40 Sekunden. Dazwischen muss auf eine ausreichende Regeneration geachtet werden. Die Pausenlänge zwischen den Wiederholungen sollte darum die gleiche Länge haben wie die eben durchgeführte Übung. In diesem Falle, betrug die Pausenzeit 20 sec. nach jeder Übung und 1 min Pause vor der nächsten Serie.

Die Patientin hatte anfangs große Probleme auf einem Bein zu stehen oder die Augen zu schließen. Wir haben daher zunächst Körperschwerpunktverlagerungen, Ballenstand und einen Semi-Tandem Stand bei geöffneten Augen auf stabilem Untergrund durchgeführt. Über die Trainingseinheiten hinweg haben wir dies progressiv gesteigert auf immer instabileren Untergrund, mit Zusatzaufgaben oder z.B. dem Entzug der visuellen Kontrolle. In der letzten Trainingseinheit absolvierte die Patientin den monopedalen Stand auf stabilem Untergrund sowie den semi Tandem Stand auf einem Balance Pad und den bidedalen Stand auf einem Therapiekreisel. Die Progression ist entscheidend für den Erfolg des Trainings. Dies ist jedoch nicht nur an der Reihenfolge der immer instabiler werdenden Übungen festzumachen sondern teils auch tagesabhängig an der optimalen Forderung des Patienten im Sinne der möglichen, aber machbaren Instabilität: Kann der Patient die Übung nach 5 sec. nicht mehr stehen, ist sie zu schwierig, erreicht er die 20 sec. locker und könnte noch weiter so stehen bleiben, ist der Reiz nicht mehr adäquat. Je nach Leistungsstand sollten anfangs nur 3–5 Serien durchgeführt werden, während später auch bis zu acht möglich sind. Das Training muss mindestens zweimal pro Woche und höchsten sechs Mal pro Woche erfolgen (Granacher 2006; Streckmann et al. 2014).

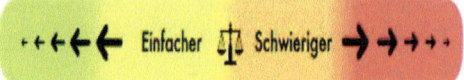

Abb. 28.1: Fußposition zur Reduktion der Unterstützungsfläche (Kneis und Streckmann 2015, modifiziert nach Clémentine Bischhoff)

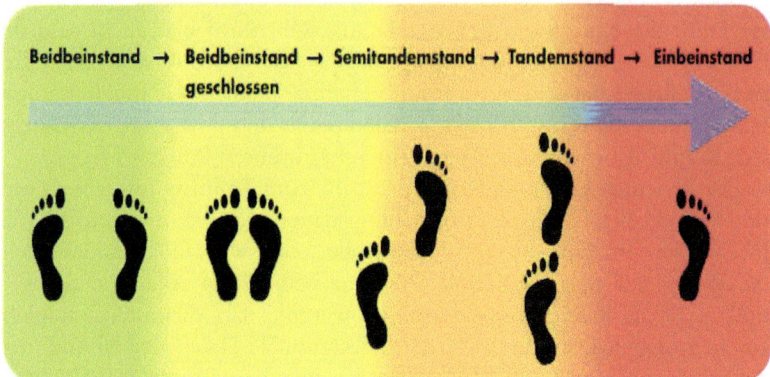

Abb. 28.2: Steigerung des Schwierigkeitsgrades ((Kneis und Streckmann 2015) modifiziert nach Clémentine Bischhoff)

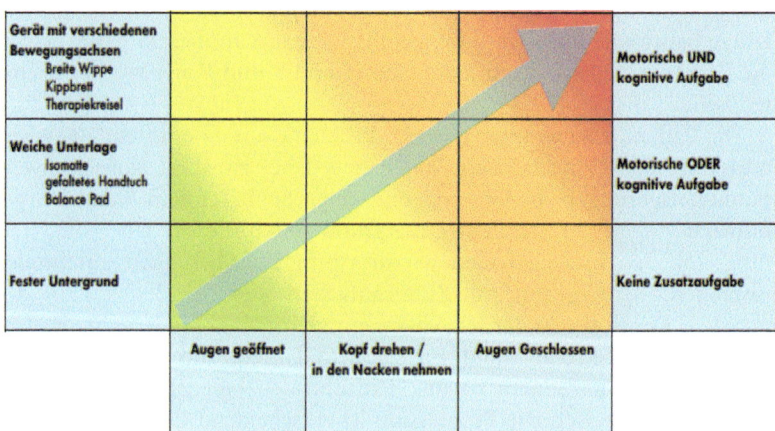

28.4.1 Therapiekontrolle

Die Patientin berichtete bereits nach vier Wochen, dass sich ihre Gleichgewichtsfähigkeit verbesserte. Sie machte dies an Alltagssituationen wie Treppensteigen und Socken anziehen sowie einem »stabileren Tritt« beim Spaziergang fest. Sie habe sich sogar seit Jahren mal wieder getraut, eine kleine Wanderung zu unternehmen.

Im Prä/Post-Vergleich nach sechs Wochen spiegelten sich die Empfindungen der Patientin auch in den Ergebnissen der Gleichgewichtskontrolle wider. Die Patientin hatte kaum noch Fehlversuche und zeigte geringere Gesamtschwankwege (mm), für den bipedalen Stand mit geschlossenen Augen sowie im monopedalen Stand. Im klinischen Kurztest ließ sich der Archillessehnenreflex wieder abbilden (schwach), die

Tiefensensibilität sowie die Amplitude des N.tibialis verbesserte sich, die Position des zweiten Zehs wurde erkannt und auch die subjektiven neuropathischen Symptome verbesserten sich (▶ Tab. 28.2). (Alle Untersuchungen wurden verblindet, vom gleichen hoch-qualifizierten Untersucher durchgeführt.)

Tab. 28.2: Klinische Parameter der Patientin vor und nach sechs Wochen Intervention.

Parameter	Ergebnis zu Baseline (T0)	Ergebnis nach sechs Wochen Intervention (T1)
ASR	fehlend	schwach
PSR	schwach	schwach
Lageempfinden	nicht erkannt	erkannt
Kraftgrad	volle Kraft (5)	volle Kraft (5)
Berührungsempfinden	symmetrisch	symmetrisch
Subjektiven neuropathischen Symptome (FACT)	23 (Gesamtscore)	18 (Gesamtscore)
Aktivitätsniveau	3MET/Woche	6MET/Woche
Lebensqualität	3/7	6/7

	Malleolus re	Malleolus li	1. Zeh re	1. Zeh li	3. Zeh re	3. Zeh li	5. Zeh re	5. Zeh li
Vibrationsempfinden T0	5	5	3	3	0	0	1	1
Vibrationsempfinden T1	5	6	5	5	4	3	4	5

	NLG (T0) m/s	Amp (T0) mV	NLG (T1) m/s	Amp (T1) mV
N. Tibialis	42	3	50	5
N. Suralis	fehlend	fehlend	fehlend	fehlend

28.5 Prognose

Die Prognose wird derzeit, auch aufgrund mangelnder Behandlungsoptionen, als schlecht eingeschätzt und kann Patienten auch nach Abschluss der Therapie noch ein Leben lang begleiten.

Bewegungstherapie: Erste Erfolge schon nach vier Wochen

Im Rahmen der Bewegungsinterventionsstudien konnten hingegen bereits nach vier Wochen Verbesserungen z. B. der Gleichgewichtsfähigkeit erzielt werden. Auch Studienpatientinnen, die bereits seit acht Jahren unter der CIPN litten und diverse Therapien hinter sich hatten, profitierten von dem Training. Prinzipiell ist es natürlcih immer empfehlenswert Funktionen zu erhalten und Symptome garnicht erst entstehen zu lassen, das Training also bereits präventiv, therapiebegleitend einzusetzen. Es hat sich jedoch auch gezeigt, dass auch bestehende Symptome reduziert werden können. Dies lässt für die Gesamtprognose der CIPN hoffen.

Kontraindikationen

Für das Sensomotoriktraining sind derzeit keine spezifischen Kontraindikationen bekannt. Es sollte jedoch darauf geachtet werden, dass insbesondere im stationären Gebrauch Trainingsgeräte verwendet werden, die den Standard der Krankenhaushygiene entsprechen. Die Geräte sollten nicht rutschen und die Patienten sollten immer eine Möglichkeit haben, sich festhalten zu können.

28.6 Diskussion

Auch wenn dies ein Fallbeispiel darstellt, repräsentiert es eines der häufigsten klinischen Bilder und Probleme von Patienten mit CIPN. Die Diagnose und mangelnden Behandlungsoptionen stellen für den behandelnden Arzt oft ein Spagat zwischen Therapieoptimierung und der Lebensqualität der Patienten dar. Gerade diese gewinnt mit der immer besser werdenden Therapie immer mehr an Bedeutung.

Im Rahmen einer systematischen Übersichtsarbeit mit Meta-Analyse (Streckmann et al. 2014) stellt sich die Bewegungstherapie derzeit als beste Behandlungsoption dar. In neun qualitativ hochwertigen RCT Studien wurden insgesamt 663 Patienten untersucht. Die Analyse ergab, dass für Patienten mit CIPN ein Sensomotoriktraining entscheidend ist, um sowohl motorische als auch sensorische Symptome anzusprechen. Mittels dieses Trainings konnte eine bessere Gleichgewichtkontrolle, verminderte neuropathische Symptome (Tiefensensibilität, Taubheitsgefühle, Schmerzen, Reflexaktivitäten und Temperaturempfinden), ein höheres Aktivitätsniveau sowie eine verbesserte Lebensqualität erreicht werden. Zusammenfassend lautet daher die derzeitige Behandlungsempfehlung: Sensomotorik Training, mindestens zwei bis maximal sechs Mal pro Woche, 3–5 Übungen. Es bedarf für dieses Training keine teuren Geräte und ist gut in den Alltag der Patienten sowie einen Klinikalltag zu integrieren.

28.7 Zusammenfassung

Die Bewegungstherapie stellt eine vielversprechende Option dar, die Symptome der CIPN zu reduzieren oder gar zu verhindern. Aufgrund der aktuellen Studienlage stellt die Bewegungstherapie derzeit die vielversprechendste Behandlungsoption dar, zudem nebenwirkungsfrei. Wir empfehlen daher ein Sensomotorik Training 2–max. 5 Mal/Woche, 3–5 Übungen, jeweils 3 x 20 sec. mit 20 sec. Pause zwischen den Serien und 1 min zwischen jeder Übung.

Literatur

Albers JW, Chaudhry V, Cavaletti G, Donehower RC (2014) Interventions for preventing neuropathy caused by cisplatin and related compounds. Cochrane Database Syst Rev (3): CD005228.
Antoine J-C, Camdessanché J-P (2007) Peripheral nervous system involvement in patients with cancer. Lancet Neurol 6: 75–86.
Granacher U (2006) Neuromuskuläre Leistungsfähigkeit im Alter. Geislingen: Maurer Druck und Verlag.
Kaley TJ, Deangelis LM (2009) Therapy of chemotherapy-induced peripheral neuropathy. Br J Haematol 145: 3–14.
Kao JC, Liao B, Markovic SN, Klein CJ, Naddaf E, Staff NP, Liewluck T, Hammack JE, Sandroni P, Finnes H, Mauermann ML (2017) Neurological Complications Associated With Anti-Programmed Death 1 (PD-1) Antibodies. JAMA Neurol 74: 1216–1222.
Kneis S, Streckmann F (2015) Polyneuropathie. Sport, Bewegung und Krebs, Ein Ratgeber für mehr Sport im Leben– auch mit oder nach Krebs!, Krebsverband Baden-Württemberg e. V. und NCT. Heidelberg: 26–28.
Loprinzi CL, Lacchetti C, Bleeker J et al. (2020) Prevention and Management of Chemotherapy-Induced Peripheral Neuropathy in Survivors of Adult Cancers: ASCO Guideline Update. J Clin Oncol 38(28): 3325–48.
Quasthoff S, Hartung HP (2002) Chemotherapy-induced peripheral neuropathy. J Neurol 249: 9–17.
Streckmann F, Balke M, Cavaletti G, Toscanelli A, Bloch W, Décard BF, Lehmann HC, Faude O (2021) Exercise and Neuropathy: Systematic Review with Meta-Analysis. Sports Med. (doi: 10.1007/s40279-021-01596-6. Epub ahead of print. PMID: 34964950).
Streckmann F, Kneis S, Leifert JA, Baumann FT, Kleber M, Ihorst G, Herich L, Grüssinger V, Gollhofer A, Bertz H (2014) Exercise program improves therapy-related side-effects and quality of life in lymphoma patients undergoing therapy. Ann Oncol Off J Eur Soc Med Oncol 25: 493–499.
Stubblefield MD, Burstein HJ, Burton AW, Custodio CM, Deng GE, Ho M, Junck L, Morris GS, Paice JA, Tummala S, Von Roenn JH (2009) NCCN task force report: management of neuropathy in cancer. J Natl Compr Cancer Netw JNCCN 7 Suppl 5: S1–S26; quiz S27–28.
Taube W, Gruber M, Gollhofer A (2008) Spinal and supraspinal adaptations associated with balance training and their functional relevance. Acta Physiol Oxf Engl 193: 101–116.

Theurich S, Malcher J, Wennhold K, Shimabukuro-Vornhagen A, Chemnitz J, Holtick U, Krause A, Kobe C, Kahraman D, Engert A, Scheid C, Chakupurakal G, Hallek M, von Bergwelt-Baildon M (2013) Brentuximab vedotin combined with donor lymphocyte infusions for early relapse of Hodgkin lymphoma after allogeneic stem-cell transplantation induces tumor-specific immunity and sustained clinical remission. J Clin Oncol Off J Am Soc Clin Oncol 31: e59–63.

Yang Y (2015) Cancer immunotherapy: harnessing the immune system to battle cancer. J Clin Invest 125: 3335–3337.

29 Hilfsmittelversorgung und sozialmedizinische Aspekte bei Polyneuropathie

Gilbert Wunderlich

29.1 Einleitung

Zu den relevanten medizinischen Hilfsmitteln bei Vorliegen einer Polyneuropathie bzw. einer damit verbundenen Gangstörung gehören unter anderem Orthesen, orthopädische Einlagen, Maß- und Therapieschuhe sowie Hilfsmittel zur Unterstützung der Mobilität. Sozialmedizinische Aspekte umfassen Heil- und Hilfsmittel, Rehabilitation, Erwerbsminderung und Schwerbehinderung.

29.2 Hilfsmittel

29.2.1 Hilfsmittelverordnung

Gesetzlich Versicherte haben einen Anspruch auf die Versorgung mit einem Hilfsmittel, wenn dies erforderlich ist, um

- den Erfolg einer Krankenbehandlung zu sichern,
- einer Behinderung vorzubeugen oder
- eine Behinderung bei der Befriedigung von Grundbedürfnissen des täglichen Lebens auszugleichen (Richtlinie des Gemeinsamen Bundesausschusses über die Verordnung von Hilfsmitteln in der vertragsärztlichen Versorgung (Hilfsmittel-Richtlinie/HilfsM-RL 2011).

29.2.2 Hilfsmittelkatalog

Die ärztliche Verordnung muss die Produktart oder die siebenstellige Positionsnummer entsprechend dem Hilfsmittelverzeichnis enthalten. Die Auswahl des Einzelproduktes erfolgt dann durch den Leistungserbringer. Verordnet werden können auch Hilfsmittel, die (noch) nicht im Hilfsmittelverzeichnis gelistet ist. Die Verordnung von Hilfsmitteln belastet das Budget des Arztes nicht. Das gemäß § 139 SGB V systematisch strukturierte Hilfsmittelverzeichnis des GKV-Spitzenverbandes listet die der

Leistungspflicht der gesetzlichen Krankenversicherung unterliegenden Hilfsmittel auf (https://www.gkv-spitzenverband.de/krankenversicherung/hilfsmittel/hilfsmittelverzeichnis/hilfsmittelverzeichnis.jsp, https://www.rehadat.de).

29.2.3 Beispiel für einen Hilfsmitteleinsatz: Fußheberparese/-plegie

Eine Fußheberparese/-plegie geht mit einer erhöhten Stolper-/Sturzgefahr einher und führt zu einem unphysiologischen Gang, da das kontrollierte Aufsetzen des Fußes und Abrollen nicht mehr gewährleistet ist. Dies wiederum zieht eine Beeinträchtigung der gesamten Gelenkkette des Beines nach sich mit möglicher Fehlbelastung von Knie- und Hüftgelenk sowie auch der Wirbelsäule.

Arten von Orthesen   Prinzipiell gibt es zwei Arten von Orthesen, um dem entgegenzuwirken: einerseits eine mehr oder weniger starre Schiene und andererseits eine textile Orthese, die eine Flexibilität des Vorfußes ermöglicht. Bei »starren« Orthesen werden Fuß und Unterschenkel mehr oder weniger in einem 90° Winkel fixiert, wobei die Materialien bestimmter Schienen (z. B. Carbon) eine gewisse Flexibilität erlauben, sodass ein Abrollen in minimaler Form möglich ist, weswegen diese Orthesen auch als »dynamisch« bezeichnet werden. Die hochgradig eingeschränkte Abrollbewegung stellt jedoch einen Nachteil dar, wohingegen der Vorteil in einer höheren Stabilität und Sicherheit beim Gehen besteht. Bei flexiblen, textilen Orthesen handelt es sich im Wesentlichen um Bandagen, die mit zusätzlichen Bändern ein Herabfallen des Fußes verhindern sollen. Flexible Orthesen haben den Vorteil, dass eine Bewegung des Fußes im Sprunggelenk (sofern möglich auch aktiv) möglich ist und diese Orthesen im Schuh kaum Platz benötigen. Von Nachteil ist, dass die Stabilität beim Stehen und Gehen deutlich geringer ist. Welches der zahlreichen Modelle schließlich am geeignetsten ist, hängt neben dem Ausmaß des Paresegrades von den Bedürfnissen des Patienten ab und sollte idealerweise im Sanitätshaus erprobt werden.

Eine zusätzliche Alternative stellen orthopädische Schuhe (Maßanfertigung) dar. Dabei ist die Orthese praktisch in die Schuhe integriert. Diese werden – ggf. kombiniert mit anderen Anpassungen (z. B. Auspolsterung) – insbesondere zur Versorgung bei diabetischer Polyneuropathie eingesetzt.

Weitere Hilfsmittel zur Unterstützung der Mobilität beinhalten einerseits Gehhilfen wie Unterarmgehstützen und Rollatoren, andererseits Mobilitätshilfen wie Dreiräder, handgetriebene Fahrräder (Handbikes), manuelle Rollstühle, Elektrorollstühle und Elektromobile, deren Verordnung in Abhängigkeit vom Ausmaß der vorliegenden Mobilitätseinschränkung erfolgen sollte.

Bionische Prothesen

Bisher noch als experimentell anzusehen sind Verfahren, die darauf angelegt sind, nach Funktionsverlust bzw. Amputation von Gliedmaßen durch chirurgische Verfahren z. B. den Transfer von funktionsfähigen Muskeln Funktionen wiederherzustellen bzw. eine verbesserte Ansteuerung von Prothesen zu erreichen. Bei der sog. Targeted Muscle Reinnervation werden Armnerven auf die distale noch verbundene Muskulatur des Armstumpfes genäht, sodass es zu einer Reinnervation dieser Muskeln durch Nerven, welche im motorischen System mit den Funktionen des verlorenen Armes verknüpft sind (Aszmann et al. 2015; Gstoettner et al. 2021). Hierzu erforderlich ist eine umfassende Rehabilitation mittels EMG-Biofeedback. Diese Prozedur wurde aber bisher nur in kleineren Fallserien nach traumatischen Nervenverletzungen angewandt (Aszmann et al. 2015; Hruby et al. 2019).

29.3 Rehabilitation

Durch die Sozialversicherungspflicht hat laut Sozialgesetzbuch I, § 4 jeder das Recht auf die Kostenübernahme einer medizinisch begründeten Rehabilitationsmaßnahme.

Ziel einer Rehabilitationsmaßnahme ist die Wiedereingliederung in die Gesellschaft. Patienten im erwerbstätigen Alter sollen dabei unterstützt werden, nach einer Krankheit oder Verletzung ihren Beruf wieder aufnehmen zu können. Bei Patienten im Ruhestand sollen durch eine Rehabilitationsmaßnahme Selbstbestimmung und Teilhabe am Leben in der Gesellschaft gefördert werden.

Findet eine Rehabilitationsmaßnahme direkt im Anschluss an einen stationären Krankenhausaufenthalt statt (z. B. bei einem Patienten mit Guillain-Barré-Syndrom), handelt es sich um eine Anschlussheilbehandlung (AHB). Diese soll das während des akutstationären Aufenthaltes erreichte Behandlungsergebnis sicherstellen bzw. weiter verbessern. Eine AHB hat in der Regel eine Dauer von ca. 2–3 Wochen. Diese kann jedoch, abhängig von Kostenübernahme und Verlauf der Behandlung auf ärztlichen Antrag verlängert werden. Kostenträger ist entweder die deutsche Rentenversicherung (wenn der Patient noch im erwerbstätigen Alter ist) oder die Krankenkasse (gesetzliche oder private Krankenversicherung). Bei Arbeitsunfällen übernimmt die Berufsgenossenschaft die Kosten einer Rehabilitationsmaßnahme. Eine AHB wird durch den einweisenden Arzt (in der Regel im vorbehandelnden Krankenhaus) verordnet, der die medizinische Notwendigkeit einer Rehabilitationsmaßnahme prüft.

Kostenträger einer AHB

Auch ohne vorausgehenden Krankenhausaufenthalt kann eine stationäre oder ambulante Rehabilitationsmaßnahme beantragt werden. Dieser

Fall tritt ein, wenn die verordnungsfähigen Heil- und Hilfsmitteln so wenig wirksam sind, dass sie – gemäß Sozialgesetzbuch – nicht mehr ausreichend und zweckmäßig sind, der Patient aber ein darüber hinausgehendes Rehabilitationspotenzial besitzt. Antragsteller ist dann der den Patienten betreuende Haus- oder Facharzt.

Trotz Rehabilitationsmaßnahme(n) kann eine relevante Beeinträchtigung des Patienten sowohl in Bezug auf die Aktivitäten des täglichen Lebens als auch die Erwerbsfähigkeit bestehen bleiben, was im Abschlussbericht über die Rehabilitationsmaßnahme in der sozialmedizinischen Beurteilung dokumentiert wird. Im Falle einer dauerhaft zu erwartenden Minderung der Erwerbsfähigkeit schließt sich eine Begutachtung hinsichtlich Erwerbsminderung bzw. Erwerbsunfähigkeit an (▶ Kap. 32).

In Abhängigkeit vom Ausmaß der dauerhaft zu erwartenden Beeinträchtigung (z. B. Gehfähigkeit bei Polyneuropathie) kann ein Antrag auf Anerkennung einer Schwerbehinderung einschließlich entsprechender Merkzeichen (hinsichtlich der Gehfähigkeit z. B. G bzw. aG) gestellt werden.

Literatur

Aszmann OC, Roche AD, Salminger S, Paternostro-Sluga T, Herceg M, Sturma A, Hofer C, Farina D (2015) Bionic reconstruction to restore hand function after brachial plexus injury: a case series of three patients. The Lancet 385: 2183–2189.

Gstoettner C, Laengle G, Salminger S, Festin C, Platzgummer H, Aszmann OC (2021) Der chirurgische Umgang mit peripheren Nerven nach Extremitätenverlust. Orthop 50: 14–23.

Hruby LA, Gstoettner C, Sturma A, Salminger S, Mayer JA, Aszmann OC (2019) Bionic Upper Limb Reconstruction: A Valuable Alternative in Global Brachial Plexus Avulsion Injuries–A Case Series. J Clin Med 9: 23.

Richtlinie des Gemeinsamen Bundesausschusses über die Verordnung von Hilfsmitteln in der vertragsärztlichen Versorgung (Hilfsmittel-Richtlinie/HilfsM-RL) in der Fassung vom 21. Dezember 2011/15. März 2012 veröffentlicht im Bundesanzeiger (BAnz AT 10.04.2012 B2), in Kraft getreten am 1. April 2012, zuletzt geändert am 17. September 2020, veröffentlicht im Bundesanzeiger (BAnz AT 30.09.2020 B2) in Kraft getreten am 1. Oktober 2020.

30 Der Polyneuropathiepatient mit neuropathischen Schmerzen

Christian Geber

30.1 Einleitung

Schmerzen sind ein häufiges Symptom von Polyneuropathien, welche oft auch die Lebensqualität beeinflussen (Mick et al. 2020). Schmerz kann hierbei in jeder Phase der Polyneuropathie auftreten, insbesondere auch ein Initial- oder Frühsymptom sein. Aufgrund der bei Polyneuropathien definitionsgemäß vorliegenden Nervenschädigung ist ein neuropathisches Schmerzgeschehen a priori naheliegend (Treede et al. 2008; Finnerup et al. 2016), kann jedoch auch anderer (beispielsweise nozizeptiv-myofaszialer) Genese sein (Geber 2018).

In diesem Kapitel wird ein standardisiertes Vorgehen zur Einordnung von Polyneuropathie-assoziierten neuropathischen und muskuloskelettalen Schmerzsyndromen beschrieben.

30.2 Fallbeispiel

> Ein 65-jähriger Patient erhält aufgrund eines Colon-Carcinoms eine Oxaliplatin-basierte Chemotherapie nach FOLFOX-Schema.
>
> Bereits nach der Applikation im 2. Zyklus tritt unmittelbar eine Überempfindlichkeit der Hände und Füße auf, die er insbesondere bei Kälte oder dem Berühren kalter Gegenstände bemerkt, jedoch anfänglich bereits nach wenigen Tagen wieder nachlässt.
>
> Nach dem 4. Zyklus lässt die Überempfindlichkeit nach der Applikation nach, allerdings entwickelt sich neben einem Taubheitsgefühl auch ein schmerzhaftes Engegefühl der Füße (»wie im Schraubstock«), die sich bis zum nächsten Zyklus nicht mehr vollständig zurückbilden. Die Schmerzen (im Mittel NRS 5–6/10) sind in Ruhe sowie nachts betont (bis 7–8/10), wobei insbesondere die Wärme und das Reiben der Bettdecke als unangenehm empfunden werden.
>
> Im Rahmen der konsiliarisch neurologischen Mitbeurteilung ergibt die klinisch-neurologische Untersuchung eine strumpfförmige Hypästhesie, eine bimalleoläre Pallhypästhesie von 3/8 sowie eine mechanische Hypalgesie für spitze Reize. Leichtes Bestreichen der Haut mit ei-

nem Wattestäbchen (Q-Tip) wird allerdings als schmerzhaft empfunden (dynamisch mechanische Allodynie). Die ergänzende neurografische Diagnostik ergab eine sensible, axonal betonte Polyneuropathie.

Bei Diagnose einer Chemotherapie-induzierten Neuropathie wird nach Rücksprache mit den onkologischen Kollegen aufgrund des neuropathischen Schmerzcharakters eine antineuropathische Medikation mit Pregabalin begonnen und erbrachte in einer Dosierung von 2 x 100 mg eine beginnende Schmerzreduktion auf NRS 4–5/10. Die weitere Aufdosierung war aufgrund zentraler Nebenwirkungen (Schwindel) nicht möglich.

Stattdessen erfolgte ergänzend eine lokale Therapie mit einem Capsaicin-Pflaster (Qutenza®, 8 %) im Bereich des schmerzhaft allodynen Bereiches an beiden Fußrücken. Nach initialer Schmerzverstärkung im Rahmen der Anwendung konnte hierdurch die Schmerzintensität weiter reduziert werden (NRS 3–4/10), sodass insgesamt eine signifikante Schmerzreduktion (> 30 %) gelang. Die Applikation des Capsaicin-Pflasters wurde nach etwa drei Monaten bei erneutem Schmerzanstieg komplikationslos wiederholt.

Im Verlauf entwickelte der Patient zusätzliche belastungsabhängige Schmerzen beim Gehen. In der ergänzenden manualmedizinischen Untersuchung waren in der Unterschenkelmuskulatur (M. tib. anterior sowie im Bereich des M. gastrocnemius) myofasziale Triggerpunkte palpabel, die die ausstrahlende Schmerzkomponente reproduzierbar auslösten und somit eine zusätzlich myofasziale Schmerzkomponente belegten. Die Therapie wurde daraufhin bei einem kombiniert neuropathisch-nozizeptiven Schmerzbild (»mixed pain«) mit gutem Erfolg um physiotherapeutische Maßnahmen ergänzt.

30.3 Assessment neuropathischer Schmerzen bei Polyneuropathie

Neuropathische Schmerzen sind als direkte Folge einer Läsion oder Erkrankung des somatosensorischen Nervensystems definiert. Das bedeutet, dass eine Schädigung des somatosensorischen Systems eine Grundvoraussetzung für neuropathische Schmerzen ist.

Ein strukturiertes Vorgehen zur Diagnosestellung (siehe auch Finnerup 2016, Figure 2) sieht vor, dass bereits aus der Anamnese Hinweise für das Vorliegen einer Polyneuropathie und ggf. auch deren Ätiologie abgeleitet werden können (▶ Kap. 1). Hierzu zählen wie im Fallbeispiel auch medikamentös-toxische Ursachen (▶ Kap. 13 und ▶ Kap. 14). Die ätiologische Einordnung der Polyneuropathie ist jedoch keine Voraussetzung für die Beurteilung, ob ein neuropathisches Schmerzsyndrom vorliegt.

Wenn zusätzlich eine Polyneuropathie-typische Schmerzverteilung (in der Regel distal-symmetrisch) vorliegt, sind die Kriterien für ein *mögliches* neuropathisches Schmerzsyndrom« erfüllt. Das Schmerzverteilungsmuster kann jedoch im Falle von Schwerpunkt-Neuropathien oder einer Mononeuritis multiplex hiervon abweichen.

Von *wahrscheinlichen* neuropathischen Schmerzen spricht man, wenn es gelingt, Auffälligkeiten in der klinisch-neurologischen Untersuchung nachzuweisen.

Wegweisend ist insbesondere der Nachweis von Auffälligkeiten in den Sensibilitätsprüfungen. Häufig finden sich hierbei wechselnde Kombinationen aus einem Funktionsverlust (»sensible Minuszeichen« wie mechanische/thermische Hypästhesie bzw. Hypalgesie) und einer Überempfindlichkeit (»sensible Pluszeichen« wie thermische/mechanische Hyperalgesie bzw. Allodynie). Der Nachweis eines Funktionsverlustes ist dabei als Hinweis auf eine Läsion oder Erkrankung des somatosensorischen Nervensystems diagnostisch aussagekräftiger als Zeichen der Überempfindlichkeit. Diese sind zwar häufig mit neuropathischen Schmerzen assoziiert, jedoch nicht spezifisch, da sie auch bei nozizeptiven und noziplastischen Schmerzen vorliegen können (Finnerup et al. 2016; Kosek et al. 2016).

Definitiver neuropathischer Schmerz liegt vor, wenn die Nervenschädigung auch apparativ nachgewiesen werden kann. Ergänzend zur neurologischen Routinediagnostik (Neurografie, EMG, evozierte Potenziale) erlaubt die Quantitative Sensorische Testung (QST) bei Verdacht auf eine Beteiligung dünner Nervenfasern oder ausschließlicher Small-Fiber-Neuropathie eine funktionelle Beurteilung der dünnen (C-, Aδ-)Nervenfasern (Maier et al. 2010) (▶ Kap. 24).

Wie in dem Fallbeispiel geschildert, sind auch bei gesichertem neuropathischem Schmerzsyndrom zusätzlich im selben Schmerzgebiet gleichzeitig vorliegende muskuloskelettale (»myofasziale«) Beschwerden möglich. In diesem Falle wird häufig der Begriff »mixed pain« verwendet (Freynhagen et al. 2019). Nicht-neuropathische Schmerzkomponenten bei Polyneuropathien entstehen aufgrund des veränderten Gangbildes, der posturalen Instabilität und der konsekutiven muskulären Überlastung bei vermehrten und veränderten muskulären Ausgleichsbewegungen (▶ Abb. 30.1) (Geber 2018).

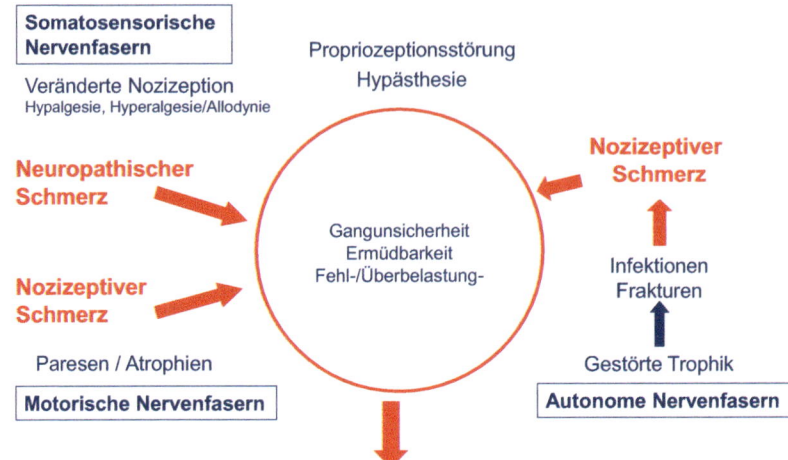

Abb. 30.1: Schmerzmechanismen bei Polyneuropathie

30.4 Therapie neuropathischer Schmerzen bei Polyneuropathie

Bei der Therapie der schmerzhaften Polyneuropathien sind gemäß des chronisch-neuropathischen Charakters als realistische Therapieziele eine Schmerzreduktion (um ≥ 30 %), eine Verbesserung der Schlaf- und Lebensqualität sowie der Erhaltung der sozialen Teilhabe anzustreben und dem Patienten zu vermitteln (Schlereth 2020).

30.4.1 Medikamentöse Therapie neuropathischer Schmerzen

Systemische Pharmakotherapie

Eine Orientierung zur medikamentösen Einstellung bietet die Tabelle 30.1, die sich an der aktuellen Leitlinie zur Behandlung neuropathischer Schmerzen orientiert (Schlereth 2020).

Tab. 30.1: Pharmakotherapie neuropathischer Schmerzen

Medikament	Dosierung	Empfehlung	Effekte auf komorbide Erkrankung:							Wechselwirkungen
			Depression/ generalisierte Angststörung	Schlafstörungen	Adipositas	KHK	Leber-	Niereninsuffizienz (schwer)		
systemisch:										
Trizyklika (z. B. Amitriptylin)	25–75 mg	1. Wahl	+/+	+	−	−	Dosis anpassen (je nach Substanz)	−		−
SNRI (Duloxetin)	60–120 mg	1. Wahl	+/+	+	o	o	−	−		−
Pregabalin (PGB) Gabapentin (GBP)	PGB: 150–600 mg GBP: 900–3.600 mg	1. Wahl (PGB/GBP)	o/+	+	−	o	o	Dosis anpassen (PGB, GBP)		o
Opioide	bis 180 mg morphinäquivalent	3. Wahl	o/+	+	o	o	Dosis anpassen (je nach Substanz)	o		o
topisch:										
Capsaicin	1–4 Pflaster (30–60 min)	1. Wahl bei fokalen Schmerzen	o	(+)	o	o	o	o		o
Lidocain	1–3 Pflaster (bis 12h)	2. Wahl (bei PNP off-label)	o	(+)	o	o	o	o		o
Botulinumtoxin	50–200 Einheiten s. c.	3. Wahl (off-label)	o	(+)	o	o	o	o		o

+: positiver Effekt; (+): indirekte Effekte über Schmerzreduktion möglich; O: kein relevanter Effekt; –: ungünstiger Effekt
Häufige Nebenwirkungen:
Gabapentin/Pregabalin: Somnolenz, Schwindel, Ödeme, Gewichtszunahme
Trizyklika: Sedierung, Mundtrockenheit, kognitive Beeinträchtigung, Gewichtszunahme, kardiale Nebenwirkungen
SNRI: Übelkeit/ Erbrechen
Topika: lokale Hautirritationen, initiale Schmerzverstärkung bei Applikation (Capsaicin, Botulinumtoxin)
Opioide: Obstipation, Übelkeit/ Erbrechen, Müdigkeit, Schwindel, Juckreiz

Zu den leitliniengemäßen Therapieoptionen der 1. Wahl zählen trizyklische Antidepressiva wie Amitriptylin oder der selektive Serotonin-Noradrenalin Wiederaufnahmehemmer (SNRI) Duloxetin. Weitere Substanzen der ersten Wahl sind die Gabapentinoide Gabapentin und Pregabalin.

In einer umfassenden Meta-Analyse zur Pharmakotherapie neuropathischer Schmerzen wurden niedrig-potente Opioide (wie Tramadol) als Therapie der 2. Wahl beurteilt, hochpotente Opioide (Morphin, Oxycodon) als 3. Wahl eingeordnet (Finnerup et al. 2015). In der aktuellen Leitlinie der deutschen Gesellschaft für Neurologie (DGN) wird diese Unterscheidung nicht mehr vorgenommen und Opioide aufgrund des ungünstigen Nebenwirkungsprofils (insbesondere Somnolenz, Sedierung, Obstipation und Nausea), möglicher Toleranzentwicklung sowie einer Schmerzverstärkung im Rahmen einer Opiat-induzierten Hyperalgesie im längerfristigen Verlauf als medikamentöse Therapieoption der 3. Wahl eingeordnet. Der kurzzeitige Einsatz von Opioiden (Morphinäquivalent bis 180 mg/d) kann sinnvoll sein, im Einzelfall bei Respondern auch eine längerfristige Therapie unter engmaschiger Verlaufskontrolle (Häuser et al. 2020).

Für den Einsatz von Cannabinoiden besteht aktuell keine ausreichende Evidenz, sodass der Einsatz nur einzelfallbezogen nach Versagen der Standardtherapien unter Berücksichtigung eines multimodaler Therapieansatzes empfohlen wird (Mücke et al. 2018; Häuser et al. 2018; Schlereth 2020).

Da Polyneuropathien häufig Erkrankungen des höheren Lebensalters sind, sind bei der Auswahl der medikamentösen Therapie Aspekte der Polypharmazie und damit verbundene medikamentöse Interaktionen ebenso zu berücksichtigen wie die verminderte renale und hepatische Elimination oder kardiovaskuläre Vorerkrankungen. Die Berücksichtigung der unterschiedlichen Begleitprofile bezogen auf komorbide Schlafstörungen, Depression und Angsterkrankungen ist darüber hinaus sinnvoll und fördert die Compliance (▶ Tab. 30.1).

Das individuelle Ansprechen auf die einzelnen Medikamente ist schwer voraussehbar, sodass die Kombination verschiedener Therapieansätze wie beispielsweise die Kombinationstherapie zweier systemisch wirkender Medikamente oder die Kombination aus systemisch und topisch wirkender Medikation) erforderlich sein können.

Topische medikamentöse Therapiemaßnahmen

Bei den oft umschriebenen Schmerzen bei schmerzhaften Poyneuropathien (z. B. Fußrücken) spielen topische Therapieoptionen eine wichtige Rolle, da hier keine relevanten systemischen Nebenwirkungen zu erwarten sind. Zugelassen für die Anwendung bei schmerzhaften Polyneuropathien ist die hochdosierte Applikation eines Capsaicin-Pflasters (8 %, Qutenza®), die auch als Primärtherapie empfohlen wird (Schlereth 2020). Der Effekt einer einmaligen Anwendung des Capsaicin-Pflasters hält bis zu drei Monate. Eine wiederholte Anwendung ist möglich. Bei Patienten mit kurzer Erkrankungsdauer (< 6 Monaten) sowie einer Überempfindlichkeit (Allodynie, Hyperalgesie) im schmerzhaften Hautareal konnte in Studien ein besserer Therapieeffekt nachgewiesen werden (Maihofner und Heskamp 2013).

Die Anwendung eines Lidocain-Pflasters (Versatis®, 5 %) wird als Therapieoption der 2. Wahl bei fokalen neuropathischen Schmerzen inkl. schmerzhafter Polyneuropathien genannt, ist aber in Deutschland nur für die Behandlung der Post-Zoster-Neuralgie zugelassen (Baron et al. 2016; Schlereth 2020).

Die Wirkung von Botulinum-Toxin, das im betroffenen Areal subkutan injiziert wird, ist in mehreren Studien bei fokal neuropathischen Schmerzen inkl. schmerzhafter Polyneuropathien nachgewiesen, stellt aber einen off-label-use dar und sollte daher nur nach sorgfältiger Indikationsstellung in spezialisierten Zentren erfolgen (Lakhan et al. 2015; Attal et al. 2016).

Nicht-medikamentöse Therapieansätze bei begleitenden muskuloskelettalen Schmerzen

Da Polyneuropathien häufig mit einer sensiblen Ataxie und motorischen Ausfällen einhergehen, die selbst wiederum zu sekundär muskuloskelettalen Schmerzen führen können, stellen physiotherapeutische Maßnahmen eine sinnvolle Ergänzung der Behandlung dar. Hierfür kommen verschiedene Konzepte zur Anwendung (Methoden nach Bobath und Vojta, manuelle Therapie, propriozeptive neuromuskuläre Fazilitation oder Krankengymnastik im Bewegungsbad). Ziele sind unter anderem die Verbesserung von Stand, Gang und Gleichgewicht sowie ein gezieltes Training der Muskelkraft (Sommer et al. 2018).

Multimodale Schmerztherapie

Bei ambulant nicht ausreichender Schmerzreduktion einhergehend mit hoher schmerzbedingter Beeinträchtigung der Lebensqualität, der sozialen Teilhabe oder affektiver Beeinträchtigung ist eine (teil-)stationäre interdisziplinäre multimodale Schmerztherapie indiziert (Shaygan et al. 2018; Schlereth 2020).

Neuromodulative Verfahren

TENS

Als nicht-invasive Methode findet die transkutane elektrische Nervenstimulation (TENS) Anwendung. Die Studienlage ist heterogen, es liegen jedoch Einzelstudien zu neuropathischen Schmerzsyndromen inkl. der diabetischen Polyneuropathie vor, die einen positiven Effekt nahelegen und daher aufgrund der fehlenden Invasivität einen zeitlich begrenzten Therapieversuch im Einzelfall rechtfertigen (Schlereth 2020; Mokhtari et al. 2020).

Epidurale Rückenmarkstimulation (»spinal cord stimulation«, SCS)

Für Schmerzen im Rahmen einer diabetischen Polyneuropathie wurde die SCS nach Publikation zweier randomisierter Studien (Slangen et al. 2014; de Vos et al. 2014) mit schwacher Empfehlung in die europäische Leitlinie aufgenommen (Cruccu et al. 2016). Die Indikationsstellung sollte interdisziplinär erfolgen, wenn nach entsprechender psychologisch/psychiatrischer Evaluation konservative multimodale Therapieansätze zu keiner ausreichenden Linderung geführt haben (Tronnier 2019).

30.5 Zusammenfassung

- Neuropathische Schmerzen sind ein häufiges Symptom bei Polyneuropathie Patienten, das oft mit Beeinträchtigung der Lebensqualität einhergeht.
- Sie sind abzugrenzen von sekundär muskuloskelettalen Schmerzen, die im selben Schmerzareal vorliegen können (»mixed pain« Konzept).
- Die symptomatische Therapie neuropathischer Schmerzen besteht systemischer und topischer Medikation, die auch kombiniert werden können.
- Als realistische Therapieziele sind eine Schmerzreduktion (um ≥ 30 %), eine Verbesserung der Schlaf- und Lebensqualität, sowie der Erhaltung der sozialen Teilhabe anzustreben und dem Patienten zu vermitteln.
- Ein multimodaler Therapieansatz, der biopsychosoziale Faktoren berücksichtigt und sowohl medikamentöse als auch nicht-medikamentöser Therapieverfahren (z. B. Physiotherapie, ggf. Psychotherapie) einbezieht ist prinzipiell sinnvoll.
- Die Indikation zu interventionellen Maßnahmen (z. B. SCS) sollte bei unzureichendem Effekt konservativer Maßnahmen interdisziplinär erfolgen.

Literatur

Attal N, de Andrade DC, Adam F, Ranoux D, Teixeira MJ, Galhardoni R, Raicher I, Üçeyler N, Sommer C, Bouhassira D (2016) Safety and efficacy of repeated injections of botulinum toxin A in peripheral neuropathic pain (BOTNEP): a randomised, double-blind, placebo-controlled trial. Lancet Neurol 15: 555–565.

Baron R, Allegri M, Correa-Illanes G, Hans G, Serpell M, Mick G, Mayoral V (2016) The 5% Lidocaine-Medicated Plaster: Its Inclusion in International Treatment Guidelines for Treating Localized Neuropathic Pain, and Clinical Evidence Supporting its Use. Pain Ther 5: 149–169.

Cruccu G, Garcia-Larrea L,P Hansson P, Keindl M, Lefaucheur J-P, Paulus W, Taylor R, Tronnier V, Truini A, Attal N (2016) EAN guidelines on central neurostimulation therapy in chronic pain conditions Eur J Neurol 23(10): 1489–99.

de Vos CC, Meier K, Zaalberg PB, Nijhuis HJA, Duyvendak W, Vesper J, Enggaard TP, Lenders MWPM (2014) Spinal cord stimulation in patients with painful diabetic neuropathy: a multicentre randomized clinical trial. Pain 155: 2426–2431.

Finnerup NB, Attal N, Haroutounian S, McNicol E, Baron R, Dworkin RH, Gilron I, Haanpää M, Hansson P, Jensen TS, Kamerman PR, Lund K, Moore A, Raja SN, Rice ASC, Rowbotham M, Sena E, Siddall P, Smith BH, Wallace M (2015) Pharmacotherapy for neuropathic pain in adults: a systematic review and meta-analysis. Lancet Neurol 14: 162–173.

Finnerup NB, Haroutounian S, Kamerman P, Baron R, Bennett DLH, Bouhassira D, Cruccu G, Freeman R, Hansson P, Nurmikko T, Raja SN, Rice ASC, Serra J, Smith BH, Treede R-D, Jensen TS (2016) Neuropathic pain: an updated grading system for research and clinical practice. Pain 157: 1599–1606.

Freynhagen R, Parada HA, Calderon-Ospina CA, Chen J, Rakhmawati Emril D, Fernández-Villacorta FJ, Franco H, Ho K-Y, Lara-Solares A, Li CC-F, Mimenza Alvarado A, Nimmaanrat S, Dolma Santos M, Ciampi de Andrade D (2019) Current understanding of the mixed pain concept: a brief narrative review. Curr Med Res Opin 35: 1011–1018.

Geber C (2018) Neuropathischer Schmerz in der muskuloskelettalen Schmerztherapie. Deutscher Ärzteverlag 7(10): 489–495.

Häuser W, Bock F, Hüppe M, Nothacker M, Norda H, Radbruch L, Schiltenwolf M, Schuler M, Tölle T, Viniol A, Petzke F, Koautoren für die Konsensusgruppe der 2. Aktualisierung der S3-Leitlinie LONTS (2020) Recommendations of the second update of the LONTS guidelines: Long-term opioid therapy for chronic noncancer pain. Schmerz Berl Ger 34: 204–244.

Häuser W, Finn DP, Kalso E, Krcevski-Skvarc N, Kress H-G, Morlion B, Perrot S, Schäfer M, Wells C, Brill S (2018) European Pain Federation (EFIC) position paper on appropriate use of cannabis-based medicines and medical cannabis for chronic pain management. Eur J Pain Lond Engl 22(9): 1547–1564.

Kosek E, Cohen M, Baron R, Gebhart GF, Mico J-A, Rice ASC, Rief W, Sluka AK (2016) Do we need a third mechanistic descriptor for chronic pain states? Pain 157: 1382–1386.

Lakhan SE, Velasco DN, Tepper D (2015) Botulinum Toxin-A for Painful Diabetic Neuropathy: A Meta-Analysis. Pain Med 16: 1773–1780.

Maier C, Baron R, Tölle TR, Binder A, Birbaumer N, Birklein F, Gierthmühlen J, Flor H, Geber C, Huge V, Krumova EK, Landwehrmeyer GB, Magerl W, Maihöfner C, Richter H, Rolke R, Scherens A, Schwarz A, Sommer C, Tronnier V, Uçeyler N, Valet M, Wasner G, Treede R-D (2010) Quantitative sensory testing in the German Research Network on Neuropathic Pain (DFNS): somatosensory abnormalities in 1236 patients with different neuropathic pain syndromes. Pain 150(3): 439–450.

Maihöfner CG, Heskamp ML (2014) Treatment of peripheral neuropathic pain by topical capsaicin: Impact of pre-existing pain in the QUEPP-study. Eur J Pain 18(5): 671–9. (doi: 10.1002/j.1532-2149.2013.).

Mick G, Serpell M, Baron R, Mayoral V, Hans G, Mendez I, Artime E, Qizilbash N, Sohns M (2020) Localised neuropathic pain in the primary care setting: a cross-sectional study of prevalence, clinical characteristics, treatment patterns, quality of life and sleep performance. Curr Med Res Opin: 1–10.

Mokhtari T, Ren Q, Li N, Wang F, Bi Y, Hu L (2020) Transcutaneous Electrical Nerve Stimulation in Relieving Neuropathic Pain: Basic Mechanisms and Clinical Applications. Curr Pain Headache Rep 24(4): 14.

Mücke M, Phillips T, Radbruch L, Petzke F, Häuser W (2018) Cannabis-based medicines for chronic neuropathic pain in adults. Cochrane Database Syst Rev 3: CD012182.

Schlereth T (2020) Guideline »diagnosis and non interventional therapy of neuropathic pain« of the German Society of Neurology (deutsche Gesellschaft für Neurologie). Neurol Res Pract 2: 16.

Shaygan M, Böger A, Kröner-Herwig B (2018) Predicting factors of outcome in multidisciplinary treatment of chronic neuropathic pain. J Pain Res 11: 2433–2443.

Slangen R, Schaper NC, Faber CG, Joosten EA, Dirksen CD, van Dongen RT, Kessels AG, van Kleef M (2014) Spinal cord stimulation and pain relief in painful diabetic peripheral neuropathy: a prospective two-center randomized controlled trial. Diabetes Care 37: 3016–3024.

Sommer C, Geber C, Young P, Forst R, Birklein F, Schoser B (2018) Polyneuropathies. Dtsch Arzteblatt Int 115(6): 83–90.

Treede R-D, Jensen TS, Campbell JN, Cruccu G, Dostrovsky JO, Griffin JW, Hansson P, Hughes R, Nurmikko T, Serra J (2008) Neuropathic pain: redefinition and a grading system for clinical and research purposes. Neurology 70(18): 1630–1635.

Tronnier V (2019) Interventionelle Verfahren in der Schmerztherapie. In: Baron R, Koppert W, Strumpf M, Willweber-Strumpf A (Hrsg.) Praktische Schmerzmedizin: Interdisziplinäre Diagnostik – Multimodale Therapie. Berlin, Heidelberg: Springer. S. 199–225.

31 Der pädiatrische Patient mit Polyneuropathie

Heike Kölbel

31.1 Einleitung

Die Polyneuropathien (PNP) entstehen bei Kindern wie bei Erwachsenen aufgrund sehr unterschiedlicher Mechanismen. Hereditäre, metabolische, toxische und entzündliche Ursachen können zu einer Schädigung der Myelinscheide, des Axons oder von beiden führen. Die autosomal-rezessiv hereditären Erkrankungen mit frühem Beginn finden sich häufig in der Kategorie CMT4. Im Kindesalter ist die Symptomatik häufig weniger charakteristisch und genetisch, klinisch, pathologisch und elektrophysiologisch heterogen (Baets et al. 2011). Neben diesen Krankheitsbildern, bei denen die isolierte Neuropathie im Vordergrund steht, können frühmanifeste Neuropathien auch ein Teilsymptom einer übergeordneten Erkrankung sein und erfordern eine umfangreiche Differenzialdiagnostik (Yiu and Ryan 2012a; Yiu and Ryan 2012b). Bei neurometabolischen und neurodegenerativen Erkrankungen, mit im Vordergrund stehender Symptomatik des zentralen Nervensystems (ZNS), finden sich in einigen Fällen charakteristische Zusatzsymptome, die die Diagnosefindung erleichtern (▶ Tab. 31.1).

Tab. 31.1: Metabolische und neurodegenerative Erkrankungen mit Beteiligung des peripheren Nervensystems

Erkrankung	Besonderheiten
Anderman-Syndrom	Balkenagenesie, mentale Retardierung
Lowe-Syndrom	Katarakt, mentale Retardierung
Pelizaeus-Merzbacher-Erkrankung	Nystagmus, mentale Retardierung
Morbus Krabbe	Optikusatrophie
Morbus Refsum	Ataxie, Schwerhörigkeit
Metabolische Leukodystrophie	Spastik, Ataxie, psychiatrische Auffälligkeiten
Hereditäre Ataxien (z. B. Friedreich Ataxie)	Kleinhirnatrophie
Mitochondriale Erkrankungen: z. B. Mutationen in *SURF1* und *HADHA*	zerebrale Laktatazidose und Diffusionsstörungen in der kranialen MRT Rhabdomyolysen
Riesenaxonneuropathie	Krauses Haar, mentale Retardierung

31.2 Fallbeispiel

Die Patientin wurde uns im Alter von drei Jahren aufgrund eines auffälligen Gangbildes mit Fallneigung, einer reduzierten Gehstrecke und Klumpfüßen zur weiteren Abklärung vorgestellt.

Die Schwangerschaft und die Geburt zum Termin verliefen komplikationslos. Die postnatale Anpassung und die psychomotorische Entwicklung im ersten Lebensjahr waren unauffällig. Ab dem 12. Lebensmonat fiel eine Klumpfußentwicklung beim Kind auf. Bei der orthopädischen Vorstellung wurden eine Hilfsmittelversorgung mit Orthesen und physiotherapeutische Übungsbehandlungen eingeleitet. Bei fehlender Besserung wurde vor geplanter operativer Korrektur eine Abklärung in der Kinderneurologie empfohlen.

Klinisch zeigten sich:

- fehlende Patellar- (PSR) und Achillessehnenreflexe (ASR)
- Klumpfüße (re > li)
- Verschmächtigung des Muskelreliefs im Bereich der Unterschenkel
- Achillessehnenverkürzungen
- Bewegungseinschränkung in den oberen Sprunggelenken

Sensibilität, Muskelkraft und Hirnnervenstatus waren altersbedingt nicht formal überprüfbar. Eine proximale Schwäche, eine Hemisymptomatik oder eine Ataxie zeigten sich in der freien Beobachtung des Kindes nicht. Beim Gehen zeigte sich eine Vorfußadduktion (re > li) mit Abrollen über die Außenkante. Die Neurografie ergab Hinweise für eine primäre axonale Neuropathie mit verzögerten Latenzen und abgeflachten Amplituden mit normalen Nervenleitgeschwindigkeiten (N. tibialis, N. peroneus und N. suralis).

> **Cave:**
>
> Für das Kindesalter existieren altersentsprechende Normwerte für die Neurografie.

Eine MRT der Wirbelsäule zum Ausschluss einer Wirbelkörperfehlbildung, eines Tumors oder einer *tethered cord* zeigte einen Normalbefund. Ein MRT zur Beurteilung der Muskulatur der unteren Extremitäten und zum Ausschluss einer traumatischen Genese bzw. einer Fehlbildung zeigte bis auf eine Verfettung des M. soleus bds. einen unauffälligen Befund. Traumatische Ursachen (z. B. Frakturen) können bei Kindern durch Bagatellunfälle beim Spielen, aber auch durch Misshandlungen entstehen und sollten immer frühzeitig in der Diagnostik mit Bedacht werden.

> **Cave:**
>
> Aufgrund der Möglichkeiten einer medikamentösen Behandlung sollte eine 5q-SMA sicher genetisch ausgeschlossen werden.

Als nächster diagnostischer Schritt wurde bei V. a. eine hereditäre Neuropathie eine genetische Untersuchung veranlasst. Zur Stratifizierung können die neurophysiologische Untersuchung und der klinische Befund im Kindesalter irreführend sein, sodass die genetische Untersuchung aufgrund der Häufigkeit der genetischen Veränderung durchgeführt werden sollten. Bei einigen Gendefekten sind sowohl demyelinisierende als auch axonale Verlaufsformen möglich, wodurch die klinisch-genetische Klassifikation zunehmend schwieriger wird. In unserem Fall wurden zuerst Duplikationen als auch andere Genveränderungen im *PMP22*-Gen ausgeschlossen. Eine Multi-Gen-Panel-Untersuchung mit den häufigsten Genen für eine CMT4 erbrachte dann die Diagnose einer CMT4A mit zwei compound-heterozygoten Mutationen im *GDAP1* Gen. Im Verlauf der Erkrankung zeigte sich eine zunehmende Beeinträchtigung der oberen Extremitäten mit deutlichem Funktionsverlust der Hände, sodass eine umfassende Hilfsmittelversorgung zur Gewährleistung eines regulären Schulbesuchs erforderlich wurde. Im Alter von 13 Jahren verlor das Mädchen die Gehfähigkeit und zwei Jahre später auch die Stehfähigkeit.

31.3 Diagnose

Die differenzialdiagnostische Aufarbeitung erfordert zunächst eine detaillierte Anamnese inklusive der Familienanamnese und gezielte klinische und neurophysiologische Untersuchung weiterer Familienmitglieder.

Etwa 60 % aller kindlichen Neuropathien sind auf Mutationen in den vier am häufigsten betroffenen Genen, *PMP22, GJB1/Cx32, MPZ/P0* und *MFN2*, zurückzuführen, sodass sich zunächst eine Einzelgenanalyse besonders des *PMP22* Gen (in erster Linie Duplikationen) anbietet (Hoebeke et al. 2018; Padilha et al. 2020). Bereits im nächsten Schritt ist es sinnvoll eines der neueren genetischen Verfahren (Paneldiagnostik oder Gesamt-Exom-Sequenzierung) durchzuführen. Bei der schnell steigenden Zahl neuer krankheitsassoziierter Gene sowie Überlappungen zu anderen Erkrankungen ist die Exom-Sequenzierung, d. h. die parallele Sequenzierung aller circa 23.000 Gene des Menschen, ein zielführender diagnostischer Schritt.

In der Nervensonografie zeigen sich bei einigen hereditären Neuropathien verdickte Nerven (Grimm et al. 2016; Loewenbrück et al. 2016). Eine Kernspintomografie des Muskels kann als sensitiver und objektiver

Zusatzdiagnostik bei V. a Polyneuropathie bei Kindern

Verlaufsparameter zur Darstellung distaler Muskelatrophien dienen und bei der Differenzialdiagnose einer distalen Myopathie hilfreich sein (Cornett et al. 2019).

> **Merke:**
>
> Die kombinierte Muskel-/Nervenbiopsie hat in aller Regel in der Diagnostik von kindlichen Neuropathien keine Bedeutung mehr.

Darüber hinausgehende Diagnostik von neuromuskulären, metabolischen, nutritiv-toxischen, infektiösen und inflammatorischen beziehungsweise auto-immunologischen Ursachen wird nach diesen Befunden gezielt und nicht schematisch durchgeführt (▶ Tab. 31.2).

Tab. 31.2: Häufige Differenzialdiagnosen bei kindlichen Gangstörungen

Erkrankung	Empfohlene zusätzliche Maßnahmen
Myopathien/Myositis	CK
Myelitis	Lumbalpunktion
Diabetes mellitus	HbA1c
Chronische Niereninsuffizienz	Kreatinin, Cystatin C
Mangel des Vitamin-B Komplexes (B1, -2, -6, -12)	Anamnese nach Fehlernährung, Resorptionsstörungen und parenteraler Ernährung; Holotranscobalamin (Holo-TC) und Methylmalonsäure im Serum als frühe Marker
Vitamin-E-Mangel	Anamnese nach Fehlernährung, Resorptionsstörungen und parenteraler Ernährung
Toxische Neuropathie	Anamnese: Medikamente, Schwermetalle, organische Lösungsmittel und organische Phosphorsäureester
Tethered cord	MRT der Wirbelsäule
Neoplasien des ZNS	Kraniales MRT
Unbemerkte Frakturen	MRT der unteren Extremitäten
Idiopathische Arthritis	BSG, CRP

BSG – Blutsenkungsgeschwindigkeit (BSG) und
CIDP – Chronisch inflammatorisch demyelinisierende Polyradikuloneuropathie
CK – Kreatinkinase
CMT – Charcot-Marie-Tooth
CRP – C-reaktives Protein (CRP)
GBS – Guillain-Barré-Syndrom
HbA1c – Hämoglobin A 1c
Li – Links
MRT – Magnetresonanztomografie
Re – Rechts
VZV – Varizella-Zoster-Virus

31.4 Therapie

Die CMT4A kann gegenwärtig nur symptomatisch und multidisziplinär behandelt werden.

- Physiotherapie: Dehnung, Kräftigung, Atemtherapie und Mobilisierung
- Hilfsmittelversorgung: Ermöglichung einer möglichst altersentsprechenden Position und eine größtmögliche Teilhabe am Alltag
- Pneumologie: Kontrolle der Lungenfunktion, des Hustenstoßes und ggf. Einleitung einer assistierten Atmung
- Orthopädie: operative Korrektur der Skoliose bei respiratorischer Dysfunktion, der Fußfehlstellung zur Optimierung des Gangbildes und Reduktion von Schmerzen
- Schmerztherapie: medikamentöse und psychotherapeutische Behandlungen bei sensorischen Dysfunktionen
- Psychosoziale Betreuung: Krankheitsverarbeitung, Hilfen zur adäquaten Beschulung

> **Cave:**
>
> Viele Medikamente zur Schmerztherapie sind im Kindesalter nicht zugelassen und stellen somit einen »*off-label use*« dar.

31.5 Prognose

Die CMT4A manifestiert sich im Kindesalter mit fortschreitender, distal betonter Schwäche und Atrophie der vom Nervus peronaeus in den unteren Gliedmaßen innervierten Muskeln und daraus folgenden charakteristischen Fußdeformitäten, gefolgt von Schwäche und Atrophie der Handmuskulatur und sensorischen Störungen. Die CMT4A verläuft in der Regel schwerer und beginnt früher als andere CMT-Formen. Die Krankheit kann im frühen Säuglingsalter mit muskulärer Hypotonie in Erscheinung treten, im Kleinkindalter mit einem vermehrten Zehengang, im Verlauf mit einem Steppergang, Fußdeformitäten, Hammerzehen und anderen Skelettdeformitäten wie z. B. Skoliose und Kontrakturen. Sensorische Zeichen sind in der Regel schwächer ausgeprägt als die motorischen Symptome. Das häufigste sensorische Zeichen ist der Verlust der Empfindung von Berührung, Schmerz und Vibration im distalen Anteil der unteren Gliedmaßen. Im Verlauf tritt häufig ein Verlust der Gehfähigkeit ein. Als Besonderheit werden im späten Stadium die Entwicklung einer Stimmbandlähmung und einer Zwerchfellschwäche beschrieben.

31.6 Diskussion

Die CMT4A (#607706) wird verursacht durch Mutationen im *GDAP1* (*ganglioside-induced differentiation-associated protein-1*)() Gen und wird klassisch und in der Mehrzahl der Fälle als demyelinisierende Neuropathie, aber in der letzten Zeit auch wie in unserem Fall als axonale Neuropathie (#607706) und als intermediäre Formen (#608340) beschrieben. In Fällen mit einem autosomal-dominanten Erbgang wird die Erkrankung als CMT2K (#607831) eingeordnet. Die CMT4A ist charakterisiert durch einen frühen Beginn mit einem schweren klinischen Verlauf, der häufig zu einem Verlust der Gehfähigkeit führt, während die CMT2K durch einen milden klinischen Verlauf mit dem Beginn im 6. Lebensjahrzehnt und einer axonalen Neuropathie gekennzeichnet ist.

Differenzialdiagnose bei V. a. Polyneuropathie bei Kindern

Die Funktion des GDAP1-Proteins ist nicht vollständig geklärt. Beim Gesunden passen mitochondriale Fusionen und Spaltungen das mitochondriale Gebilde an die Veränderungen der zellulären Homöostase an (Wolf et al. 2020). Es wird vermutet, dass Mutationen im *GDAP1* zu einer Veränderung der mitochondrialen Dynamik (Beeinflussung der Spaltung) führen, des Weiteren kommt es über einen mitochondrialen Komplex-1-Mangel zu einer Beeinträchtigung der Energieversorgung (Cassereau et al. 2011; Chen et al. 2020) der Nervenzellen. Die Assoziation von bestimmten Mutationen im *GDAP1* mit einem dominanten oder rezessiven Erbgang ist wichtig für die genetische Beratung der Familien besonders bei der pränatalen Diagnostik der schweren Verläufe.

Bei der hereditären Form einer PNP müssen, wie auch in unserem Fall, nicht immer symmetrische Verteilungsmuster vorliegen, sodass auch eine entzündliche Genese mitbedacht werden muss. Entzündliche Neuropathien finden sich bei Kindern in erster Linie als klassische periphere Fazialisparese (»idiopathisch« oder infektiös: Borrelien, VZV) und in generalisierter Form als GBS oder CIDP. Bei dringendem klinischem Verdacht auf eine Vaskulitis, eine Seltenheit im Kindesalter, kann eine kombinierte Muskel-/Nervenbiopsie erwogen werden (Prada et al. 2019). Diese sollten nur in ausgewiesenen Zentren durchgeführt und begutachtet werden.

Typische neurophysiologische Zeichen einer inflammatorischen Neuropathie können auch bei Patienten mit hereditären Neuropathien, z. B. bei Mutationen in *GJB1*, *SH3TC2*, *FIG4* oder *SPTLC1*, gefunden werden (Rajabally et al. 2016).

31.7 Zusammenfassung

- Im Kindesalter ist die Symptomatik weniger charakteristisch und die elektrophysiologische Diagnostik muss nicht richtungsweisend sein.
- Eine frühmanifeste Neuropathie kann ein Teilsymptom einer übergeordneten Erkrankung sein.
- Die Prognose der hereditären Neuropathien mit Manifestation in Kindesalter ist eher ungünstig.
- Die genetische Beratung der Familien ist besonders für die pränatale Diagnostik der schweren Verläufe wichtig.

Literatur

Baets J, Deconinck T, De Vriendt E, Zimon M, Yperzeele L, Van Hoorenbeeck K, Peeters K, Spiegel R, Parman Y, Ceulemans B, Van Bogaert P, Pou-Serradell A, Bernert G, Dinopoulos A, Auer-Grumbach M, Sallinen S-L, Fabrizi GM, Pauly F, Van den Bergh P, Bilir B, Battaloglu E, Madrid RE, Kabzinska D, Kochanski A, Topaloglu H, Miller G, Jordanova A, Timmerman V, De Jonghe P (2011) Genetic spectrum of hereditary neuropathies with onset in the first year of life. Brain 134(9): 2664–2676. (https://doi.org/10.1093/brain/awr184).

Cassereau J, Chevrollier A, Gueguen N, Desquiret V, Verny C, Nicolas G, Dubas F, Amati-Bonneau P, Reynier P, Bonneau D, Procaccio V (2011) Mitochondrial dysfunction and pathophysiology of Charcot–Marie–Tooth disease involving GDAP1 mutations. Exp Neurol 227(1): 31–41. (https://doi.org/10.1016/j.expneurol.2010.09.006).

Chen C, Li J, Dong H, Liu G, Bai G, Wu Z (2020) Identification and functional characterization of novel *GDAP1* variants in Chinese patients with Charcot–Marie–Tooth disease. Ann Clin Transl Neurol 7(12): 2381–2392. (https://doi.org/10.1002/acn3.51233).

Cornett KMD, Wojciechowski E, Sman AD, Walker T, Menezes MP, Bray P, Halaki M, Burns J, for the FAST Study Group (2019) Magnetic resonance imaging of the anterior compartment of the lower leg is a biomarker for weakness, disability, and impaired gait in childhood Charcot-Marie-Tooth disease: MRI as Biomarker in Pediatric CMT. Muscle Nerve 59(2): 213–217. (https://doi.org/10.1002/mus.26352).

Grimm A, Vittore D, Schubert V, Lipski C, Heiling B, Décard BF, Axer H (2016) Ultrasound pattern sum score, homogeneity score and regional nerve enlargement index for differentiation of demyelinating inflammatory and hereditary neuropathies. Clin Neurophysiol 127(7): 2618–2624. (https://doi.org/10.1016/j.clinph.2016.04.009).

Hoebeke C, Bonello-Palot N, Audic F, Boulay C, Tufod D, Attarian S, Chabrol B (2018) Retrospective study of 75 children with peripheral inherited neuropathy: Genotype–phenotype correlations. Arch Pédiatrie 25(8): 452–458. (https://doi.org/10.1016/j.arcped.2018.09.006).

Loewenbrück KF, Dittrich M, Böhm J, Klingelhöfer J, Baum P, Schäfer J, Koch R, Storch A (2016) Diagnostic accuracy of nerve ultrasound in hereditary and sporadic non-entrapment neuropathies. J Neurol 263(11): 2196–2206. (https://doi.org/10.1007/s00415-016-8242-9).

Padilha JPD, Brasil CS, Hoefel AML, Winckler PB, Donis KC, Brusius-Facchin AC, Saute JAM (2020) Diagnostic yield of targeted sequential and massive panel approaches for inherited neuropathies. Clin Genet 98(2): 185–190. (https://doi.org/10.1111/cge.13793).

Prada V, Massucco S, Venturi C, Geroldi A, Bellone E, Mandich P, Minuto M, Varaldo E, Mancardi G, Grandis M, Schenone A (2019) Diagnostic Value of Sural Nerve Biopsy: Retrospective Analysis of Clinical Cases From 1981 to 2017. Front Neurol 10: 1218. (https://doi.org/10.3389/fneur.2019.01218).

Rajabally YA, Adams D, Latour P, Attarian S (2016) Hereditary and inflammatory neuropathies: a review of reported associations, mimics and misdiagnoses. J Neurol Neurosurg Psychiatry 87(10): 1051–1060. (https://doi.org/10.1136/jnnp-2015-310835).

Wolf C, López del Amo V, Arndt S, Bueno D, Tenzer S, Hanschmann E-M, Berndt C, Methner A (2020) Redox Modifications of Proteins of the Mitochondrial Fusion and Fission Machinery. Cells 9(4): 815. (https://doi.org/10.3390/cells9040815).

Yiu EM, Ryan MM (2012a) Demyelinating prenatal and infantile developmental neuropathies. J Peripher Nerv Syst 17(1): 32–52. (https://doi.org/10.1111/j.1529-8027.2012.00379.x).

Yiu EM, Ryan MM (2012b) Genetic axonal neuropathies and neuronopathies of pre-natal and infantile onset. J Peripher Nerv Syst JPNS 17(3): 285–300. (https://doi.org/10.1111/j.1529-8027.2012.00412.x).

32 Der Polyneuropathiepatient im Gutachten

Peter Schwenkreis

32.1 Einleitung

Eine Begutachtung von Polyneuropathiepatienten kann auf unterschiedlichen Rechtsgebieten erforderlich werden. Dabei muss prinzipiell zwischen einer »finalen« und einer »kausalen« Begutachtung unterschieden werden. Bei einer finalen Begutachtung steht die Beschreibung des IST-Zustandes im Vordergrund, unabhängig von der Ursache, die zu diesem Zustand geführt hat. Aufgabe des Gutachters ist es hier, die vorhandenen Funktionsstörungen, gegebenenfalls unter Bezugnahme auf die berufliche Leistungsfähigkeit, im Gutachten detailliert darzustellen. Typische Rechtsgebiete, auf denen eine solche finale Begutachtung gefordert ist, umfassen z. B. die gesetzliche Rentenversicherung, das Schwerbehindertenrecht oder die private Berufsunfähigkeitsversicherung. Eine kausale Begutachtung hingegen ist typischerweise erforderlich bei der Erstellung von Gutachten für eine gesetzliche oder private Unfallversicherung sowie für Haftpflichtversicherungen. Hier ist es Aufgabe des Gutachters zu klären, ob die Polyneuropathie kausal auf das versicherte Ereignis bzw. die versicherte Tätigkeit zurückzuführen ist. In jedem Falle müssen bei der Erstellung des Gutachtens die Besonderheiten des jeweiligen Rechtsgebietes sowie die Fragestellung des Auftraggebers unbedingt beachtet werden, um die Verwertbarkeit des Gutachtens zu gewährleisten und Rückfragen zu vermeiden.

32.2 Fallbeispiel

> Eine 28-jährige Patientin stellte sich im Auftrag der zuständigen gesetzlichen Unfallversicherung zur Begutachtung vor. Sie hatte 1,5 Jahre zuvor auf dem Weg zur Arbeit als PKW-Fahrerin einen Verkehrsunfall erlitten (Wegeunfall) und sich dabei ein Polytrauma u. a. mit bds. Lungenkontusion, Rippenserienfraktur, stabiler BWK 8-Fraktur, distaler Radiusfraktur links und Unterschenkelfraktur rechts zugezogen. Initial war sie aufgrund des Thoraxtrauma mit bds. Lungenkontusion und komplikativ auftretender Pneumonie mit septischem Bild über drei Wochen auf der Intensivstation invasiv beatmet und im Verlauf

auch tracheotomiert worden. Bei prolongiertem Weaning war bereits in dieser Phase im Rahmen eines neurologischen Konsils eine Critical-Illness-Polyneuropathie vermutet worden. Später war dann im Rahmen der Rehabilitationsbehandlung eine bds. Fuß- und Zehenheberparese aufgefallen, welche sich im Verlauf langsam besserte, jedoch ohne komplette Remission. Mit Ausnahme dieses Polytraumas sind keine relevanten Vorerkrankungen bekannt.

Im Rahmen der gutachtlichen Untersuchung klagte die Patientin über eine weiter bestehende leichte Fuß- und Zehenheberschwäche bds. mit linksseitiger Betonung. Sie könne mittlerweile wieder ohne Hilfsmittel gehen, müsse aber aufpassen, dass sie beim Gehen nicht stolpere. Die Probleme seien anfangs sehr viel ausgeprägter gewesen, hätten sich mittlerweile aber schon deutlich gebessert. Bei der klinisch-neurologischen Untersuchung fand sich eine bds. Fuß- und Zehenheberparese, rechts vom KG 4/5, links vom KG 4-/5. Weitere Paresen waren nicht nachweisbar. Die Muskeleigenreflexe waren seitengleich mitteIlebhaft auslösbar, mit Ausnahme des bds. abgeschwächten ASR. Die Oberflächensensibilität war intakt, das Vibrationsempfinden am Malleolus medialis allenfalls diskret herabgesetzt (5/8 bds.).

In der elektrophysiologischen Zusatzdiagnostik fanden sich erniedrigte motorische Amplituden bei der Neurografie des N. peroneus und N. tibialis bds., bei einer noch normwertigen mNLG (▶ Abb. 32.1). Im EMG ergab sich aus dem M. tibialis anterior bds. ein für eine chronisch-neurogene Schädigung typischer Befund, mit überhöhten Amplituden bei der Einzelpotenzialanalyse und einem leicht gelichteten Interferenzmuster bei Maximalinnervation.

Werte der Elektroneurografie: Pathologische Befunde sind fett markiert.

Seite	Art	Nerv	Segmente	Lat (ms)	Amp P-P (mV)	NLG (m/s)	Dist (cm)	Reiz (mA)
links	motorisch	N. peroneus	Knöchel – EDB	4,6	**2,1**		6	100
links	motorisch	N. peroneus	Fibulakopf – Knöchel	12,5	**2,0**	43,0	34	100

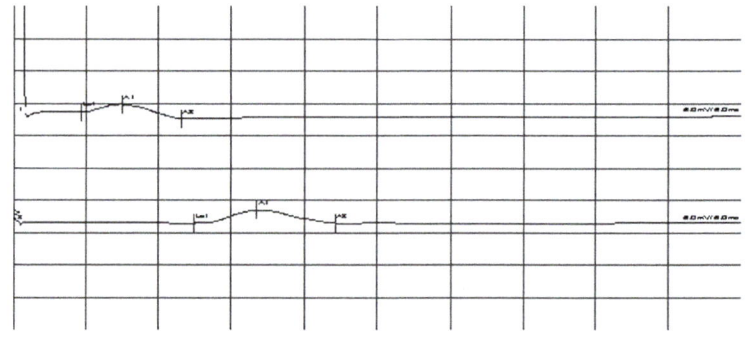

Abb. 31.1: Motorische Neurografie des N. peroneus links (Ableitung vom M. extensor digitorum brevis, EDB). Pathologische Amplitudenreduktion bei normaler NLG als Zeichen einer inkompletten axonalen Schädigung im Rahmen der Critical-Illness-PNP

Insgesamt wurde die Diagnose einer distal-symmetrischen vorwiegend motorischen axonalen Polyneuropathie gestellt. Aufgrund der dokumentierten Befunde und fehlenden konkurrierenden Ursachen wurde die Symptomatik als Residuum einer Critical-Illness-PNP eingeordnet, ein Kausalzusammenhang zum Unfall wurde bejaht, da die PNP gemäß vorliegender Dokumentation in Zusammenhang mit der initialen Intensivbehandlung und invasiven Beatmung nach dem Unfall aufgetreten war. Aufgrund der im Vordergrund stehenden leichten motorischen Störungen mit leichtgradiger Auswirkung auf die Gehfähigkeit wurde die resultierende Minderung der Erwerbsfähigkeit (MdE) mit 20 % bewertet.

32.3 Diagnose

32.3.1 Diagnosesicherung

Der erste Schritt bei der Begutachtung eines Polyneuropathiepatienten besteht darin, die Diagnose Polyneuropathie zu sichern. Neben Anamnese und typischem klinisch-neurologischem Untersuchungsbefund kommt hier insbesondere der elektrophysiologischen Zusatzdiagnostik (ENG, EMG, evozierte Potenziale) eine hervorragende Bedeutung zu. Bei einer Beteiligung des autonomen Nervensystems kann es darüber hinaus sinnvoll sein, entsprechende autonome Funktionstests (z. B. Schellong-Test, Herzfrequenzvarianzanalyse) durchzuführen. Eine besondere Schwierigkeit ergibt sich bei Polyneuropathien mit ausschließlicher Beteiligung der kleinen Fasern (»Small-Fiber-Neuropathie (SFN)«), da diese dem elektrophysiologischen Nachweis mittels ENG und EMG entgehen. Hier kann im Einzelfall eine Hautbiopsie mit Bestimmung der intradermalen Nervenfaserdichte erforderlich werden. Hingegen ist die Wertigkeit der »Quantitativ Sensorischen Testung« (QST) zur Temperatur- und Schmerzschwellenbestimmung in der Begutachtungssituation zweifelhaft, da diese stark von der Mitarbeit des Patienten abhängig und daher anfällig für Ergebnisverzerrungen ist. Am Ende der Diagnostik sollte auf jeden Fall eine gesicherte PNP-Diagnose mit möglichst genauer Beschreibung des Typs (sensibel, sensomotorisch oder motorisch; axonal, demyelinisierend oder gemischt; distal-symmetrisch oder Multiplex-Typ) stehen.

32.3.2 Ätiologische Diagnostik und Kausalität

Ist eine kausale Begutachtung gefordert, so steht an nächster Stelle nach der Diagnosesicherung die Klärung der Ätiologie der PNP. Da eine definitive ätiologische Klärung (»Vollbeweis«) trotz Ausschöpfung aller diagnostischen Maßnahmen (im Einzelfall einschließlich Liquorpunktion, Suralisbiopsie und genetischer Untersuchung) in vielen Fällen nicht möglich sein wird, ist es in den meisten Rechtsgebieten ausreichend, einen Kausalzusammenhang zwischen PNP und angeschuldigter Ursache nach Abwägung aller Umstände, die für oder gegen einen Kausalzusammenhang sprechen, »mit Wahrscheinlichkeit« zu bejahen.

Polyneuropathie als Berufskrankheit

Neben der im Fallbeispiel dargestellten Critical-Illness-Polyneuropathie als Folge von schweren Unfallverletzungen und damit einhergehenden längerfristigen Intensivbehandlungen stellen Polyneuropathien als über die gesetzliche Unfallversicherung versicherte Berufskrankheiten die häufigste Fragestellung im Rahmen von kausalen Begutachtungen dar. Dabei können Polyneuropathien einerseits direkt durch chemische (z. B. PNP durch organische Lösungsmittel, BK 1317) oder infektiöse (z. B. PNP im Rahmen einer Borreliose, BK 1302) Einwirkungen im Rahmen der Berufstätigkeit verursacht werden. Andererseits können Polyneuropathien auch mittelbare Folge einer Berufskrankheit sein, z. B. als Chemotherapie induzierte Polyneuropathie bei Behandlung eines als Berufskrankheit anerkannten malignen Tumors.

32.3.3 Beurteilung von Funktionsbeeinträchtigungen

Neuropathische Schmerzen im Gutachten

Sowohl bei der finalen als auch (im Falle einer bejahten Kausalität) der kausalen Begutachtung von Polyneuropathien obliegt es dem neurologischen Gutachter, die resultierenden Funktionsbeeinträchtigungen festzustellen und unter Bezugnahme auf das jeweilige Rechtsgebiet und die Fragestellung zu bewerten (z. B. resultierende Minderung der Erwerbsfähigkeit (MdE) bei Gutachten für die gesetzliche Unfallversicherung). Hierbei sollten die vorhandenen motorischen, sensiblen und gegebenenfalls autonomen Einschränkungen genau beschrieben werden. Für einige Rechtsgebiete existieren Tabellen mit Erfahrungswerten, welche z. B. zur MdE-Einschätzung herangezogen werden können (▶ Tab. 32.1). Eine besondere Schwierigkeit stellt immer wieder die gutachtliche Beurteilung von neuropathischen Schmerzen dar, welche im Rahmen von Polyneuropathien auftreten können. Da sich Schmerz im Gegensatz z. B. zu motorischen Ausfällen nicht objektiv messen lässt, kommt hier der Konsistenzprüfung bei der Begutachtung eine entscheidende Bedeutung zu (AWMF-Reg.-Nr. 094-003 2017, S. 27).

Polyneuropathien	MdE (gesetzliche Unfallversicherung)
Sehr leicht (klinisch nur gering in Erscheinung tretende Polyneuropathie mit leichten sensiblen Störungen einschließlich Reizerscheinungen ohne funktionelle Beeinträchtigung)	< 10 %
Leicht (Sensible Störungen einschließlich Reizerscheinungen und/oder beginnende körperferne motorische Störungen, die insgesamt die Geh- und Stehfähigkeit noch nicht wesentlich beeinträchtigen)	10 %
Leicht bis mittelschwer (Sensible Störungen, einschließlich beeinträchtigender Reizerscheinungen und/oder leichte motorische Störungen mit leichtgradiger Auswirkung auf die Geh- und Stehfähigkeit)	20 %
Mittelschwer (Ausgeprägte sensible Störungen und/oder sensible Reizerscheinungen und distal betonte motorische Störungen mit deutlicher Auswirkung auf die Geh- und Stehfähigkeit)	30 %

Tab. 32.1: Erfahrungswerte für die MdE-Bewertung in der gesetzlichen Unfallversicherung bei distal-symmetrischen Polyneuropathien (Deutsche Gesetzliche Unfallversicherung e.V. 2018, S. S101; Widder und Gaidzik 2018, S. 675)[1]

[1] Bei asymmetrischen Polyneuropathien empfiehlt es sich, auf Tabellen mit Werten für einzelne periphere Nervenverletzungen zurückzugreifen, bei schweren Fällen mit höhergradigen Para- oder Tetraparesen können Tabellen für die entsprechenden Querschnittssyndrome zur Beurteilung herangezogen werden.

32.4 Therapie

Zwar gehört die Therapie von Polyneuropathien im Gegensatz zum klinisch tätigen Arzt nicht zu den Aufgaben des gutachtlich tätigen Arztes. Allerdings wird in vielen Gutachtenaufträgen nach Therapiemöglichkeiten bzw. -empfehlungen gefragt, um die Funktionsbeeinträchtigungen durch die Polyneuropathie zu verbessern bzw. eine Verschlimmerung zu verhindern. Insofern sind auch für den gutachtlich tätigen Arzt entsprechende therapeutische Kenntnisse unerlässlich.

32.5 Prognose

Vielfach wird im Gutachtenauftrag auch nach der Prognose der Erkrankung gefragt. Diese ist naturgemäß stark abhängig von der zugrunde liegenden Ätiologie der Polyneuropathie und den Behandlungsmöglichkeiten. Hier ist es Aufgabe des Gutachters, eine prognostische Einschätzung zum weiteren Verlauf zu geben und bei zu erwartender weiterer Verbesserung oder Verschlechterung auch eine Nachbegutachtung zu empfehlen.

32.6 Diskussion

Während die finale Begutachtung von Polyneuropathiepatienten in der Regel mit keinen größeren Schwierigkeiten verbunden ist, stellt die Zusammenhangsbegutachtung insbesondere bei Polyneuropathien als Berufskrankheiten für den neurologischen Gutachter häufig eine besondere Herausforderung dar. Dies gilt umso mehr, als dass ca. 20–30 % aller Polyneuropathien trotz Ausschöpfung aller diagnostischer Maßnahmen ätiologisch ungeklärt bleiben. Da z. B. für die Polyneuropathie durch organische Lösungsmittel keine einfachen Biomarker zur Verfügung stehen, erfordert die Kausalitätsbeurteilung eine sorgfältige »Indizienbeweisführung«, wobei zur Anerkennung einer Berufskrankheit eine Bejahung des Zusammenhangs »mit Wahrscheinlichkeit« durch den Gutachter erforderlich ist, unter Berücksichtigung aller für und gegen einen Zusammenhang sprechenden Faktoren einschließlich konkurrierender Ursachen.

32.7 Zusammenfassung

- In Abhängigkeit vom Rechtsgebiet erfolgt eine finale oder kausale Begutachtung von Polyneuropathiepatienten.
- Erster Schritt bei der gutachtlichen Beurteilung ist immer die Sicherung der Diagnose.
- Bei der kasualen Begutachtung ist darüber hinaus eine ätiologische Klärung unabdingbar, um den Ursachenzusammenhang beurteilen zu können.
- Im letzten Schritt erfolgt dann die Feststellung der resultierenden Funktionsbeeinträchtigungen, gegebenenfalls mit quantitativer Einschätzung der resultierenden Einschränkungen entsprechend den Maßgaben des jeweiligen Rechtsgebietes.

Literatur

AWMF-Reg.-Nr. 094-003 (2017) Leitlinie für die ärztliche Begutachtung von Menschen mit chronischen Schmerzen. (https://www.awmf.org/uploads/tx_szleitlinien/094-003l_S2k_Schmerzbegutachtung_2018-01.pdf, Zugriff am 22.10.2020).

Deutsche Gesetzliche Unfallversicherung e. V. (2018) BK-Report BK 1317: Polyneuropathie oder Enzephalopathie durch organische Lösungsmittel oder deren Gemische. 3. Aufl. Berlin.

Widder B, Gaidzik PW (2018) Neurowissenschaftliche Begutachtung. 3. Aufl. Stuttgart: Thieme.

Stichwortverzeichnis

A

ACE 23, 27, 204, 214
A-CIDP 91 f., 94
Acrylamid 137
Advanced genetic testing 41
AIDS 258
AL-Amyloidose 100, 246
Alkohol 24, 127, 137, 262
Allodynie 156 f., 242, 257, 288 f., 293
Amifostin 276
Amiodaron 137, 169
Amitriptylin 161, 261, 291 f.
Amniozentese 44
Amyloidose 26, 28, 44, 51 f., 100 f., 179, 182, 194, 203, 243–246
Amyotrophe Lateralsklerose (ALS) 25, 64, 251
Anämie 100, 103, 130, 173, 176
Anhidrose 25, 271
Anorexie 172
Antikonvulsiva 236
Antikörper
- ANCA 23, 27, 54, 108 f., 111, 113, 204, 214, 258
- Caspr 1/2 23, 27, 205
- Contactin-1 27
- CRMP5/CV2 203
- Gangliosid-Antikörper 27
- GD1a 27
- Gliadin 27
- GM1 101, 117, 203
- Hu 203
- IgM-MAG, siehe MAG 203
- La/SSB 27
- LGi1 27
- LM1 101
- MAG 27, 32, 98, 100, 102, 104, 203
- Neurofascin (NF155, NF186) 27
- Ro/SSA 27
- Yo 203
Antiretrovirale toxische Neuropathie 257
Antisense-Oligonukleotid 184
ART 257
ATTRv-Amyloidose 24 f., 28, 44, 51 f.

Augen, trockene 25
Autoimmunthyreoiditis 167
Autonome Dysfunktion 23–25, 51, 89 f., 271
Autonome Neuropathie 57, 155
A-Welle 86
Azathioprin 80, 113

B

Bassen-Kornzweig-Syndrom 173
Bence-Jones Proteine 97
Bewegungstherapie 274
Bionische Prothese 285
Blei 137
BMI 238
Borreliose 25, 27
Bortezomib 81, 214, 222 f., 226
Botulinum-Toxin 293
Botulismus 25, 252
Bradford-Hill Criteria 135
Bruns-Garland-Syndrom 157

C

Campylobacter jejuni 91
Candidate gene testing 48
Cannabinoid 292
Cannabis 245
Capsaicin 161, 288
Carbamazepin 173
Charcot-Fuß 157
Charcot-Marie-Tooth (CMT) 36, 42, 57, 60, 183, 188
Chemotherapie induzierte Polyneuropathie 220, 274
Chronisch Idiopathische Axonale Polyneuropathie (CIAP) 24, 183, 233, 235, 239
Chronische inflammatorische demyelinisierende Polyradikuloneuropathie 24, 26, 52, 75, 147, 182, 203, 251
Chronische intestinale Pseudoobstruktion 202
Chronodispersion 76
Ciclosporin A 80

CMT1A 38, 188, 191
CMT2K 302
CMT4 297, 299
CMV 91
Coasting 220
Colitis ulcerosa 173
CRAB-Kriterium 100
Creatinkinase (CK) 68
Critical-Illness-Myopathie (CIM) 249
Critical-Illness-Neuropathie 248, 307
CTCAE 136
Cyclophosphamid 53, 80, 109, 121, 207
Cyclosporin A 137
Cytotoxic T lymphocyte antigen 4 (CTLA-4) 211

D

DADS 32, 100
Denny-Brown-Syndrom 24, 202 f.
Dermatomyositis 202
Diabetes mellitus 67, 155, 244
Diabetische Amyotrophie 155
Diabetische Mononeuropathie 158
Diabetische Osteoarthropathie 157
Diabetische Zystopathie 158
Diphtherie 25, 251
Direct-to-consumer testing 47
Distale Myopathie 71
Duloxetin 156, 161, 226, 237, 276, 292
Duodopa-Pumpe 173

E

Echokardiografie 180
Ejakulationsstörung 158
Elektronenmikroskopie 50
Endokrinopathie 167
Engpasssyndrom 155
Enzephalomyelitis 202
Epidurale Rückenmarkstimulation (spinal cord stimulation, SCS) 294
Epitope 206
Erektile Dysfunktion 158
Erythromelalgie 244
Exom-Sequenzierung 189, 299

F

Fabry 183, 189, 245
Fazialisparese 93, 212 f., 302
Fibromyalgie 246
Fischbandwurm 173
FOLFOX 287
Funikuläre Myelose 70, 174

G

Gabapentin 161, 226, 235 f., 261, 291
Ganglionäre AChR 204
Ganglionitis 218
Gangliosid 22 f., 119
Gastrointestinaltrakt 158, 179, 188
Gastroösophagealem Reflux 158
GDAP1 302
Gentechnikgesetz 46
Gentest 182
Giant axonal neuropathy 41
GJB1/Cx32 299
Gleichgewichtstraining 277
Globoidzell-Leukodystrophie (Morbus Krabbe) 55
Glucosetoleranztest 159, 238
Glykogenose Typ IV 57
Granulome 267
Guillain-Barré-Syndrom 54, 70, 85, 109, 248, 271, 285, 300

H

Hand-Fuß-Krankheit 109
Hautbiopsie 38
HbA1c 155, 158 f., 300
Hepatitis B und C 27
Hereditary motor neuropathy 41
Hereditary sensory and autonomic neuropathy (HSAN) 41, 46
Hereditary sensory and motor neuropathy (HSMN) 41, 188
Hereditary spastic paraplegias (HSP) 41, 46
Hirnnerven 25, 71, 87, 90, 92, 110, 118, 135, 138, 155, 251, 257, 271
Histamintest 268
HIV 23, 27, 108, 173, 244, 246, 257
Hypästhesie 289
Hyperalgesie 289
Hypercholesterinämie 238
Hyperglykämie 253
Hypertriglyceridämie 238
Hypervitaminose 173
Hypoalphalipoproteinämie (Morbus Tangier) 55
Hypoglykämiesymptome 158
Hypothyreose 164

I

ICI 146
ICU-acquired weakness 250
IENFD 243
Ileitis terminalis 173
Ileumresektion 173
Immunadsorption 79, 81, 90

Immuncheckpoint-Inhibitor 138, 145 f., 211, 227
Immune related adverse events irAE 211
Immunglobuline 109, 201, 212, 245, 253
Indizienbeweisführung 310
Infektionsserologie 27
Inotersen 179, 184
Insulin-Neuritis 159
Interaktion 261
Intravasale Hämolyse 78
Intravenöse Immunglobuline (IVIG) 78, 91, 101, 201, 207, 212
Intrinsic 176

K

Kachexie 182
Kaposi-Sarkom 258
Kardiomyopathie 182
Karpaltunnelsyndrom 62, 164
Kausale Begutachtung 305
Klumpfuß 298
Kongorotfärbung 179
Korneale konfokale Mikroskopie (CCM) 243
Krallenhand 265
Kryoglobulin 27, 204
Kumulative Toxizität 220

L

Lacosamid 245
Lambert-Eaton-Myasthenie-Syndrom 71, 202, 252
Lateralsklerose, amyotrophe (ALS) 25
Lebertransplantation 184
Leflunomid 146
Leitungsblock 26, 35 f., 38, 110, 119 f., 212, 266, 272
Lepra 265
Lewis-Sumner-Syndrom 82, 147
Limbische Enzephalitis 202
Liquorpleozytose 27
Lithium 169
LSD 46
L-Thyroxin 167
Lumbalpunktion 85, 200
Lymphom 56, 100 f., 201, 203 f., 206 f., 209, 274
Lysosomal storage diseases 41

M

M. Behçet 27
M. Fabry 244
M. Refsum 57
M. Waldenström 203
Ma/Ta 203
Madarose 266
MADSAM 35, 71
Magenkarzinom 173
Malabsorption 171
Maldigestion 171
Mamma-Carcinom 69
Mangelernährung 171
MdE (gesetzliche Unfallversicherung) 309
Medikamente, neurotoxische 24
Medikamenteninduzierte Polyneuropathie 145
Meningeosis carcinomatosa 69
Meningeosis neoplastica 214
Metachromatische Leukodystrophie 55
Metformin 159
Methanol 137
Methotrexat 173
Methylmalonsäure 128
Methylprednisolon 207
MFN2 188, 299
MGUS 52, 56, 63, 97, 99, 101, 103, 204, 238
MID 46
Miller-Fisher-Syndrom 71, 92
Mitochondriopathien 194
Mixed pain 288 f.
MLPA 191
MMN 25, 35, 64, 71
Monoklonale Gammopathie 52, 97, 99, 204, 238, 244
Monoklonale Gammopathie unbekannter Signifikanz (MGUS)- 52
Mononeuritis multiplex 25, 53, 289
Mononeuropathia multiplex 38, 71
Mononeuropathie 155
Morbus Crohn (M. Crohn) 173
Morbus Waldenström (M. Waldenström) 32, 56, 100
MPNST 56
M-Protein 97
MPZ/P0 299
Multi-Gen Panel 42
Multiplexverteilung 116
Mund, trockener 25
Muskelatrophie, spinale (SMA) 25, 299
Muskelkrampf 166
Myasthenia gravis 199, 251
Mycophenolat Mofetil 80
Myelin associated glycoprotein (MAG), siehe Antikörper 32
Myofaszial 289
Myoödem 166
Myopathie 70, 166

N

N. abducens 158
N. oculomotorius 158
N. trigeminus 25
Neoplastische Nervenläsion 56
Nervenbiopsie 22, 28
Nervenplexus der Kornea 243
Nervensonografie 32, 60, 76, 269, 299
Nervenverdickung 61
Neurinom 56
Neurofibromatose 41
Neurolymphomatose 56
Next-Generation Sequencing 181, 188, 194
NHL 100
Nicht-systemische vaskulitische Polyneuropathie (NSVN) 113
Nozizeptive-myofasziale Genese 287

O

Oligoklonale Banden 27, 200, 205, 212
Onkoneuronale Antikörper 199
Opiat-induzierten Hyperalgesie 292
Opioide 161
Opsoklonus-Myoklonus-Syndrom 202
Optikusatrophie 175, 192
Organophosphate 138
Orthese 283
Orthopädische Schuhe 284
Orthostatische Dysregulation 158
Orthostatische Hypotension 204
Oxaliplatin 136, 221, 223, 287

P

Pallhypästhesie 128
Paneldiagnostik 299
Paraneoplastisch 24f., 27, 76, 173, 199, 206, 208, 214, 224, 244f.
Paranodopathie 81
Paraprotein 97
Paraproteinämische Neuropathie 32
Paravasat 139
Parietalzell-Antikörper 176
Parkinson 173
Patisiran 179
Pellagra 174
Pes cavus 192
PET CT 201
Phenytoin 173
Plasmapherese 79, 90, 102, 113, 207, 213, 218
Plexus brachialis 119
Plexus lumbosacralis 157
Plexusneuritis 110

PMP22 42f., 188, 191, 299
POEMS-Syndrom 104, 167, 204
POLG1 27
Polyneuritis cranialis 213
Polypharmazie 292
Porphyrie 41, 46, 189
Postexpositionsprophylaxe (PEP) 263
Post-Zoster-Neuralgie 293
Prä-Expositionsprophylaxe (PrEP) 263
Prävention 226f.
Pregabalin 161, 190, 288
Programmed cell death-1 (PD-1) 211
Protease-Inhibitor (PI-Inhibitor) 258
Pseudoobstruktion 204
Pyridoxin 173

Q

Quantitative Sensorische Testung 156, 241, 289, 307

R

Radiojodtherapie 169
Re-Challenge 216
Rehabilitation 87, 94, 109, 200, 285f.
Respiratorischer Dysfunktion 301
Reversal reaction 267
Reverse Transkriptase Inhibitor (NRTI) 258
Rhabdomyolyse 252
Rituximab 81f., 99, 102, 109, 113, 207, 209
RNA-Interferenz 184
Rollator 284

S

Sarkoidose 25, 27, 35, 108, 214, 244
SCA 46
Schwannom 56
Schwerbehinderung 286
Schwerpunktneuropathie 213
SCLC 204
Sensibel-ataktische Neuropathie 24
Sepsis 254
Sjögren-Syndrom 24, 108, 111, 173, 244, 246
Skoliose 301
Small-Fiber-Neuropathie (SFN) 38, 41, 58, 241f.
Spino-cerebellar ataxias (SCA) 41
Sprue 173
Subakute Kleinhirndegeneration 202
Subakute sensorische Neuronopathie 202
Subkutane Immunglobuline (SCIG) 78, 121

Sudomotorische Axonreflextest
  (QSART)   243
Sulcus-ulnaris-Syndrom   158
Sulfonamid   139
Sural nerve sparing pattern   88

T

Tabes dorsalis   70
Tacrolimus   207
Tafamidis   180, 184
Temporale Dispersion   269
TENS   294
Teriflunomid   145
Testung, präsymptomatisch   44
Tethered cord   298
Thalidomid   272
Thiamin   127, 130, 132, 236, 251
Thiaminmangel   127, 251
Thymom   203
Thyreoidektomie   164
TNF-α   149
Tremor   42, 80, 100, 192
Trophische Störung der Füße   159
Tuberkulose   265
T-Zell vermittelte Immunmechanismen   206

V

Vaginale Lubrikation   158

Valproinsäure   173
Varianten unklarer Signifikanz   193
Vaskulitiden   139
Vaskulitis   24, 27, 35, 51, 53, 107, 251, 302
Vaskulitische Polyneuropathie   70
VEGF   204
Vincristin   25
Vitamin B1   127 f., 130
Vitamin B12   26, 128, 176, 214, 234, 236, 244, 258 f., 261, 263
Vitamin B12-Mangel   70
Vitamin B6   27
Vitamine   171, 276

W

Waldenström   32, 56
Weaning   250
Wearing-off   79
Welander Myopathie   116
Wernicke   174
West-Nil Fieber   251
Whole exome sequencing   41
Whole genome sequencing   41
Woltman-Zeichen   166

Z

Zyto-albuminäre Dissoziation   77